科学出版社"十四五"普通高等教育本科规划教材

免疫学基础与病原生物学
（第二版）

卢芳国　王　倩　主编

科学出版社
北京

内 容 简 介

本书共分三篇，分别阐述免疫学基础、医学微生物学和医学寄生虫学的基本理论、基本知识和基本技术，并适当融入三门学科的最新研究成果，在系统性、逻辑性和完整性的基础上由浅到深、循序渐进地安排知识内容，强化了本学科知识和技术在临床医学和预防医学工作中的实际应用。本书具有通俗易懂、简洁实用等特点。

本书适用于全国高等医药院校中医、中西医结合、针灸推拿、护理、骨伤、医学检验、中药、药学、药物制剂等专业的教学，同时也可供临床检验和相关学科科研工作者参考。

图书在版编目（CIP）数据

免疫学基础与病原生物学 / 卢芳国，王倩主编. —2 版. —北京：科学出版社，2020.12

ISBN 978-7-03-066317-7

Ⅰ. ①免…　Ⅱ. ①卢…　②王…　Ⅲ. ①医学—免疫学—高等学校—教材②病原微生物—高等学校—教材　Ⅳ. ①R392②R37

中国版本图书馆 CIP 数据核字（2020）第 195258 号

责任编辑：邵　娜 / 责任校对：高　嵘
责任印制：张　伟 / 封面设计：达　美

科学出版社 出版
北京东黄城根北街 16 号
邮政编码：100717
http://www.sciencep.com

北京凌奇印刷有限责任公司 印刷
科学出版社发行　各地新华书店经销
＊

2020 年 12 月第　二　版　开本：787×1092　1/16
2024 年 1 月第四次印刷　印张：17
字数：403 000

定价：58.00 元
（如有印装质量问题，我社负责调换）

《免疫学基础与病原生物学》(第二版)
编　委　会

前　言

根据教育部关于教材建设与改革精神，2013 年由来自全国十多所医学院校教学科研一线的教授和青年骨干教师共同编写了全国普通高等教育"十二五"规划教材《免疫学基础与病原生物学》。鉴于学科的发展和教学实践需求，2020 年再次对原教材进行修订完善，以保证教材内容的更新和人才培养质量的进一步提升。

本书修订总体原则是以落实"立德树人"教育教学根本任务为目的，围绕医药院校各主要专业培养目标，紧跟学科发展前沿，充分挖掘教学内容潜在的思想教育要素，为培养自觉践行社会主义核心价值观的优秀医学人才提供"免疫学基础与病原生物学"教学蓝本。编委会成员对教材各章节内容进行认真研讨，在对其内容、文字和编排顺序进行修订的基础上，主要以"知识拓展"的形式增加四个方面的内容：①体现学科发展新知识的内容，例如，免疫佐剂、抗肿瘤相关淋巴细胞、血清疗法、炎症风暴、一种新免疫模式——训练免疫、免疫耐受与临床医学、接触性超敏反应、噬菌体展示技术、超级细菌、凝固酶阴性葡萄球菌、重组乙型肝炎疫苗、寄生虫病流行的疾病谱变化。②弘扬中医药文化的内容，例如，免疫学先驱——葛洪、源起于我国传统医学的"人痘接种法"、禽流感病毒感染的中医药防治、中医学对寄生虫病的认识。③赞颂杰出医药学家的内容，例如，"衣原体之父"——汤飞凡、干扰素的发明者——Alick Isaacs、消灭中国脊髓灰质炎的病毒学家——顾方舟、诺贝尔生理学或医学奖获得者——屠呦呦。④培养团结协作、坚持不懈品格的内容，例如，青霉素的研发过程、巴氏消毒法的由来、卡介苗的研发过程。目的是使教材推广应用时能够将价值引领、理想信念塑造等融入基本理论、基本知识和基本技能的传授中，有利于培养德才兼备的医学人才。

本书共分三篇，分别阐述免疫学基础、医学微生物学和医学寄生虫学的基本理论、基本知识和基本技术。在系统性、逻辑性和完整性的基础上由浅到深、循序渐进地安排知识内容，强化了本学科知识和技术在临床医学和预防医学工作中的实际应用部分。通俗易懂、简洁实用是本书的主要特点。本书配套相应的数字资源（码题），同学们可以课后扫码做题。

本书修订过程中，得到了主编单位各级领导以及上版教材编委会全体教师的支持，在此表示感谢。对于教材中存在疏漏和不足，敬请广大师生和专家教授批评指正，以便修订时完善。

编　者

2020 年 5 月

目　录

第三篇　医学寄生虫学

第一篇　免疫学基础

第一章　免疫学绪论

【导学】

1. **掌握**　免疫的概念及其功能。
2. **熟悉**　特异性免疫应答与非特异性免疫应答的主要区别。
3. **了解**　免疫学发展简史。

免疫学是 20 世纪后期生命科学的前沿和支柱学科，不仅具有惊人的发展速度，而且还具有广泛的学科交叉和渗透，涉及基础医学、临床医学和预防医学的诸多层面，并形成了许多分支，如免疫生物学、免疫遗传学、分子免疫学、免疫病理学、免疫药理学、临床免疫学、神经免疫学、肿瘤免疫学、移植免疫学、生殖免疫学、免疫诊断学、免疫学防治、中医免疫学等。免疫学是医学的重要基础课之一。

第一节　免疫学的基本内容

一、免疫的概念及其功能

免疫（源于拉丁文 *immunity*，原意为免除赋税）最初引入医学领域寓意着人体对传染病的抵抗力。现代认为免疫是指机体识别和清除或接纳抗原性异物的一种功能。它能识别"自我"和"非我"，对自身物质特异性接纳，而对外来的抗原性异物产生特异性排斥。机体的免疫反应通常情况下对机体有利，但是在某些情况下也会对机体造成损伤。

机体的免疫功能归纳起来可包括免疫防御、免疫自稳和免疫监视，见表 1-1。

表 1-1　机体免疫功能的分类及其功能表现

功能	功能表现
免疫防御	抵抗和清除外来病原体侵袭及中和毒素作用
免疫自稳	清除衰老、损伤和死亡的细胞及免疫调节作用
免疫监视	监视和清除突变和被病毒感染的细胞，防止肿瘤和病毒持续感染发生的作用

二、抗原

抗原是启动机体免疫应答的物质基础，免疫应答的核心就是清除抗原。抗原的核心性质是异物性（"非己性"），即作为抗原必须是与宿主自身成分结构不同的物质。抗原除了必须具备异物性外，抗原分子中还必须含有能被免疫细胞识别的特殊结构（抗原表位），并且还应具备一定的理化性质，如大分子胶体性等。因此，抗原的异物性、抗原表位和大分子胶体性是构成抗原的三大基本条件。

三、免疫系统

机体的免疫系统包括免疫器官、免疫细胞和免疫分子，见表 1-2。

表 1-2 免疫系统的组成

免疫器官		免疫细胞	免疫分子	
中枢免疫器官	外周免疫器官		模型分子	分泌型分子
胸腺 骨髓 法氏囊（禽类）	脾脏 淋巴结 黏膜相关淋巴组织	淋巴细胞 单核巨噬细胞 树突状细胞 粒细胞 NK 细胞 肥大细胞	T 细胞抗原受体（T cell receptor，TCR） B 细胞抗原受体（B cell receptor，BCR） 主要组织相容性抗原 （major histocompatibility antigen，MHA） 白细胞分化抗原（leukocyte differentiation antigen，LDA） 细胞因子受体（cytokine receptor） 细胞黏附分子（cell adhesion molecule，CAM）	免疫球蛋白 补体 细胞因子

四、免疫应答的类型及其特点

机体对抗原的识别和清除（或接纳）过程称为免疫应答。依据对抗原识别和清除（或接纳）的特异性不同，免疫应答分为非特异性免疫应答和特异性免疫应答两种类型。非特异性免疫应答的主要特征为先天存在和对抗原反应缺乏特异性，故又称天然免疫应答和固有性免疫应答。特异性免疫应答的主要特征是后天获得（接受抗原刺激后获得）和对抗原反应具有严格特异性，又称获得性免疫应答和适应性免疫应答。由于免疫学研究的重点是机体如何获得免疫应答，所以人们通常说的免疫应答，主要是指特异性免疫应答，见表 1-3。

表 1-3 非特异性免疫应答与特异性免疫应答的主要区别

项目	非特异性免疫应答	特异性免疫应答
别名	天然免疫应答、固有性免疫应答	获得性免疫应答、适应性免疫应答
基本特征	先天存在、作用缺乏特异性	后天获得、作用具有严格特异性
作用特点	①天然物理屏障作用 ②吞噬细胞的吞噬作用、自然杀伤细胞的杀伤作用和抗原提呈细胞的抗原提呈作用 ③非特异性免疫分子非特异性清除抗原性异物	①T 细胞受到抗原刺激后活化、增殖，分化成效应性 T 细胞，特异性清除抗原性异物 ②B 细胞受到抗原刺激后活化、增殖，分化成浆细胞，合成并分泌抗体，通过抗体特异性清除抗原性异物

五、免疫学应用

免疫学在医学领域的应用，主要包括免疫学诊断和免疫学防治。免疫学诊断主要是运用抗原抗体反应原理而设计的实验检测方法，用于临床疾病的诊断。例如，用已知特异性抗体检测患者体内病原体及其抗原，或用病原体抗原检测患者体内相应抗体，诊断感染性疾病；用特异性抗体，定性或定量检测体内相应成分，如用抗绒毛膜促性腺激素抗体进行早孕诊断，抗甲胎蛋白抗体进行原发性肝癌的早期诊断；用抗细胞表面分子抗体检测、分离相应细胞等。免疫学防治是指用免疫学理论和技术预防和治疗疾病，它不仅用于感染性疾病的防治，而且已经逐渐渗透到了临床绝大多数疾病的预防、治疗。

随着免疫学理论和技术的飞速发展，免疫学应用的范围日益扩大。它不仅在医学领域得到了广泛的应用，而且已逐渐渗透到了很多自然科学研究领域，成为生命科学的支柱学科之一，开拓了认识生命奥秘的诸多重要研究领域，推动了生命科学的发展。

第二节　免疫学发展概述

免疫学起源于抗感染免疫，所以在很长一段时期内，一直围绕着抗感染而附属于医学微生物学中。20 世纪以后，随着免疫系统相对独立的非防御功能和结构被发现或明确，免疫学逐步脱离了微生物学并发展为一门独立的学科，并于 1971 年在第一届国际免疫学学术大会上得到了确认。免疫学的发展史大致可划分为三个阶段。

一、经验免疫学时期

免疫学最早起源于中国。人们很早就开始应用免疫的方法防治传染病，如我国晋代医学家葛洪（公元 284—364 年）在《肘后备急方》中，就记有"乃杀所咬之犬，取脑敷之，后不复发"，提及了接近现代防治狂犬病的免疫方法。对后世影响最大的是我国利用人痘预防天花的实践，文献追述最早种痘法在唐朝民间已开始出现，11 世纪宋真宗时期，已明确用病人痘痂入鼻或穿病人衣服（痘衣）的预防方法，到 16 世纪初明隆庆时期，已广泛应用。1628 年的《种痘心法》不仅正式记载了种痘法，而且明确记述了人痘苗有时苗（生苗，致病力强的）和种苗（熟苗，致病力弱的）之分；《医宗金鉴》（1742 年）进一步指出种痘"水苗为上，旱苗次之，痘衣多不应验，痘浆太涉残忍"。这种接种"人痘"预防天花的方法，经陆上丝绸之路西传欧亚各国，经海上丝绸之路东传朝鲜、日本及东南亚各国。18 世纪初经土耳其传至英国，英国于 1721 年天花流行期间，曾给少数犯人试种"人痘"预防天花成功。这时的认识已与现代疫苗选择与应用的科学内涵吻合，为后人发明牛痘苗和减毒活疫苗提供了直接借鉴和经验。1796 年，英国医生 Edward Jenner 观察到牛患"牛痘"时，局部痘疹酷似人类天花，挤奶女工为患"牛痘"的病牛挤奶，手臂上也长痘疹，但并不感染天花。于是他意识到接种"牛痘"可以预防天花，发明了"种痘术（vaccine）"，并试种成功，在预防天花上取得了重大突破，逐渐在世界范围得到了推广应用，并于 1805 年传入了我国。他提出的"种痘术"后来演化为疫苗和预防接种的科学术语，Jenner 本人也被后人尊为免疫学奠基者。

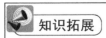 知识拓展

免疫学先驱——葛洪

葛洪（公元 284—364 年），字稚川，东晋时期丹阳郡（今江苏句容县）人，自号抱朴子。葛洪一生著作颇多，包括《内篇》二十卷、《外篇》五十卷、《碑颂诗赋》百卷、《军书檄移章表笺记》三十卷、《神仙传》十卷、《隐逸传》十卷、《金匮药方》百卷、《抱朴子》八卷、《肘后备急方》四卷等。

《肘后备急方》不仅对多种传染性疾病进行了首次描述，同时也开创了多种医疗技术

之先河，其中就包括免疫疗法。在《肘后备急方》治卒为犬所咬毒方第五十四中记载："凡犬咬人……乃杀所咬之犬，取脑敷之，后不复发。"提倡用狂犬病狗的脑组织治疗狂犬病。这种思路与现代免疫学主动免疫思路相吻合。

葛洪在西方医学出现一千多年以前就有这样的见解，与其医者仁心的高尚品德和刻苦努力的执着精神密不可分。我们应该牢记医者使命，深入挖掘并发扬先人的医学结晶，造福人类。

二、经典免疫学（微生物免疫）时期

随着 19 世纪后半叶高效显微镜的应用明确了致病微生物的存在，经典免疫学作为微生物学的一个分支进入了快速发展轨道，并取得了一系列重要成果。

1. 经典疫苗的研制　1880～1881 年法国细菌学家 Pasteur 在否定了生命自然发生理论的基础上，有力地推动了疫苗的研究，成功地研制了减毒鸡霍乱杆菌、炭疽杆菌菌苗等。1885 年他利用制备的减毒狂犬病疫苗接种，成功地防治了人类狂犬病，成为人工主动免疫的先驱。

2. 抗体的发现　19 世纪 80 年代后期，在研究病原菌的过程中，发现白喉杆菌通过其分泌的白喉毒素致病，进而发现再感染者的血清中有"杀菌素"。1890 年德国医生 Behring 和日本细菌学家 Kitasato 发现免疫接种动物血清中含抗白喉的物质，并将其称为抗体。鉴于细菌分泌的蛋白性毒素可致抗体产生，当时的科学家就把能刺激宿主产生抗体的物质称为抗原，从而建立了抗原、抗体的概念。

3. 补体的发现　1889 年德国细菌学家 Buchner 发现补体，1895 年比利时血清学家 Bordet 明确溶菌现象中补体和抗体作用，其后陆续建立了基于抗原与抗体特异性结合的一系列血清学试验方法，如 1896 年奥地利细菌学家 Gruber 和 Durham 建立的特异性凝集反应；1897 年奥地利病理学家 Kraus 进行的沉淀试验；1906 年德国免疫学家 Wassermann 进行的梅毒补体结合反应等。

4. 经典免疫学理论形成　1883 年俄国学者 Metchnikoff 提出细胞免疫学说；1896 年德国免疫学家 Ehrlich 提出体液免疫学说；1890 年德国细菌学家 Koch 发现超敏（变态）反应；1902 年法国生理学家 Richet 发现继发过敏现象等。1901 年美籍奥地利病理学家 Landsteiner 发现 ABO 血型系统，对抗感染免疫观念有所冲击。

在经历了 19 世纪末与 20 世纪之初的辉煌发展之后，由于抗感染免疫的观念仍占主导地位，因此，微生物学框架内的免疫学成了其进一步发展的束缚。

三、现代免疫学时期

20 世纪 40 年代以后，免疫自身识别作为免疫识别的基础逐渐被明确，免疫学开始突破抗感染免疫的束缚，过渡到现代免疫学时期。在免疫功能进一步得到较全面的认识基础上，伴随免疫系统的确立，免疫学开始成为独立的学科。

1. 现代免疫理论的奠基　1945 年美国动物学家 Owen 发现了异卵双生牛的天然免疫耐受现象，明确了自身识别问题；1949 年澳大利亚免疫学家 Burnet 提出免疫耐受理论；1953 年英国生物学家 Medawar 实验证实胚胎期耐受理论；1955 年丹麦学者 Jerne 提出天然抗体选择学说，并最终于 1974 年完成免疫网络学说；1957 年澳大利亚学者 Burnet 和美国免疫学家 Talmage 完善克隆选择学说，初步确定了免疫能区分"自我"与"非我"的观念。

2. 免疫系统的确立 1957 年美国俄亥俄州立大学研究生 Glick 发现禽类腔上囊（cloacal bursa）的免疫功能，并将来源于此器官的细胞称为 B 细胞（bursa 首字母）；1961～1962 年美国学者 Good 和澳大利亚生物学家 Miller 明确了胸腺是 T 细胞（thymus 首字母）发育成熟的器官；1959～1962 年英国生物化学家 Porter 和美国生物化学家 Edelman 发现了抗体的分子结构；20 世纪 60 年代末以后，大量免疫细胞因子及其作用被认识、白细胞分化抗原（LDA）等被明确。

3. 免疫遗传学的研究 美国遗传学家 Snell（1948）、法国免疫学家 Dausset（1958～1962）、美国免疫学家 Benacrraf（1963）明确了主要组织相容性复合体（major histocompatibility complex，MHC）与免疫的关系。1978 年日本生物学家 Tonegawa 进一步阐明了免疫球蛋白基因重排机制，其后 MHC 的基因结构（1980）、T 细胞受体基因结构（1983～1986）等被阐明。

4. 免疫机制的深入了解 美国临床免疫学家 Claman（1966）等发现了 T 细胞、B 细胞间的协作关系，澳大利亚免疫学家 Doherty 和瑞士免疫学家 Zinkernagel（1974）发现了有关免疫识别细胞的机制（MHC 限制性）；接着免疫细胞个体发育阶段性（阳性选择和阴性选择），树突状细胞、巨噬细胞等抗原提呈作用，第二信号系统的作用，免疫细胞活化、凋亡及失能，免疫效应细胞与效应分子对靶细胞作用等机制相继被阐明。

5. 免疫应用技术的突破 1960 年美国医学物理学家 Yalow 等建立了放射免疫技术；1975 年德国免疫学家 Kohler 和英籍阿根廷免疫学家 Milstein 建立了单克隆抗体技术等；高效免疫抑制剂的开发与应用；免疫细胞因子及其受体基因陆续被克隆，进一步完善现代免疫治疗等。

总之，免疫学经历了一个漫长的逐步加速的发展历程，尤其 1975 年之后分子生物学的兴起使免疫学得到了迅猛发展，从分子、细胞、整体不同层次上，研究免疫细胞生命活动基本规律的机制——揭示了细胞分化、细胞活化、信号转导、细胞凋亡、细胞活动的分子调节等根本问题。免疫学自身也发展成为生命科学研究的支柱学科之一，开拓了认识生命奥秘的诸多重要途径，推动了生命科学的发展。

【复习思考题】

（1）结合日常生活中常见的免疫现象，谈一谈你对免疫概念与免疫功能的理解。

（2）试比较特异性免疫与非特异性免疫有何不同？

第二章 抗　原

【导学】

　　1. 掌握　抗原的概念和特性、抗原决定簇（抗原表位）的概念、T 细胞表位与 B 细胞表位的概念及特点、TD 抗原与 TI 抗原的概念及特点。
　　2. 熟悉　影响抗原免疫应答的因素、异嗜性抗原的概念。
　　3. 了解　免疫佐剂。

　　抗原（antigen，Ag）是一类能刺激机体免疫系统产生特异性免疫应答并能与相应免疫应答产物（抗体或致敏淋巴细胞）在体内外发生特异性结合的物质。

第一节　抗原的性质

一、抗原的基本特性

　　抗原具有两种基本特性：①免疫原性（immunogenicity），抗原能刺激特异性免疫细胞，使之活化、增生、分化，最终产生免疫效应物质的能力；②免疫反应性（immunoreactivity），抗原可在体内外与相应的免疫效应物质发生特异性结合并产生免疫反应的能力。同时具备免疫原性和免疫反应性的物质称为完全抗原。缺乏免疫原性，仅有免疫反应性的物质称为半抗原。半抗原只有与蛋白质载体结合后才具有免疫原性。

二、异物性

　　异物性是构成抗原的核心条件。"异物性"即"非己性"，是指与自身成分结构相异的特性。免疫学中的"异物"是指与机体自身成分、化学组成或结构相异的物质，或是那些在胚胎期（或在淋巴细胞发育成熟过程中）未与免疫系统接触过的物质。前者包括异种物质和同种异体物质。后者是来自自身的物质，可由于自身成分发生变性、隐蔽的物质释放并与免疫系统接触或免疫细胞的错误识别，把自身正常成分误识为"异物"。一旦自身物质成为抗原可以引起自身免疫性疾病。

三、特异性

　　抗原诱导的免疫应答具有特异性，表现为特定抗原刺激机体只能产生与之相应的效应 T 细胞、抗体，且仅能与此 T 细胞、抗体发生特异性结合。抗原特异性也是目前免疫学检测、诊断及治疗技术的理论依据。

　　1. 抗原表位的概念　决定抗原特异性的物质基础是抗原表位（epitope），即抗原决定簇（antigenic determinant，AD），是指存在于抗原分子中，能与 TCR/BCR 或抗体发生特异性结合的特殊化学基团。抗原表位中化学基团的性质、数目、位置和空间构象决定了抗原特异性。

2. 抗原表位的分类 抗原表位分为 T 细胞表位和 B 细胞表位，与 TCR 结合的部位称 T 细胞表位，它是存在于抗原分子中的短肽序列，为序列表位（又称线性表位），必须经抗原提呈细胞加工处理，再与自身 MHC 分子结合，形成抗原肽-MHC 分子复合物，并表达于细胞表面，才能被 TCR 识别结合。B 细胞表位是指存在于抗原分子表面，能直接与 BCR 或抗体发生特异性结合的立体构象表位，也可以是分布于抗原分子表面的氨基酸残基序列（线性表位）。

一个抗原分子可具有一种或多种不同（甚至相同）的抗原表位，因此一种抗原物质刺激机体，可以使机体产生针对不同抗原表位的一种或多种特异性抗体和效应 T 细胞。

第二节 影响抗原免疫原性的因素

一、抗原的理化性质

抗原均为有机物，但有机物要成为抗原，还必须具备一定的理化性质。

1. 分子量 抗原通常为分子量 10.0kDa 以上的有机物。在一定范围内，分子量越大，抗原性越强。

2. 化学结构 抗原物质一般具有复杂的分子结构。同类物质的抗原性强弱程度，表现为结构越复杂，抗原性越强。一般含有环状氨基酸的蛋白质比仅含直链氨基酸的免疫原性强；聚合体蛋白比单体蛋白的免疫原性强；颗粒性抗原比可溶性抗原的免疫原性强。

3. 化学属性 不同物质的抗原性强弱程度依次为蛋白质＞多糖＞核酸＞类脂。

4. 分子构象和易接近性 前者是指抗原表面的特殊化学基团的三维结构，它决定抗原分子与免疫细胞表面受体的吻合程度；后者是指抗原分子的化学基团与免疫细胞表面受体相互接触的难易程度。吻合程度越高，越容易相互接触，免疫原性越强。

二、机体及其他因素

决定一种物质是否具有免疫原性，除以上因素外，还受机体的遗传、年龄、生理状态、个体差异等因素的影响。此外同一物质经不同途径进入机体，其刺激免疫应答的强度也有差异，由强到弱依次为皮内注射＞皮下注射＞肌内注射＞腹腔注射＞静脉注射。

第三节 抗原的种类

一、根据抗原来源与机体的亲缘关系分类

1. 异种抗原 异种抗原（xenoantigen）是指来自另一物种的抗原性物质。如异种蛋白质（破伤风抗毒素、白喉抗毒素等动物免疫血清）、病原生物及其代谢产物（病毒、细菌、螺旋体、寄生虫以及细菌外毒素等）对人而言均为异种抗原，具有较强的免疫原性。在生物进化上，亲缘关系越远，组织成分的化学结构差异越大，免疫原性越强。

2. 同种异型抗原 由于基因不同，同一物种内的不同个体间，其组织成分的化学结构也有差异，当从一个个体进入另一个个体时，就成为抗原物质。这种存在于同一物种、不同的个体之间的抗原性物质称为同种异型抗原（alloantigen）。如人类红细胞抗原（ABO 血型抗原、

Rh 血型抗原）、人类白细胞抗原（human leukocyte antigen，HLA），故临床上进行器官组织移植时必须进行组织或细胞配型。

3. 自身抗原 正常情况下，机体将自身成分识别为"自我"，不会对其产生免疫应答或仅产生极微弱的免疫应答，但在某些情况下自身物质可成为自身抗原（auto-antigen），刺激自身发生免疫应答。

（1）自身修饰抗原。由于生物、化学、物理因素（微生物感染、外伤、药物、电离辐射等）作用，使正常组织细胞构象发生改变，形成新的抗原表位。

（2）自身隐蔽性抗原是指正常情况下与免疫系统相对隔绝的组织成分，如脑组织中的神经髓鞘膜蛋白、晶状体蛋白、眼葡萄膜色素蛋白、精子、甲状腺球蛋白等，通常不能诱导机体建立针对自身的免疫耐受。一旦由于外伤、手术或感染等原因使这些物质入血与免疫系统接触，可引起自身免疫应答。如甲状腺球蛋白释放，引起变态反应性甲状腺炎；晶状体蛋白和眼葡萄膜色素蛋白，可引起晶状体过敏性眼内炎和交感性眼炎等。

（3）免疫细胞识别改变。免疫细胞误将自身成分识别为"异物"，使自身成分成为抗原，引发自身免疫性疾病。

二、根据引起免疫应答时是否需要辅助性 T 细胞参与分类

根据抗原引起免疫应答时是否需要辅助性 T 细胞（Th 细胞）参与，可将其分为胸腺依赖性抗原（thymus dependent antigen，TDAg）和胸腺非依赖性抗原（thymus independent antigen，TIAg）。

1. 胸腺依赖性抗原 TDAg 是指必须有 Th 细胞辅助才能激发免疫应答的抗原。TDAg 多为大分子蛋白质，同时有 T 细胞表位和 B 细胞表位，可诱导体液免疫和细胞免疫，并可引起免疫记忆。

2. 胸腺非依赖性抗原 TIAg 是指不需要 Th 细胞辅助即可直接刺激 B 细胞产生抗体的抗原。根据其结构特点又可分为 TIAg-1 型与 TIAg-2 型。TIAg-1 型含有 B 细胞丝裂原样结构和 B 细胞表位，该抗原分子分别与 B 细胞的丝裂原受体和 B 细胞受体（BCR）结合，直接激活 B 细胞产生抗体。TIAg-2 型是抗原分子表面含有多个重复的 B 细胞表位，分别与 B 细胞两个以上 BCR 结合，引起受体交联，直接激活 B 细胞产生抗体。

TIAg 只能激发体液免疫，不能诱导细胞免疫；只产生 IgM 抗体，且不引起免疫记忆。

三、根据抗原的特异性和交叉反应性分类

1. 特异性抗原 绝大多数抗原性物质，都存在着区别于其他抗原的特异性抗原表位，由抗原刺激机体产生的抗体只与该抗原发生反应，此种抗原称为特异性抗原。

2. 共同抗原 自然界中存在着相同抗原表位的不同抗原物质互称为共同抗原。存在于同一种属生物之间的共同抗原称为种属抗原，而存在于不同生物之间的共同抗原称为异嗜性抗原。异嗜性抗原是诱发某些自身免疫性疾病的物质基础，也可利用异嗜性抗原之间的交叉反应，进行疾病的辅助诊断。如根据某些立克次体与变形杆菌之间存在着异嗜性抗原，用变形杆菌 OX19 和 OX2 株代替立克次体作为抗原，可进行斑疹伤寒的辅助诊断。

四、其他分类

根据抗原的基本特性可分为完全抗原和半抗原；根据抗原的化学性质可分为蛋白质抗原、

多糖抗原、脂蛋白抗原、糖蛋白抗原和核蛋白抗原等；根据抗原的来源不同，可分为内源性抗原和外源性抗原。

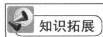

知识拓展

免 疫 佐 剂

　　免疫佐剂（immunoadjuvant）指与抗原一起或预先注入机体，可增强机体对抗原的免疫应答或改变免疫应答类型的物质。常用的免疫佐剂有：①无机佐剂，如氢氧化铝、明矾等。②有机佐剂，包括微生物及其产物，如分枝杆菌（结核分枝杆菌、卡介苗）、短小棒状杆菌、百日咳杆菌、内毒素等。③合成佐剂，如双链多聚肌胞苷酸（Poly I：C）。④油剂，如弗氏佐剂、矿物油、植物油等。随着研究的深入，科学家们发现很多物质具有免疫佐剂效应。如①细胞因子，包括干扰素（interferon，IFN）、淋巴因子（IL-2、IL-3 等）、单核因子（IL-1、IL-6）；②植物源多糖，包括黄芪多糖、枸杞多糖、当归多糖、甘草多糖、菊粉多糖、虫草多糖、仙茅多糖、板蓝根多糖等；③植物源皂苷，人参皂苷 Rg1 等。传染病的防控除研发高效低毒的疫苗外，免疫佐剂的研发也应该受到重视。

【复习思考题】

　　（1）试述抗原的概念和其基本特性。
　　（2）简述影响抗原免疫应答的主要因素。
　　（3）简述决定抗原特异性的物质基础及其分类。
　　（4）根据抗原与机体的亲缘关系可将抗原分为哪几类？
　　（5）试比较 TDAg 与 TIAg 的不同。

第三章 免 疫 系 统

【导学】

1. 掌握 免疫系统的组成;免疫器官的功能;T 细胞、B 细胞的主要表面标志、亚群和功能;抗原提呈细胞的概念和种类;免疫球蛋白和抗体的概念、免疫球蛋白的结构及功能、五类免疫球蛋白的特性和功能;补体的概念、补体系统的组成和功能;MHC 的概念、组织分布及功能;细胞因子的概念、分类及共性。

2. 熟悉 自然杀伤细胞、单核巨噬细胞的主要膜分子和功能;免疫球蛋白的生物学活性;补体的三条激活途径的过程与区别;MHC 分子的结构、MHC 基因结构及特性;细胞因子的生物学作用;白细胞分化抗原的概念,重要分化群(cluster of differentiation,CD)的功能。

3. 了解 中性粒细胞、嗜酸性粒细胞、嗜碱性粒细胞、肥大细胞的功能;黏附分子的概念及相关功能。

免疫系统(immune system)是机体执行免疫应答及免疫功能的一个重要系统。免疫系统由免疫器官和组织、免疫细胞及免疫分子组成。

第一节 免疫器官和组织

免疫器官依据其功能不同,可分为中枢免疫器官(central immune organ)和外周免疫器官(peripheral immune organ)两大类,见图 3-1。

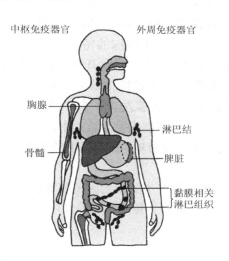

图 3-1 中枢免疫器官和外周免疫器官的分布

一、中枢免疫器官

中枢免疫器官是免疫细胞发生、分化、发育、成熟的场所。中枢免疫器官包括骨髓（禽类为法氏囊）、胸腺。

（一）骨髓

骨髓（bone marrow）位于骨髓腔中，分为红骨髓和黄骨髓。

骨髓的功能主要有：

1. 各类血细胞和免疫细胞的发源地　骨髓的多能造血干细胞（multiple hematopoietic stem cell）在骨髓微环境中，分化为髓样干细胞和淋巴样干细胞。髓样干细胞最终分化为粒细胞、单核细胞、树突状细胞、红细胞和血小板等；淋巴样干细胞分化为成熟 B 细胞、祖 T 细胞、NK 细胞和树突状细胞，祖 T 细胞需进入胸腺内发育为成熟 T 细胞。

2. B 淋巴细胞分化发育的场所　在骨髓微环境中，祖 B 细胞经前 B 细胞，未成熟 B 细胞，最终发育为成熟 B 细胞。成熟 B 细胞表达 BCR 等膜分子，在骨髓内通过克隆清除建立自身免疫耐受。

3. 再次体液免疫应答发生的场所　当抗原再次进入机体，记忆性 B 细胞在外周免疫器官被抗原激活，经淋巴液或血液迁移至骨髓，分化为浆细胞持久地产生大量抗体，释放至血液循环。外周免疫器官发生的再次免疫应答，抗体产生快但持续时间较短。骨髓是再次体液免疫应答产生抗体的主要部位。

（二）胸腺

胸腺（thymus）位于胸骨后，分左右两叶，表面由结缔组织被膜包裹，被膜伸入胸腺实质将其分隔成若干小叶，小叶的外层为皮质（cortex），内层为髓质（medulla）。皮-髓质交界处含有大量血管，祖 T 细胞由此进入胸腺，移至被膜下皮质，逐渐向髓质移行。

胸腺的功能主要有：

1. T 淋巴细胞分化、成熟的场所　在胸腺微环境中，从骨髓迁入的祖 T 细胞，在胸腺基质细胞（thymic stromal cell，TSC）及其产生的细胞因子、胸腺激素等作用下，经过复杂的分化发育过程，约 95% 的 T 细胞凋亡，仅有约 5% 的 T 细胞发育为成熟 T 细胞离开胸腺，随血液循环至外周免疫器官和组织。成熟 T 细胞的特征为：①表达功能性 T 细胞受体（TCR），可特异性识别抗原；②CD4$^+$或 CD8$^+$单阳性；③具有 MHC 限制性；④经克隆清除建立自身免疫耐受。若胸腺细胞发育不全，可导致机体缺乏功能性 T 细胞，如迪格奥尔格综合征（DiGeorge syndrome），患儿因先天性胸腺发育不全，缺乏 T 细胞，容易反复感染。

2. 建立免疫耐受的场所　T 细胞在胸腺发育过程中，自身反应性 T 细胞被诱导凋亡，通过克隆清除建立自身免疫耐受。如果胸腺功能障碍，不能消除自身反应性 T 细胞克隆，则易患自身免疫病。

3. 免疫调节作用　胸腺基质细胞产生的细胞因子和胸腺激素，不仅调控 T 细胞的分化、发育、成熟，还发挥调节外周免疫器官、免疫细胞的作用。

二、外周免疫器官和组织

外周免疫器官是成熟淋巴细胞定居的场所，也是 T 细胞、B 细胞对外来抗原产生免疫应答的主要部位。外周免疫器官包括淋巴结、脾脏和黏膜相关淋巴组织。

（一）淋巴结

淋巴结（lymph node）广泛存在于全身非黏膜部位的淋巴通道上。淋巴结表面覆盖结缔组织形成的被膜。淋巴结的实质分为皮质区和髓质区两个部分。皮质区分为浅皮质区和深皮质区，浅皮质区靠近被膜下，是 B 细胞定居的场所，称非胸腺依赖区（thymus independent area），又称淋巴小结（lymphoid nodule）。大量 B 细胞在此聚集成初级淋巴滤泡（primary lymphoid follicle）。初级淋巴滤泡内包含未受抗原刺激的初始 B 细胞、滤泡树突状细胞（follicle dendritic cell，FDC）和少量巨噬细胞。受抗原刺激后，淋巴滤泡内出现生发中心（germinal center，GC），称为次级淋巴滤泡（secondary lymphoid follicle），内含大量活化的 B 细胞、FDC、巨噬细胞，B 细胞向髓质迁移，转化为浆细胞产生抗体。浅皮质区与髓质之间的深皮质区又称副皮质区，是 T 细胞定居的场所，称为胸腺依赖区（thymus dependent area）。副皮质区有由高柱状内皮细胞组成的毛细血管后微静脉（postcapillary venule，PCV），也称高内皮细胞小静脉（high endothelial venule，HEV），在淋巴细胞再循环中起重要作用。髓质由髓索和髓窦组成，髓索由 B 细胞、浆细胞、T 细胞和巨噬细胞等组成，见图 3-2。

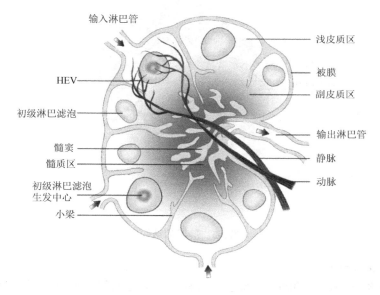

图 3-2　淋巴结的结构

淋巴结的功能主要有：

1. T 细胞和 B 细胞定居的场所　淋巴结是成熟 T 细胞和 B 细胞的主要定居部位。T 细胞约占淋巴结内淋巴细胞总数的 75%，B 细胞约占 25%。

2. 免疫应答发生的场所　巨噬细胞、树突状细胞等抗原提呈细胞（antigen presenting cell，APC）在周围组织中摄取抗原后迁移至淋巴结，或抗原经输入淋巴管进入淋巴结后被摄取，APC 将加工、处理后的抗原肽提呈给 T 细胞，使其活化、增殖、分化为效应 T 细胞，通过 T 细胞与 B 细胞的相互作用，B 细胞在淋巴滤泡大量增殖、分化为浆细胞，迁移至髓质区并分泌抗体。

3. 参与淋巴细胞再循环　血流中的淋巴细胞经 HEV 进入淋巴结实质，从淋巴结门部的输出淋巴管输出，经胸导管进入上腔静脉，回到血液循环。淋巴细胞再循环保持淋巴细胞在全身分布，增加其接触 APC 及抗原的机会，促进特异性免疫应答。

4. 过滤作用 侵入机体的病原微生物、毒素等异物，随组织液和淋巴液进入局部淋巴结，被淋巴结内巨噬细胞吞噬、清除，发挥过滤作用。

（二）脾脏

脾脏（spleen）是人体内最大的淋巴器官。脾脏表面包裹结缔组织被膜，其实质分为白髓（white pulp）和红髓（red pulp）。白髓由围绕中央动脉分布的动脉周围淋巴鞘（periarterial lymphatic sheath）、淋巴滤泡和边缘区（marginal zone）组成。动脉周围淋巴鞘为 T 细胞聚集区。鞘内的淋巴滤泡为 B 细胞聚集区，又称脾小结（splenic nodule）。未受抗原刺激时为初级淋巴滤泡，受到抗原刺激后出现生发中心，为次级淋巴滤泡。红髓分为脾索和脾血窦。脾索内含 B 细胞、树突状细胞、巨噬细胞等。脾索围成无数脾血窦，窦内为循环的血液。白髓与红髓的交界处为边缘区，是抗原、淋巴细胞进出的通道，内含 T 细胞、B 细胞和巨噬细胞，见图 3-3。

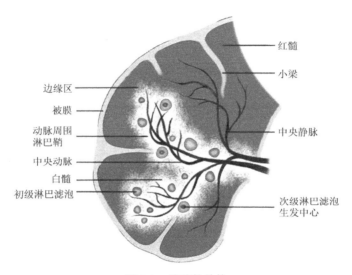

图 3-3 脾脏的结构

脾脏的功能主要有：

1. T 细胞和 B 细胞定居的场所 脾脏是各种成熟淋巴细胞定居的场所。B 细胞约占脾淋巴细胞总数的 60%，T 细胞约占 40%。

2. 免疫应答发生的场所 脾是机体对血源性抗原产生免疫应答的主要场所，是体内产生抗体的重要器官。血液中的病原体等抗原性异物经血液循环进入脾，可刺激 T 细胞、B 细胞活化、增殖，产生免疫应答。

3. 合成某些生物活性物质 脾可合成并分泌补体、干扰素等生物活性物质。

4. 过滤作用 全身约 90% 的血液流经脾脏，脾内的巨噬细胞和树突状细胞可吞噬清除血液中的病原体、衰老血细胞、免疫复合物等，发挥过滤作用。

（三）黏膜相关淋巴组织

黏膜相关淋巴组织（mucosal-associated lymphoid tissue，MALT）也称黏膜免疫系统（mucosal immune system，MIS）主要指呼吸道、消化道、泌尿生殖道黏膜固有层和上皮细胞下散在的无被膜淋巴组织，以及某些带有生发中心的淋巴组织。人体黏膜表面积约 400 m²，是病原体入侵的主要部位，机体 50%的淋巴组织分布在黏膜系统，经黏膜局部免疫应答抗感染，因此 MALT 是人体重要的防御屏障。

MALT 包括肠相关淋巴组织、鼻相关淋巴组织和支气管相关淋巴组织。①肠相关淋巴组织（gut-associated lymphoid tissue，GALT）位于肠黏膜下，由派尔集合淋巴结（Peyer's patch，PP）、孤立淋巴滤泡、肠系膜淋巴结、阑尾、上皮内淋巴细胞及固有层淋巴细胞组成，清除从肠道入侵的病原微生物。肠道黏膜可通过微皱褶细胞（microfold cell，M 细胞）、黏膜上皮及固有层 DC 摄取抗原。M 细胞为散在分布于肠黏膜上皮的特殊抗原转运细胞，其基底部向细胞内凹陷形成小袋，内含 T 细胞、B 细胞、Mφ 和 DC。M 细胞摄取肠腔内抗原，并转运至细胞小袋，经 Mφ、DC 识别抗原后进入 PP，激活 T 细胞、B 细胞，介导肠道黏膜免疫应答。黏膜上皮及固有层 DC 可以借助突触跨越黏膜上皮摄取抗原，并转运至肠系膜淋巴结。上皮内淋巴细胞（intraepithelial lymphocyte，IEL）分布于肠黏膜上皮细胞之间，主要为 γδT 细胞、αβT、NK 细胞等。固有层淋巴细胞（lamina propria lymphocyte，LPL）散在分布于肠黏膜固有层，主要为浆细胞、T 细胞、Mφ、DC 等。②鼻相关淋巴组织（nasal-associated lymphoid tissue，NALT）包括咽扁桃体、腭扁桃体、舌扁桃体及鼻后部淋巴组织。③支气管相关淋巴组织（bronchial-associated lymphoid tissue，BALT）主要分布于支气管上皮下，NALT、BALT 主要清除呼吸道病原微生物。

肠道、呼吸道和泌尿生殖道黏膜固有层的 Mφ、DC、NK 细胞通过非特异性免疫清除抗原，Mφ、DC 还可将抗原提呈给 T 细胞，启动特异性免疫应答，在黏膜局部抗感染免疫防御中发挥重要作用。MALT 中多为合成 IgA 的 B 细胞，活化后产生的 IgA 结合上皮细胞的分泌片，组成分泌型 IgA（secretory IgA，SIgA）分泌至黏膜表面，是局部黏膜免疫的主要效应分子。MALT 与肠道正常菌群相互作用，参与维持生理状态下的肠道自稳。肠黏膜 PP 中的淋巴细胞被激活后，可经肠系膜淋巴结→胸导管→血液循环→肠黏膜，使局部黏膜免疫与全身免疫系统紧密联系。

第二节　免 疫 细 胞

经典的免疫细胞包括介导特异性免疫应答的 T 细胞、B 细胞，和介导非特异性免疫应答的 NK 细胞、单核巨噬细胞、树突状细胞、中性粒细胞、嗜酸性粒细胞、嗜碱性粒细胞、肥大细胞等，其中树突状细胞、单核巨噬细胞也可作为抗原提呈细胞，参与特异性免疫应答。

一、T 淋巴细胞

T 淋巴细胞简称 T 细胞，来源于骨髓淋巴样干细胞，在胸腺内分化、发育成熟，定居于外周免疫器官和组织。T 淋巴细胞可介导细胞免疫应答，在胸腺依赖性抗原（thymus dependent antigen，TD-Ag）诱导的体液免疫应答中也发挥重要辅助作用。

（一）T 淋巴细胞的膜分子

T 细胞表面的膜分子是 T 细胞与其他细胞和分子间相互作用，发挥免疫功能的物质基础，有些膜分子还是鉴定 T 细胞及 T 细胞亚群的重要标志。

1. TCR-CD3 复合体　T 细胞表面最重要的分子是 TCR-CD3 复合体，即由识别、结合抗原的 T 细胞抗原受体（T cell receptor，TCR）与转导抗原识别信号的 CD3 分子以非共价键的方式组成的复合物。

TCR 是 T 细胞特有的表面标志。TCR 是两条不同肽链由二硫键连接形成的异二聚体。α、

β 链组成 α β 型 TCR（TCR αβ），γ、δ 链组成 γδ 型 TCR（TCR γδ）。TCR 的两条肽链均有膜外区、跨膜区、胞浆区三个组成部分，膜外区可分为可变区（V 区）与恒定区（C 区），V 区为抗原结合部位。95% 的外周血成熟 T 细胞为 αβ 型 TCR，其 V 区具有高度多样性（TCR γδ 的多样性是有限的）。TCR 不能直接识别抗原，需要 APC 或靶细胞的 MHC 分子以抗原肽-MHC复合物的形式提呈抗原信息，因此 TCR 识别抗原为双特异性识别，既识别抗原 T 细胞表位，又识别自身 MHC 分子多态区。

CD3 有 5 种肽链，即 γ、δ、ε、ζ 和 η 链，其中 γε、δε 二聚体均以共价键形式组合，ζζ、ζη 二聚体以二硫键相连，CD3 多以 γε、δε、ζζ 3 个二聚体组成六聚体，少量 CD3 由 γε、δε、ζη 组成。CD3 分子的胞浆区含有免疫受体酪氨酸激活模体（immunoreceptor tyrosine-based activation motif，ITAM），被细胞内的酪氨酸蛋白激酶磷酸化后，能转导 TCR 识别抗原产生的活化信号。TCR 与 CD3 以非共价键方式结合形成复合物，TCR 的两条肽链胞浆区很短，双识别抗原肽-MHC 复合物后不能转导活化信号，由 CD3 将 T 细胞活化的第一信号传导至 T 细胞内，见图 3-4。

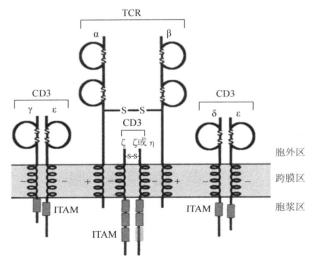

图 3-4　TCR-CD3 复合体结构模式图

2. CD4、CD8　成熟的 T 细胞只能表达 CD4 或 CD8 分子，即 CD4[+]T 细胞或 CD8[+]T 细胞。CD4 和 CD8 分子的主要功能是辅助 TCR 识别抗原和参与 T 细胞活化信号的转导。CD4 分子是单链跨膜蛋白。胞外区具有 4 个 Ig 样结构域，第一、第二结构域与 MHC II 类分子的非多态区结合。CD8 是 α 和 β 链由二硫键连接组成的异二聚体。α 和 β 肽链的胞外区各含 1 个 Ig 样结构域，能够与 MHC I 类分子的非多态区结合，见图 3-5。CD4 和 CD8 的胞浆区可结合酪氨酸蛋白激酶 p56[lck]，p56[lck] 激活后可催化 CD3 胞浆区 ITAM 中酪氨酸残基的磷酸化，参与转导 T 细胞活化信号。

CD4、CD8 分子分别与 MHC II、MHC I 类分子结合，增强 T 细胞与 APC 或靶细胞的相互作用，辅助 TCR 识别、结合抗原，故 CD4 和 CD8 又称为 TCR 的共受体，见图 3-6。另外，CD4 还是人类免疫缺陷病毒（HIV）包膜蛋白 gP120 的受体，因此 HIV 可通过结合 CD4 侵入CD4[+]T 细胞。

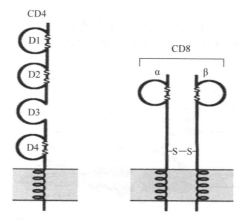

图 3-5 CD4 分子和 CD8 分子结构模式图

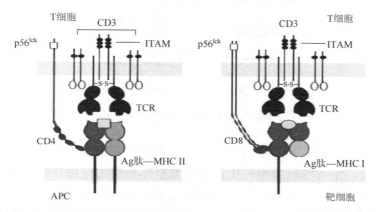

图 3-6 CD4 分子和 CD8 分子分别与 MHC II 和 MHC I 类分子结合作用

3. CD28、CTLA-4、CD40L CD28 分子是由两条相同肽链组成的同源二聚体，是 T 细胞的协同刺激分子，与抗原提呈细胞（APC）上的 CD80/CD86（B7-1/B7-2）结合，产生 T 细胞活化的第二信号。

CTLA-4 是重要的共抑制分子，表达于活化的 CD4⁺T 细胞和 CD8⁺T 细胞，其配体也是 CD80/CD86，但 CTLA-4 结合配体的亲和力显著高于 CD28。CTLA-4 的胞浆区含有免疫受体酪氨酸抑制模体（immunoreceptor tyrosine-based inhibitory motif，ITIM），向 T 细胞传递抑制性信号，活化的 T 细胞开始表达 CTLA-4，下调或终止 T 细胞活化。

CD40 配体（CD40L，CD154）主要表达于活化的 CD4⁺T 细胞，在 TD-Ag 诱导的免疫应答中，活化 Th 细胞表达的 CD40L 与 B 细胞表面 CD40 结合，提供 B 细胞活化的第二信号，促进 B 细胞增殖、分化、抗体的生成和抗体的类别转换，诱导记忆 B 细胞的产生。T 细胞表面 CD40L 也可与 APC 表面 CD40 结合，APC 和 T 细胞相互活化，促进免疫反应。

4. CD2、LFA-1、ICAM-1 CD2 即淋巴细胞功能相关抗原-2（lymphocyte function associated antigen-2，LFA-2），因绵羊红细胞（SRBC）可与 CD2 结合，故又被称为 SRBC 受体。CD2 为一条含两个 Ig 样结构域的多肽链，配体为 LFA-3（CD58）、CD48，增强 T 细胞与 APC 或靶细胞间的黏附，辅助 TCR 对抗原的识别和活化信号的传导。

淋巴细胞功能相关抗原-1（lymphocyte function associated antigen-1，LFA-1）和细胞间

黏附分子-1（intercellular adhesion molecule-1，ICAM-1），可介导 T 细胞与 APC 或靶细胞的黏附。T 细胞表面 LFA-1、ICAM-1 的配体分别是 APC 或靶细胞表面的 ICAM-1、LFA-1，见图 3-7。

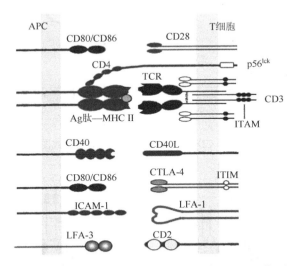

图 3-7　T 细胞与 APC 表面的协同刺激分子相互作用

5. 丝裂原受体　丝裂原（mitogen）为非特异性多克隆活化剂，可促进淋巴细胞活化、分裂，转化为淋巴母细胞。常用淋巴细胞转化试验检测机体免疫细胞的功能，如伴刀豆球蛋白 A（concanavalin A，Con A）、植物血凝素（phytohemagglutinin，PHA）等丝裂原刺激 T 细胞增殖，可检测 T 细胞的功能。

6. 细胞因子受体　T 细胞表面有多种细胞因子受体（CKR），如 IL-1R、IL-2R、IL-4R、IL-6R 等，接受细胞因子的调节。

（二）T 淋巴细胞的亚群与功能

T 细胞是高度不均一的细胞群体，按照其膜分子和功能的差异，可将其分为不同类别及亚群（subpopulation）。

1. αβT 细胞与 γδT 细胞　αβT 细胞的 TCR 由 αβ 链组成，占外周淋巴组织成熟 T 细胞的 95%，均为 CD4 或 CD8 单阳性 T 细胞（single positive T cell），是介导特异性免疫反应的主要细胞群。γδT 细胞的 TCR 由 γδ 链组成，主要分布于皮肤和黏膜组织，多为 CD4 或 CD8 双阴性 T 细胞（double negative T cell），其 TCR 不识别抗原肽-MHC 分子复合物，抗原识别的特异性低，无 MHC 限制性，主要参与非特异性免疫，如皮肤、黏膜局部抗感染等。

2. CD4⁺T 细胞与 CD8⁺T 细胞　根据成熟 T 细胞是否表达 CD4 或 CD8，将其分为 CD4⁺T 细胞和 CD8⁺T 细胞。在外周淋巴组织中 CD4⁺T 细胞约占 65%，CD8⁺T 细胞约占 35%，CD4⁺T 细胞识别外源性抗原肽-MHCII 复合物，活化后主要分化为 Th 细胞。CD8⁺T 细胞识别内源性抗原肽-MHC I 复合物，活化后分化为细胞毒性 T 细胞。

3. 辅助性 T 细胞、细胞毒性 T 细胞、调节性 T 细胞　依据 T 细胞功能不同，可分为辅助性 T 细胞（helper T cell，Th cell）、细胞毒性 T 细胞（cytotoxic T lymphocyte，CTL）和调节性 T 细胞（regulatory T cell，Tr cell）。

Th 表达 CD4，初始 T 细胞在抗原刺激下分化为 Th0，Th0 在 IL-12、IFN-γ 等细胞因子作用下分化为 Th1，活化的 Th1 分泌 IL-2、IFN-γ、TNF-α 等活化巨噬细胞，可增强巨噬细胞杀伤胞内病原体作用，并介导迟发型超敏反应。其分泌的 IL-2、IFN-γ 还可活化 NK 细胞及 CTL，正调节非特异性免疫和特异性免疫。Th0 在 IL-4 作用下可分化为 Th2，Th2 通过分泌 IL-4、IL-5、IL-6、IL-10 等细胞因子辅助 B 细胞活化，增强体液免疫应答。Th2 还参与超敏反应和抗寄生虫感染。Th1 和 Th2 分泌的细胞因子可相互抑制增殖。

CTL 表达 CD8，可特异性识别内源性抗原肽-MHC I 复合物，活化后分泌穿孔素（perforin）、颗粒酶（granzyme）等直接杀伤靶细胞；或分泌 TNF-a 及表达 FasL 诱导靶细胞凋亡。

调节性 T 细胞可通过分泌 TGF-β、IL-10 等细胞因子发挥免疫抑制作用。

4. 初始 T 细胞、效应 T 细胞与记忆性 T 细胞　初始 T 细胞（naive T cell）是指从未接受过抗原刺激的成熟 T 细胞，表达 CD45RA 和高水平 L-选择素（CD62L）。初始 T 细胞识别 DC 提呈的抗原肽-MHC 复合物后，活化、增殖分化为效应 T 细胞和记忆 T 细胞。效应 T 细胞（effector T cell）表达高水平、高亲和力的 IL-2 受体，介导免疫应答。记忆 T 细胞（memory T cell，Tm cell）表达 CD45RO 和黏附分子，由效应 T 细胞和被激活的初始 T 细胞分化而来，介导再次免疫应答，存活期可长达数年。

二、B 淋巴细胞

B 淋巴细胞简称 B 细胞，在骨髓中分化成熟后定居于外周免疫器官和组织。B 细胞接受抗原刺激后分化为浆细胞，分泌抗体，从而介导特异性体液免疫应答。

（一）B 淋巴细胞的膜分子

1. BCR-Ig α/Ig β 复合体　B 细胞表面最重要的分子是 BCR-Ig α/Ig β 复合体，由识别、结合抗原的 B 细胞抗原受体（B cell receptor，BCR）与转导抗原识别信号的 Ig α/Ig β（CD79a/CD79b）异二聚体组成。

B 细胞的特征性表面标志 BCR 是膜免疫球蛋白（membrane immunoglobulin，mIg），为两条轻链和两条重链经二硫键连接的四肽链。四条肽链均有 V 区和 C 区，其中 V 区是抗原结合部位，具有多样性，直接识别天然抗原分子的 B 细胞表位，不需要 APC 提呈抗原，无 MHC 限制性。BCR 主要为 mIgM 和 mIgD。

Ig α 和 Ig β 均属 Ig 超家族成员，经二硫键相连，其胞浆区含有 ITAM，磷酸化后可转导抗原识别信号。Ig α 和 Ig β 通过非共价键与 BCR 结合形成 BCR-Ig α/Ig β 复合体，BCR 的胞浆区短，无法传递活化信号，由 Ig α 和 Ig β 将 B 细胞活化的第一信号传导至细胞内，见图 3-8。

2. CD19/CD21/CD81　CD19 与 CD21、CD81 以非共价键方式相连组成 B 细胞共受体，CD21（CR2）的配体是补体 C3d，可结合抗原上包被的补体片段，增加 BCR 结合抗原的稳定性，而 CD19 可协同 Ig α/Ig β 转导抗原识别信号。

3. CD80、CD86、CD40　CD80（B7-1）和 CD86（B7-2）均为含两个 Ig 样结构域的肽链，活化的 B 细胞高表达 CD80/86，其配体为 T 细胞表面 CD28 和 CTLA-4。CD28 结合 CD80/86 后产生 T 细胞活化的第二信号，而活化 T 细胞表达的 CTLA-4 结合 CD80/86 后，产生 T 细胞活化的抑制信号。

CD40 属肿瘤坏死因子受体超家族（tumor necrosis factor receptor superfamily，TNFRSF）成员，是 B 细胞的协同刺激分子，其配体 CD40L 表达于活化的 T 细胞。TD-Ag 诱导免疫应答，T 细胞识别抗原活化后，表达 CD40L 与 CD40 结合，产生 B 细胞活化的第二信号，辅助 B 细胞活化、分化为浆细胞并产生抗体。

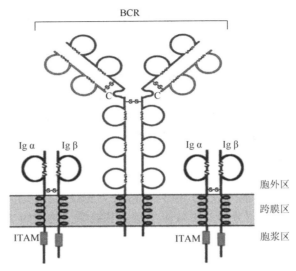

图 3-8　BCR 复合体结构模式图

4. 黏附分子　B 细胞表面的 ICAM-1、LFA-1 等黏附分子可介导 T 细胞与 B 细胞之间的相互作用。

5. Fc 受体与补体受体　CD32（FcγRII）、CD23（FcεRII）均为 B 细胞的 Fc 受体，CD32 介导 B 细胞活化抑制信号的传导。CD23 可参与 IgE 合成的调节。补体受体如 CD35（CR1）、CD21（CR2）等。

6. 丝裂原受体及细胞因子受体　B 细胞表面的丝裂原受体有脂多糖（lipopolysaccharide，LPS）受体、美洲商陆丝裂原（pokeweed mitogen，PWM）等。细胞因子受体有 IL-1R、IL-2R、IL-4R、IL-5R 以及 IFN-γR 等。

（二）B 淋巴细胞的亚群与功能

1. B1 细胞与 B2 细胞　依据其介导非特异性免疫或特异性免疫，将 B 细胞分为 B1 细胞和 B2 细胞两个亚群。B1 细胞是个体发育胚胎期由胚胎肝发育而来，具有自我更新能力，占 B 细胞总数的 5%～10%，主要存在于腹膜腔、胸膜腔和肠道黏膜固有层。B1 细胞属于非特异性免疫细胞，主要识别胸腺非依赖性抗原，如细菌脂多糖、肺炎球菌荚膜多糖等，B1 细胞的活化无须 Th 细胞辅助，可产生 IgM 型的低亲和力抗体，且这类抗体可与多种不同的抗原表位结合，具有多反应性，B1 细胞活化后不发生免疫球蛋白的类别转换，不形成免疫记忆。B2 细胞由骨髓中多能造血干细胞分化、发育成熟，定居于外周免疫器官。B2 细胞是介导体液免疫应答的主要细胞。B2 细胞主要识别胸腺依赖性抗原后，在活化的 Th 细胞辅助下活化，分化为浆细胞（plasma cell）产生高亲和力抗体，可发生 Ig 的类别转换。初次应答后部分 B 细胞分化为记忆 B 细胞（memory B cell，Bm cell），介导再次体液免疫。另外，B2 细胞还参与抗原提呈和免疫调节功能。

2. 初始 B 细胞、效应 B 细胞与记忆性 B 细胞　未接受过抗原刺激的 B 细胞为初始 B 细胞，直接识别抗原后，在活化的 Th 细胞辅助下活化，分化为效应性 B 细胞（浆细胞）或记忆 B 细胞，浆细胞分泌抗体介导体液免疫，记忆 B 细胞寿命长，当相同抗原再次刺激机体，记忆 B 细胞发生更迅速、更高效的体液免疫应答。

三、自然杀伤细胞

自然杀伤细胞（natural killer cell，NK cell）来源于骨髓，主要存在于血液、肝、脾、外周淋巴组织中。NK 细胞不表达特异性抗原识别受体，表面标志为 $CD3^-CD19^-CD56^+CD16^+$，能直接杀伤肿瘤和病毒感染细胞，故命名为自然杀伤细胞。NK 细胞的胞浆内含有许多嗜苯胺颗粒，因此又称为大颗粒淋巴细胞（large granular lymphocyte，LGL）。

（一）NK 细胞的膜分子

1. 杀伤细胞抑制受体（killer inhibitory receptor，KIR） 包括杀伤细胞免疫球蛋白样受体（killer immunoglobulin-like receptor）、杀伤细胞凝集素样受体（killer lectin-like receptor）。这些受体的胞浆区带有 ITIM，配体为经典/非经典 MHC I 类分子，当受体与 MHC I 类分子结合时，能抑制 NK 细胞的杀伤作用。如 Ig 样受体 KIR2DL 和 KIR3DL，凝集素样受体 CD94/NKG2A 等。

2. 杀伤细胞活化受体（killer activatory receptor，KAR） 包括杀伤细胞免疫球蛋白样受体、杀伤细胞凝集素样受体、天然细胞毒性受体（natural cytotoxicity recetor，NCR）等。多数受体胞浆区不含有 ITAM，但能与胞浆区含 ITAM 的其他分子结合，获得转导活化信号的能力。如 Ig 样受体 KIR2DS 和 KIR3DS，凝集素样受体 CD94/NKG2C 等，其配体为经典/非经典 MHC I 类分子。除此之外，还有配体为非 MHC I 类分子的活化受体，如 NKG2D 的配体为 MHC I 类链相关 A/B 分子（MIC-A/B 常在某些肿瘤细胞异常表达），NCR 可结合某些肿瘤或病毒成分（如流感病毒血凝素、肿瘤细胞表面硫酸肝素等）。因此 NKG2D 和 NCR 等活化受体可识别肿瘤或病毒成分被激活，杀伤病毒感染细胞或肿瘤细胞。

3. CD16 及细胞因子受体 CD16 即 FcγRIII，为 IgGFc 受体，通过抗体依赖细胞介导的细胞毒作用（antibody-dependent cell-mediated cytotoxicity，ADCC），杀伤抗体 IgG 结合的靶细胞。另外，NK 细胞还表达与其趋化和活化相关的细胞因子受体。

（二）NK 细胞的生物学作用

1. 细胞毒作用

（1）自然杀伤作用。NK 细胞不表达特异性抗原识别受体，通过活化受体和抑制受体识别"自己"与"非己"，当自身组织细胞表面 MHC I 类分子正常表达时，被 NK 细胞识别，抑制受体作用占主导地位，提供 NK 细胞抑制信号，保证 NK 细胞对自身组织细胞耐受。某些病毒感染细胞和肿瘤细胞表面 MHC I 类分子缺失或表达低下，导致抑制信号不足，NK 细胞活化，通过释放穿孔素、颗粒酶，表达 FasL 和 TNF-a 杀死靶细胞或诱导靶细胞凋亡。NK 细胞还可通过 NCR 直接结合某些病毒的特定成分，如流感病毒血凝素等，激活 NK 细胞，杀伤病毒感染细胞。

（2）ADCC。IgG 抗体与靶细胞表面相应表位结合后，通过其 Fc 段与 NK 细胞的 FcγRIII 结合，激活 NK 细胞，杀伤 IgG 抗体结合的靶细胞。

2. 免疫调节作用

NK 细胞活化后，可通过分泌 IFN-γ、IL-2 和 TNF 等而发挥免疫调节作用。

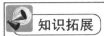知识拓展

抗肿瘤相关淋巴细胞

1. 淋巴因子激活的杀伤细胞、细胞因子诱导的杀伤细胞　将外周血淋巴细胞在体外培养，经 IL-2 激活、增殖产生的具有广谱抗肿瘤作用的杀伤细胞称为淋巴因子激活的杀伤细胞（lymphokine-activated killer cell，LAK cell）。将外周血单个核细胞在体外与多种细胞因子共同培养，诱导产生的无 MHC 限制性抗肿瘤作用的杀伤细胞称为细胞因子诱导的杀伤细胞（cytokine-induced killercell，CIK cell）。从肿瘤患者体内分离免疫活性细胞，经体外培养、扩增后回输患者体内，发挥抗肿瘤作用的方法称为过继性细胞治疗（adoptive cell therapy，ACT）。

2. 肿瘤浸润淋巴细胞　从肿瘤组织周围分离的淋巴细胞称为肿瘤浸润淋巴细胞（tumor infiltrating lymphocyte，TIL），具有杀伤肿瘤细胞的作用。TIL 过继性细胞治疗可用于治疗转移性黑色素瘤。

3. TCR-T 细胞　利用转基因技术将高亲和力结合肿瘤抗原的 TCR 基因导入 T 细胞，基因修饰后的 T 细胞可表达特异性结合肿瘤抗原的 TCR，提高 T 细胞识别、结合肿瘤抗原的能力。TCR-T 过继性细胞疗法可用于治疗转移性实体瘤。

4. 嵌合抗原受体 T 细胞（CAR-T）　通过基因工程技术将嵌合抗原受体（chimeric antigen receptor，CAR）基因片段导入 T 细胞，修饰后 T 细胞可特异性识别肿瘤抗原，无 MHC 限制性。CAR-T 过继性细胞疗法可用于治疗淋巴癌和白血病。

四、抗原提呈细胞

抗原提呈细胞（antigen-presenting cell，APC）是指能摄取、加工、处理抗原，以抗原肽-MHC 分子复合物的形式将抗原信息呈递给 T 细胞，并启动免疫应答的细胞。依据其表达分子及功能可分为专职 APC 和非专职 APC。专职 APC 包括树突状细胞、单核/巨噬细胞和 B 细胞，细胞表面组成性表达 MHC II 类分子、协同刺激分子等，可直接摄取、加工、提呈抗原。非专职 APC 有内皮细胞、上皮细胞、成纤维细胞等，通常不表达但在某些因素下诱导表达 MHC II 类分子、协同刺激分子等，因此，加工和呈递抗原的能力较弱。

（一）树突状细胞

树突状细胞（dendritic cell，DC）因形态呈星状或表面呈树枝状而得名，是已知 APC 中抗原提呈功能最强的细胞，可激活初始 T 细胞，是特异性免疫应答的始动者。DC 来源于骨髓，由髓样干细胞分化而来的称为髓样树突状细胞（myeloid dendritic cell），由淋巴干细胞分化的称为淋巴树突状细胞（lymphoid dendritic cell）。

1. 树突状细胞的分类和膜分子　DC 包括常规树突状细胞（conventional dendritic cell，cDC）和浆细胞样树突状细胞（plasmacytoid dendritic cell，pDC）两类，cDC 是摄取、加工、呈递抗原给 T 细胞，启动特异性免疫应答的主要细胞。pDC 活化后释放大量 I 型干扰素，通过非特异性免疫反应发挥抗病毒作用。DC 依据成熟状态可分为未成熟 DC 和成熟 DC。未成熟 DC 高表达 IgG Fc 受体（FcγR）、C3b 受体（C3bR）和某些 Toll 样受体，而低水平表达 MHC II 类分子和协同刺激分子（如 B7、ICAM-1）等，因此摄取、加工处理抗原能力强，提呈抗原、激活免疫应答能力弱。成熟 DC 高表达 MHC II 类分子和协同刺激分子等，但不表达 FcR 和病原体受体，因此具有强大的提呈抗原、激活 T 细胞的能力，但摄取、加工抗原的能力明显降低。皮肤、黏膜等

外周组织中未成熟 DC 摄取抗原后，通过淋巴管、血液循环迁移至外周免疫器官，并逐渐分化成熟，成熟 DC 在外周免疫器官呈递抗原，并激活 T 细胞，启动特异性免疫应答。

2. 树突状细胞的生物学作用

（1）抗原提呈，启动特异性免疫。DC 摄取、加工抗原后，以抗原肽-MHC II 类分子复合物形式提呈给 CD4$^+$T 细胞，提供初始 T 细胞活化的第一信号。成熟 DC 还高表达 B7、CD40 等协同刺激分子，为 T 细胞活化提供第二信号，启动特异性免疫应答。另外，DC 也能以抗原肽-MHC I 类分子复合物形式提呈、激活 CD8$^+$T 细胞。

（2）摄取、清除抗原，参与非特异性免疫。DC 表达多种模式识别受体（pattern recognition receptor，PRR），如甘露糖受体、Toll 样受体，可直接识别病原体相关分子模式（pathogen associated molecular pattern，PAMP），通过受体介导的内吞、胞饮、吞噬等方式摄取抗原并清除，参与非特异性免疫。pDC 活化后释放大量 I 型干扰素，发挥抗病毒作用。

（3）免疫调节作用。树突状细胞可通过分泌细胞因子如 IL-12、IFN-α、IFN-β、IL-1β、IL-10、TGF-β 调节非特异性免疫和特异性免疫。

（4）诱导免疫耐受。胸腺中的 DC 参与 T 细胞的阴性选择，通过清除自身反应性 T 细胞，建立中枢免疫耐受。未成熟 DC 摄取自身抗原，诱导 T 细胞产生外周免疫耐受。

（二）单核巨噬细胞

血液中的单核细胞（monocyte）和组织器官中的巨噬细胞（macrophage）均具有很强的吞噬能力，细胞核不分叶，称为单核巨噬细胞系统（mononuclear phagocyte system，MPS）。单核细胞来源于骨髓，通常在血液中停留 12～24 h，迁移至全身组织器官发育为 Mφ，如肝脏中的库普弗细胞、肺泡和肺脏间质中的尘细胞、骨中的破骨细胞、神经组织中的小胶质细胞等。

1. 单核巨噬细胞的膜分子 巨噬细胞表面的膜分子包括模式识别受体（PRR）、调理性受体、MHC 分子、协同刺激分子、黏附分子和细胞因子受体等。

Mφ 表面的 PRR，如甘露糖受体、清道夫受体（scavenger receptor，SR）等，使 Mφ 识别、结合某些病原体相关分子和体内衰老、凋亡细胞表面特定分子，介导吞噬、杀伤和清除抗原作用。调理性受体，如 IgG Fc 受体（FcγR）和补体受体（C3bR/C4bR），使 Mφ 通过结合抗体或补体成分，经调理作用促进吞噬抗体和补体结合的抗原。MHC 分子可参与抗原提呈，结合 Mφ 摄取、加工的抗原形成抗原肽-MHC 复合物，提呈给效应 T 细胞。同时，协同刺激分子 CD80/CD86 辅助活化 T 细胞，启动特异性免疫应答。黏附分子如 LFA-3、ICAM-1 等介导 Mφ 与其他细胞的黏附，参与炎症反应和免疫应答。细胞因子受体（如 CCR1、CCR5 等）与趋化因子结合，趋化、募集 Mφ 至感染部位，参与炎症反应。

2. 单核巨噬细胞的生物学作用

（1）吞噬、清除抗原。Mφ 具有很强的吞噬功能，借助模式识别受体直接识别、结合病原微生物和体内损伤、凋亡细胞，通过吞噬、胞饮和受体介导的内吞作用摄取抗原，形成吞噬溶酶体、产生多种酶（如溶菌酶、蛋白水解酶等）和毒性物质（如超氧阴离子、过氧化氢、一氧化氮等），发挥杀菌和细胞毒作用，参与非特异性免疫，清除病原微生物和凋亡细胞等。Mφ 表面的调理性受体可结合抗体或补体成分，通过调理作用吞噬、清除补体或抗体结合的病原微生物、肿瘤细胞等抗原。

（2）介导炎症反应。感染部位可产生趋化因子（如 MIP-1α、MIP-1β 等）和细胞因子（如 IFN-γ、GM-CSF 等），MIP-1α、MIP-1β 与 Mφ 表达的细胞因子受体 CCR1、CCR5 结合，募集

Mφ 至感染部位，参与炎症反应；IFN-γ、GM-CSF 等诱导活化 Mφ，促进其合成、分泌 CCL2、CCL3 等趋化因子及 IL-1、TNF-α 等细胞因子，介导炎症反应。

（3）抗原提呈。Mφ 是体内重要的抗原提呈细胞，Mφ 摄取抗原、加工处理后形成抗原肽-MHC 复合物，提呈给 T 效应细胞，提供 T 细胞活化的第一信号；通过协同刺激分子，提供 T 细胞活化的第二信号，启动特异性免疫应答。

（4）免疫调节。Mφ 可合成和分泌多种细胞因子，如 IL-1、IL-12、IFN-γ、TNF-α 等，可正调节免疫反应，而 IL-10、转化生长因子-β（transforming growth factor-β，TGF-β）等细胞因子则负调节免疫反应。

（5）损伤修复。Mφ 表面清道夫受体可结合、吞噬并清除损伤、凋亡细胞。Mφ 合成、分泌的 TGF-β、血小板衍生生长因子（platelet derived growth factor，PDGF）、成纤维细胞生长因子（fibroblast growth factor，FGF）等参与损伤组织的修复和纤维化。

（三）B 细胞

B 细胞通过 BCR 识别、结合 TD 抗原（包括低浓度抗原），摄取、加工抗原后，将抗原肽-MHC II 复合物提呈给 Th 细胞，Th 细胞激活后辅助 B 细胞活化，B 细胞分化为浆细胞合成和分泌抗体。

（四）其他免疫细胞

1. 中性粒细胞　中性粒细胞（neutrophil）寿命短、更新快、数量多，约占外周血白细胞总数的 60%～70%。细胞表面的趋化因子受体与趋化因子结合，在感染早期被募集到感染部位参与非特异性免疫。中性粒细胞表达模式识别受体（如甘露糖受体、SR、TLR4）和调理性受体（如 IgGFcR、C3bR/C4bR），可介导识别、吞噬病原体，通过细胞内颗粒中含有的髓过氧化酶、碱性磷酸酶、酸性磷酸酶、溶菌酶和防御素等，发挥溶菌和杀菌作用，还可经 ADCC 效应杀伤靶细胞。

2. 嗜酸性粒细胞　嗜酸性粒细胞（eosinophil）约占外周血白细胞总数的 5%～6%，主要分布于呼吸道、消化道及泌尿生殖道黏膜组织中。膜分子包括补体受体（如 C3aR、C5aR）和嗜酸性粒细胞趋化因子受体（如 CCR3、IL-5R 等），可被趋化因子募集到炎症、感染部位，因此超敏反应或寄生虫感染时，外周血中的嗜酸性粒细胞比例明显增多。嗜酸性粒细胞的颗粒中含大量水解酶（如过氧化物酶、过氧化氢酶等），具有吞噬消化能力，对寄生虫有毒性作用。嗜酸性粒细胞可合成、分泌 PAF、IL-3、IL-5、GM-GSF 等细胞因子，参与炎症和过敏反应，同时可分泌组胺酶，灭活组胺等，负调节 I 型超敏反应。

3. 嗜碱性粒细胞　嗜碱性粒细胞（basophil）仅占外周血白细胞总数的 0.2%，其膜分子包括 CCR3 等趋化因子受体和补体 C3aR、C5aR 等受体等，当细胞结合 CCL11 等趋化因子后，可被募集到炎症或过敏反应部位。嗜碱性粒细胞通过膜表面的高亲和力受体 FcεR I 与 IgE 结合而被致敏，当变应原与细胞表面 IgE "桥联" 结合，活化的嗜碱性粒细胞脱颗粒，释放组胺、肌肽原酶、ECF 等，并合成、分泌前列腺素 D2（prostaglandin D2，PGD2）、白三烯（leukotriene，LT）及 IL-4、IL-13 等细胞因子，介导 I 型超敏反应。

4. 肥大细胞　肥大细胞（mast cell）主要存在于黏膜和结缔组织中，膜分子包括趋化因子受体、补体受体及 Toll 样受体等，故可被趋化因子，过敏毒素 C3a、C5a，PAMP 等募集到炎症部位，发生炎症反应。肥大细胞通过膜表面的高亲和力受体 FcεR I 与 IgE 结合而被致敏，IgE 再与变应原发生 "桥联" 激活肥大细胞脱颗粒，释放组胺，合成 PGD2、LT、TNF-α、IL-4、IL-13 等，在黏膜下介导 I 型超敏反应。

第三节　免 疫 分 子

免疫分子包括分泌型免疫分子（如免疫球蛋白、补体、细胞因子等）和细胞膜型免疫分子（如白细胞分化抗原、黏附分子、主要组织相容性复合体及其编码产物等），是免疫系统的组成部分之一，是免疫细胞发挥功能的物质基础。

一、免疫球蛋白

免疫球蛋白（immunoglobulin，Ig）是具有抗体活性或化学结构与抗体相似的球蛋白。抗体（antibody，Ab）是一类由 B 细胞受抗原刺激增殖分化为浆细胞后合成、分泌的能够与该抗原特异性结合的球蛋白。免疫球蛋白分为分泌型免疫球蛋白（secretory immunoglobulin，sIg）和膜免疫球蛋白（membrane immunoglobulin，mIg），前者主要存在于血液及组织液中，在血清蛋白电泳分区中多位于 γ 区，具有抗体的功能；后者分布于 B 细胞表面，构成 B 细胞表面的抗原受体（BCR）。所有的抗体均是免疫球蛋白，但并非所有免疫球蛋白都是抗体。

（一）免疫球蛋白的结构

Edelman 与 Porter 于 20 世纪 50 年代深入研究了免疫球蛋白结构，借助了变性和非变性电泳技术，发现免疫球蛋白含有重链和轻链；用蛋白酶水解等方法，发现免疫球蛋白由抗原结合片段和可结晶片段组成。本节以 IgG 为代表介绍 Ig 的基本结构。

1. 免疫球蛋白基本结构　Ig 单体的基本结构是四肽链结构，见图 3-9，由两条相同的重链（heavy chain，H 链）和两条相同的轻链（light chain，L 链）通过链间二硫键连接而成，形成一个"Y"形分子。四条肽链两端游离的氨基或羧基的方向一致，分别命名为氨基端（N 端）和羧基端（C 端）。

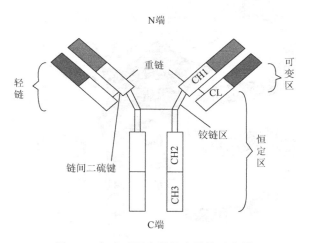

图 3-9　免疫球蛋白的基本结构示意图

1）重链和轻链

（1）重链：Ig 重链由 450～550 个氨基酸残基组成，分子量约 50～75 kDa。根据重链恒定区氨基酸组成、排列顺序、空间结构和抗原性的差异，将重链分为 μ、γ、α、δ 和 ε 链 5 类，并据此将 Ig 相应分为 IgM、IgG、IgA、IgD 和 IgE5 类。每类 Ig 根据其铰链区氨基酸残基的组成和二硫键数目、位置的不同，又可分为不同亚类（subclass）。IgG 有 IgG1～IgG4 4 个亚类；IgA 有 IgA1 和 IgA2 2 个亚类；IgM 有 IgM1 和 IgM2 2 个亚类；IgD 和 IgE 尚未发现亚类。

（2）轻链：Ig 轻链约含 214 个氨基酸残基，分子量约 25 kDa。根据轻链恒定区肽链抗原特异性的不同，可将 Ig 分为 κ 和 λ 两型。正常人血清中 κ 型和 λ 型 Ig 浓度之比约为 2：1，人种不同，比例有所不同。同一型 Ig 中，根据其轻链 C 区 N 端氨基酸排列的差异，又可分为亚型，如根据 λ 链 C 区个别氨基酸残基的差异，可以分为 λ1、λ2、λ3 和 λ4 4 个亚型。

2）功能区　Ig 分子的两条重链和两条轻链都可折叠为数个环形结构域。每个结构域一般具有其独特的功能，因此又称为功能区。每个功能区约含 110 个氨基酸残基。

（1）可变区：Ig 重链和轻链近 N 端约 110 个氨基酸序列的变化很大，称可变区（variable region，V 区），占重链的 1/4 和轻链的 1/2。重链和轻链的 V 区分别称为 VH 和 VL，其中各有 3 个区域的氨基酸组成和排列顺序具有更高的可变性，称为高变区（hypervariable region，HVR）或互补决定区（complementarity determining region，CDR），分别为 CDR1、CDR2 和 CDR3。CDR 共同组成 Ig 的抗原结合部位，可特异性结合抗原，从而发挥免疫效应，见图 3-10。单体 Ig 分子具有 2 个抗原结合位点（antigen-binding site），二聚体分泌型 IgA 具有 4 个抗原结合位点，五聚体 IgM 可有 10 个抗原结合位点。CDR 以外区域的氨基酸组成和排列顺序相对不易变化，称为骨架区（framework region，FR），VH 和 VL 各有 FR1、FR2、FR3 和 FR4 四个骨架区。

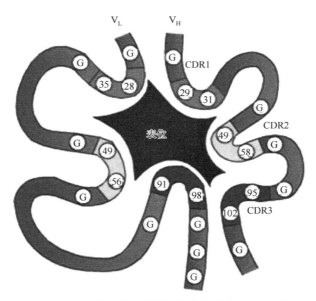

图 3-10　Ig 的互补决定区与抗原表位结合示意图

（2）恒定区：Ig 轻链和重链中氨基酸数量、种类、排列顺序及糖含量均较稳定的区域称为恒定区（constant region，C 区），位于肽段的羧基端，占重链的 3/4 和轻链的 1/2。不同种类 Ig，其重链的 C 区数量不同，IgG、IgA 和 IgD 的重链有 3 个 C 区（CH1、CH2 和 CH3），IgM 和 IgE 的重链有 4 个 C 区（CH1、CH2、CH3 和 CH4）。CL 和 CH1 具有部分同种异型的遗传标记。IgG 的 CH2 具有补体 Clq 结合点，能激活补体的经典活化途径；母体内的 IgG 借助 CH2 可通过胎盘主动传递到胎儿体内。IgG 的 CH3 具有结合单核细胞、巨噬细胞、粒细胞、B 细胞和 NK 细胞 Fc 段受体的功能；IgM 的 CH3 则具有补体结合位点。IgE 的 CH2 和 CH3 功能区可结合肥大细胞和嗜碱性粒细胞 FCεRI，从而介导 I 型超敏反应的发生。

（3）铰链区：铰链区位于 CH1 与 CH2 之间。该区含较多脯氨酸残基，不易构成氢键而易伸展弯曲，能改变 Y 形两臂之间的距离，有利于两臂同时结合两个相同的抗原表位，并有利于 Ig 分子变构，暴露 Ig 的补体结合位点。铰链区对蛋白酶敏感，易被其水解，经蛋白酶处理的 Ig 多在此区被切断。不同 Ig 的铰链区不尽相同，IgG、IgA、IgD 含有铰链区，其中 IgG1、IgG2、IgG4 和 IgA 的铰链区较短，IgG3 和 IgD 的铰链区较长。IgM 和 IgE 无铰链区。

（4）结构域：Ig 的轻链和重链中 V 区或 C 区每个功能区各形成一个免疫球蛋白折叠（immunoglobulin fold，Ig fold），即其二级结构是两个反向平行的相邻层面构成的片层结构，由几股多肽链折叠而成。两个片层中心的两个半胱氨酸残基由一个链内二硫键垂直连接，形成一个"三明治夹心"结构。不仅免疫球蛋白，已发现许多膜型和分泌型分子含有这种独特结构，这类分子被称为免疫球蛋白超家族（immunoglobulin superfamily，IgSF）。

2. 免疫球蛋白的其他成分 除轻链和重链组成的基本结构以外，某些类别 Ig 还含有连接链（joining chain，J 链）和分泌片（secretory piece，SP）等辅助成分，见图 3-11。

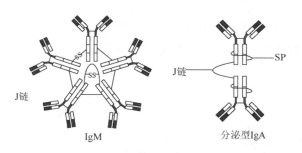

图 3-11 免疫球蛋白的 J 链和 SP 结构

（1）连接链。J 链是富含半胱氨酸的多肽链，由浆细胞合成，主要功能是将单体 Ig 分子连接为多聚体。IgA 二聚体和 IgM 五聚体均含 J 链；IgG、IgD 和 IgE 常为单体，无 J 链。

（2）分泌片。SP 为一含糖肽链，由黏膜上皮细胞合成和分泌，以非共价键形式结合于 IgA 二聚体上，使其成为分泌型 IgA（SIgA）。SP 的作用是辅助 IgA 经由黏膜上皮细胞分泌到黏膜表面，发挥黏膜免疫作用并可保护 SIgA 铰链区，使其免遭蛋白酶降解。

3. 免疫球蛋白的水解片段 在一定条件下，Ig 分子肽链的某些部分易被蛋白酶水解为各种片段，见图 3-12。木瓜蛋白酶（papain）作用于铰链区二硫键所连接的两条重链的近 N 端，将 Ig 裂解为两个完全相同的抗原结合片段（fragment of antigen binding，Fab）和一个可结晶片段（crystallizable fragment，Fc fragment）。Fab 由一条完整的轻链和部分重链（VH 和 CH1）组成。一个 Fab 片段为单价，可与抗原结合但不形成凝集反应或沉淀反应；Fc fragment 相当于 IgG 的 CH2 和 CH3 功能区，无抗原结合活性，是 Ig 与效应分子或细胞相互作用的部位。

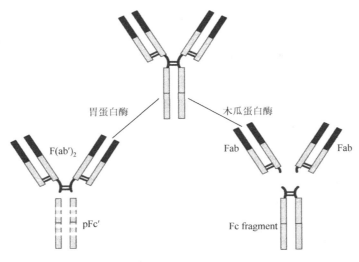

图 3-12   免疫球蛋白的水解片段示意图

胃蛋白酶（pepsin）作用于铰链区二硫键所连接的两条重链近 C 端，将 Ig 水解为一个大片段 F(ab')$_2$ 和一些小片段 pFc'。F(ab')$_2$ 由两个 Fab 及铰链区组成，为双价，可同时结合两个抗原表位，故能形成凝集反应或沉淀反应。pFc'最终被降解，无生物学作用。

（二）免疫球蛋白的抗原性和多样性

免疫球蛋白既可与抗原结合，其本身又可作为抗原，在不同种属动物体内、同种异体动物体内甚至在自身体内引起特异性免疫应答，产生相应抗体，这种抗原性可用血清学方法测定和分析，故称其为 Ig 的血清型。Ig 分子上主要有三种不同的抗原决定簇，即同种型、同种异型和独特型抗原决定簇，见图 3-13。

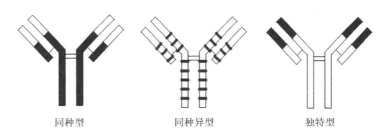

图 3-13   免疫球蛋白的抗原决定簇示意图

1. 同种型（isotype）   指同一种属内所有个体的 Ig 分子共有的抗原特异性，为同属性标志。不同的种属，其同种型抗原特异性不同，同种型抗原免疫机体，产生的抗体可与同种属所有个体的同类 Ig 结合，但不能同其他种属个体的同类 Ig 结合。同种型为非遗传性标志，其抗原决定簇位于 Ig 分子的恒定区，包括 Ig 的类、亚类，型和亚型。

2. 同种异型（allotype）   指同一生物物种的不同个体间的 Ig 分子抗原性的差异，为个体型标志。其抗原决定簇广泛存在于 Ig C 区，由同一基因座的不同等位基因所编码，均为共显性。这种差异往往只有一个或几个氨基酸残基的不同，可能是由于其编码基因发生点突变所致，因此可作为遗传标记。目前已知 IgG 和 IgA 有异型，IgG 的同种异型抗原以 Gm 表示，IgA 的同种异型抗原用 Am 表示，κ 型轻链的同种异型抗原标记为 Km。IgM、IgD、IgE 和 λ 型轻链无同种异型抗原。

3. 独特型（idiotype） 指同一个体内各 Ig 分子的可变区具有的抗原特异性，这种抗原特异性主要由 VL 和 VH 中的高变区的氨基酸排列顺序和构型决定。不同 B 细胞克隆产生的 Ig 分子，结合抗原的特异性不同，其独特型也各不相同。独特型的抗原决定簇称独特位（idiotope），Ig 分子每一 Fab 段均含 5～6 个独特位。独特型不仅存在于 Ig 分子中，也存在于 B 细胞和 T 细胞的抗原受体上。独特型在种属间不同，同种异体间不同，甚至在自体内也可引起特异性免疫应答，产生相应抗体，即抗独特型抗体（anti-idiotype antibody）。独特型和抗独特型抗体构成了一个复杂的网络，对免疫应答的调节发挥重要作用。

（三）免疫球蛋白的功能

1. 免疫球蛋白 V 区的功能 IgV 区的功能主要是特异性识别、结合抗原。V 区的 CDR 组成其特异性的抗原结合位点，可与相应抗原上的表位互补结合，这种结合可以借助静电力、氢键以及范德瓦耳斯力（van der Waals force）等次级键形成并且是可逆的，受 pH、温度和电解质浓度的影响。由于 Ig 可为单体、二聚体和五聚体，故其结合抗原表位的数目不同，Ig 结合抗原表位的个数称为抗原结合价。IgV 区与抗原结合后，可通过其 C 区发挥作用，V 区本身也可中和毒素、阻断病原入侵。

2. 免疫球蛋白 C 区的功能

1）激活补体 IgG1～IgG3 和 IgM 与相应抗原结合后，可因构型改变而使其 CH2/CH3 功能区内的补体结合点暴露，从而激活补体经典途径。其中，IgM、IgG1、IgG3 激活补体能力较强，IgG2 较弱。IgG4、IgA 和 IgE 的凝聚物可激活补体旁路途径。

2）结合细胞表面 Fc 受体 Ig 的 Fc 段可与巨噬细胞、中性粒细胞表面的 Fc 受体结合，介导调理作用。调理作用系指抗体和补体等调理素（opsonin）能够覆盖于细菌等颗粒性抗原表面，有利于吞噬细胞发挥吞噬作用的效应，见图 3-14。其中由于补体对热不稳定，被称为热不稳定调理素，而抗体又称热稳定调理素。

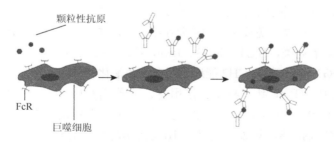

图 3-14 调理作用示意图

IgG 的 Fc 段能与 NK 细胞、K 细胞及 B 淋巴细胞等细胞表面 Fc 受体结合，介导抗体依赖细胞介导的细胞毒性作用。抗体依赖细胞介导的细胞毒作用（antibody-dependent cell-mediated cytotoxicity，ADCC）指 IgG 的 Fab 段与带有相应抗原的靶细胞结合后，通过其 Fc 段与 NK 细胞、巨噬细胞和中性粒细胞表面相应 IgG Fc 受体结合，触发和增强 NK 细胞及吞噬细胞对靶细胞杀伤作用的效应，见图 3-15。

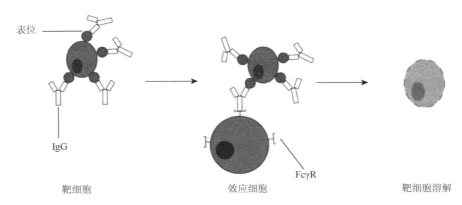

图 3-15　ADCC 作用示意图

IgE 为亲细胞抗体，可通过其 Fc 段与肥大细胞和嗜碱性粒细胞表面相应 IgE Fc 受体（FcεR）结合，而使上述细胞致敏。若相同变应原再次进入机体与致敏细胞表面特异性 IgE 结合，即可使肥大细胞嗜碱性粒细胞脱颗粒，释放组胺等生物活性介质，引起 I 型超敏反应。

3）通过胎盘和黏膜　IgG 是人类唯一能从母体通过胎盘进入到胎儿体内的 Ig。现已知胎盘母体一侧滋养层细胞能摄取各类血浆 Ig，但其吞饮泡内仅含 FcγR。与 FcγR 结合的 IgG 可免遭蛋白酶分解，通过细胞外排作用，进入胎儿血循环中，使胎儿在母体内被动获得针对某一抗原的特异性免疫力。正常胎儿仅合成微量 IgG，其抗感染免疫主要依赖于由母体转移来的 IgG。此外，分泌型 IgA（secretory IgA，SIgA）可通过呼吸道和消化道的黏膜，在黏膜局部免疫中发挥重要的防御作用。

4）免疫调节作用　免疫球蛋白还可以通过 Fc 段，与 T 细胞、B 细胞表面的 Fc 受体结合，对 T 细胞、B 细胞的活化起反馈调节作用。

（四）各类免疫球蛋白的特性和功能

1. IgG　多以单体形式存在，IgG 是血清中含量最高的 Ig，占血清中 Ig 总量的 75%～80%，IgG 于出生后 3 个月开始合成，3～5 岁接近成人水平。IgG 半衰期约 20～23 d，是血清中半衰期最长的 Ig。IgG 主要由脾脏和淋巴结中的浆细胞合成，亲和力高，在体内分布广泛，是再次免疫应答产生的主要抗体，在机体抗感染免疫中发挥重要作用；是机体重要的抗菌、抗病毒和抗毒素抗体。

人类 IgG 包括 4 个亚类，IgG1、IgG3、IgG4 可穿过胎盘屏障，在新生儿抗感染免疫中起重要作用。IgG1、IgG2 和 IgG3 的 CH2 能通过经典途径活化补体，并可与巨噬细胞、NK 细胞表面 Fc 受体结合，发挥调理作用、ADCC 作用等。人类 IgG1、IgG2 和 IgG4 可通过其 Fc 段与葡萄球菌蛋白 A（SPA）结合，借此可纯化抗体，并用于免疫诊断。某些自身抗体如抗甲状腺球蛋白抗体、抗核抗体，以及引起 II、III 型超敏反应的抗体也属于 IgG。

2. IgM　分泌型 IgM 为五聚体，是分子量最大的 Ig，沉降系数为 19 S，称为巨球蛋白（macroglobulin）。IgM 占血清免疫球蛋白总量的 5%～10%，血清浓度约 1mg / ml。一般不能通过血管壁，主要存在于血液中。五聚体 IgM 含 10 个 Fab 段，具有很强的抗原结合能力。IgM 含 5 个 Fc 段，比 IgG 更易激活补体，对防止菌血症的发生具有重要作用。天然的血型抗体为 IgM，血型不符的输血，可致严重溶血反应。此外，单体 IgM 也是 B 细胞膜表面的主要标志，作为抗原识别受体能与相应抗原作用，引发体液免疫应答。

IgM 是种系进化和个体发育过程中最早合成和分泌的抗体，在胚胎发育晚期即能产生 IgM，其余各类 Ig 均在出生几个月后才能生成。IgM 不能通过胎盘，如果脐带血或新生儿血清中 IgM 水平升高，表明曾有子宫内感染（如风疹病毒或巨细胞病毒等感染）。IgM 也是初次体液免疫应答中最早出现的抗体，鉴于 IgM 在血清中的半衰期比 IgG 短，所以血清中特异性 IgM 含量增高提示有近期感染，临床上测定血清特异性 IgM 含量有助于早期诊断。

3. IgA IgA 有血清型和分泌型两类。血清型 IgA 主要为单体 IgA，有亚类 IgA1 和 IgA2，占血清 Ig 总量的 5%～15%。SIgA 为二聚体，由 J 链连接，含由上皮细胞合成的 SP，经上皮细胞分泌至外分泌液中。SIgA 合成和分泌的部位在肠道、呼吸道、乳腺、唾液腺和泪腺，因此主要存在于胃肠道和支气管分泌液、初乳、唾液和泪液中。

SIgA 是外分泌液中的主要抗体类别，参与黏膜局部免疫，通过与相应病原微生物（如细菌、病毒等）结合，阻止病原体黏附到细胞表面，具有抗菌、抗病毒和中和毒素等多种作用。因此是黏膜局部抗感染的重要免疫物质，在局部抗感染中发挥重要作用。新生儿易患呼吸道、胃肠道感染可能与 IgA 合成不足有关。婴儿可从母亲初乳中获得 SIgA，这对婴儿抵抗呼吸道和消化道病原微生物的感染具有重要意义，为一重要的自然被动免疫。

4. IgD 血清中 IgD 以单体形式存在，主要由扁桃体和脾脏中的浆细胞产生。正常人血清 IgD 浓度很低（约 30 μg/ml），仅占血清免疫球蛋白总量的 0.2%。IgD 可在个体发育任何时间产生。五类 Ig 中 IgD 的铰链较长，易被蛋白酶水解，故其半衰期很短（仅 3 d）。IgD 分为两型：血清 IgD 的生物学功能尚不清楚；膜结合型 IgD（mIgD）构成 BCR，是 B 细胞分化发育成熟的标志，未成熟 B 细胞仅表达 mIgM，成熟 B 细胞可同时表达 mIgM 和 mIgD，称为初始 B 细胞（naive B cell）。活化的 B 细胞或记忆 B 细胞其表面的 mIgD 逐渐消失。

5. IgE IgE 是正常人血清中含量最少的 Ig，血清浓度极低，约为 $3×10^{-4}$ mg/ml。主要由鼻咽部、扁桃体、支气管、胃肠道等黏膜固有层中浆细胞分泌，在个体发育中合成较晚，在种系进化过程中出现最晚。IgE 的重要特征为亲细胞抗体，其 CH2 和 CH3 结构与肥大细胞、嗜碱性粒细胞上的高亲和力 FcεRI 结合，当与再次进入机体的抗原结合后，可介导 I 型超敏反应的发生。此外，IgE 还与机体抗寄生虫免疫有关。

人各类 Ig 的主要理化性质和生物学功能，见表 3-1。

表 3-1 人各类免疫球蛋白的主要理化性质和生物学功能

性质	IgG	IgA	IgM	IgD	IgE
重链	γ	α	μ	δ	ε
分子量/kDa	150	160	970	184	188
亚类数	4	2	2	无	无
其他成分	无	J、SP	J 链	无	无
C 区结构域数	3	3	4	3	4
糖基化修饰率/%	3	7	10	9	13
占总血清 Ig 比例	75%～80%	5%～15%	5%～10%	0.2%	0.02%
主要存在形式	单体	单体/二聚体	五聚体	单聚体	单体
开始合成时间	生后 3 个月	生后 4～6 个月	胚胎后期	任何时间	较晚
血清含量/(mg/ml)	9.5～12.5	1.5～2.6	0.7～1.7	0.03	0.000 3

性质	IgG	IgA	IgM	IgD	IgE
半衰期/d	23	6	10	3	2.5
抗体结合价	2	2，4	5	2	2
通过胎盘	+	−	−	−	−
免疫调理	+	+	−	−	−
结合嗜碱性粒细胞	−	−	−	−	+
结合肥大细胞	−	−	−	−	+
结合 SPA	+	−	−	−	−
介导 ADCC	+	−	−	−	−
经典激活补体途径	+	−	+++	−	−
旁路激活补体途径	IgG4	IgA1	−	−	−
免疫作用	再次应答抗感染	黏膜免疫	初次应答早期防御	B 细胞标志	超敏反应抗寄生虫

（五）抗体制备技术

抗体制备技术是免疫学技术的重要组成部分，已广泛应用于生命科学及临床医学各领域，并为新药研发、疾病诊断及防治开拓了新的前景。抗体制备技术主要经历了多克隆抗体（polyclonal antibody）、单克隆抗体（monoclonal antibody，McAb）以及基因工程抗体等发展阶段。

1. 多克隆抗体　用一种包含多种抗原表位的抗原免疫动物，可刺激机体多个 B 细胞克隆产生针对多种抗原表位的不同抗体。所获得的免疫血清实际上是含有多种抗体的混合物，该混合物称为多克隆抗体，见图 3-16。多克隆抗体制备具有操作简单、周期短和亲和性高等诸多优点，已成为抗体制备的重要方法。但由于多克隆抗体的特异性相对较差，易出现交叉反应，限制了在免疫化学试验以及疾病诊断和治疗中的应用。

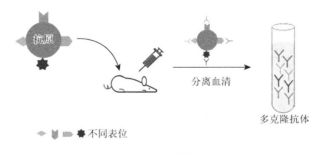

图 3-16　多克隆抗体制备流程示意图

2. 单克隆抗体　这种由单一 B 淋巴细胞克隆产生的高度均一、仅针对某一特定抗原表位的抗体，称为单克隆抗体。1975 年，Kohler 和 Milstein 成功把免疫小鼠的脾脏 B 淋巴细胞和骨髓瘤细胞融合，形成 B 淋巴细胞–骨髓瘤细胞杂合体，这种杂合体既能在体内、体外培养中无限地快速增殖且存活，又能分泌单克隆抗体，并由此建立了单克隆抗体技术，见图 3-17。

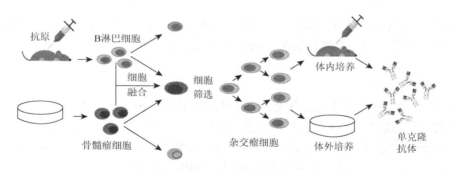

图 3-17 单克隆抗体制备流程示意图

单克隆抗体具有特异性强、效价高、性质均一、少或无血清交叉反应、易于大量生产、成本低等优点，然而，由于通过杂交瘤技术制备的单克隆抗体是鼠源性的，应用于人体不可避免地引起人抗鼠抗体（human anti-mouse antibody，HAMA）反应，限制了单克隆抗体的临床应用。因此，在保持对特异抗原表位的高亲和力的基础上进行人源化和全人化的改造，减少异源抗体的免疫原性成为单克隆抗体研究的重点。

3. 基因工程抗体　采用基因工程方法，在基因水平，对免疫球蛋白基因进行切割、拼接或修饰后导入受体细胞进行表达，产生的新型抗体，称为基因工程抗体。基因工程抗体技术包括单克隆抗体的人源化（嵌合抗体、人源化抗体）、小分子抗体以及抗体融合蛋白的制备等，可有效解决传统杂交瘤技术所存在的问题。随着分子生物学、分子免疫学的发展及噬菌体抗体库技术的成熟，越来越多的新型抗体分子将被创造出来。各种形式的基因工程抗体的成功制备，将为抗体药物的临床应用提供更广阔的前景。

 知识拓展

血 清 疗 法

血清疗法（serotherapy）是指将感染性疾病（如病毒感染）患者经过治疗痊愈后恢复期的血液（前提是没有传染疾病风险）分离出血清，然后把这种血清注射到感染同种疾病的患者体内，使患者康复的治疗手法。由于这种血清已有对抗相应病原体的免疫球蛋白，有助于杀灭患者体内的相应病原体，促进患者康复。同理，将这种含特异性免疫球蛋白的血清注入特殊个体（如有过相关疾病的密切接触史的个体）内，也可能起到相应预防作用。

19 世纪末，在德国柏林，医生给一位白喉病患儿注射了一种含有白喉抗毒素（马白喉免疫球蛋白）的血清，患儿病情明显好转。2003 年 SARS 病毒于全球肆虐之时，专家通过临床治疗发现，接受血清治疗的 SARS 病人退烧较快、死亡率相对较低。2020 年国家卫生健康委员会发布的《新型冠状病毒感染的肺炎诊疗方案（试行第四版）》提到：对重型、危重型病人治疗措施"可考虑恢复期血浆治疗"，部分患者通过血清治疗取得良好疗效。

二、补体系统

补体（complement，C）是存在于人和脊椎动物的血清、组织液和细胞膜表面的一组与免疫相关、经活化后具有酶活性的蛋白质。因其由 40 多种可溶性蛋白和膜型蛋白组成，故称作补体系统。补体系统不仅是机体固有免疫防御的重要组成部分，也是固有免疫与适应性免疫之间的重要桥梁。

（一）补体系统的组成

按生物学功能可分为补体的固有成分、补体的调节蛋白和补体受体三类。

1. 补体的固有成分　是存在于血清或组织液中，参与补体活化的基本成分，主要为可溶性蛋白，包括参与经典激活途径的 C1、C2～C4；参与甘露聚糖结合凝集素（mannan-binding lectin，MBL）激活途径的 MBL、MBL 相关丝氨酸蛋白酶（MBL-associated serine protease，MASP）；参与旁路激活途径的前端反应成分 C3、B 因子、D 因子和参与三条激活途径的共同末端通路的 C5、C6～C9。

2. 补体的调节蛋白　为可溶性或膜型蛋白分子，调节补体的活化和功能，包括可溶性蛋白备解素（properdin，P 因子）、C1 抑制物、I 因子、H 因子、S 蛋白（Sp/Vn）、Sp40/40、C4 结合蛋白（C4 binding protein，C4bp）等；膜辅因子蛋白（membrane cofactor protein，MCP）、衰变加速因子（decay accelerating factor，DAF）、膜反应性溶解抑制因子（membrane inhibitor of reactive lysis，MIRL/CD59）、同源限制因子（homologous restriction factor，HRF）等。

3. 补体受体　为膜型分子，分布于细胞膜表面，与相应的补体活性片段结合发挥生物学效应，包括 CR1（即 C3b/C4bR）、CR2（即 EB 病毒受体、C3dR）、CR3（即 iC3bR）、CR4（即 iC3bR）、CR5、C1qR、C5aR、C3aR、C3eR、C4aR、H 因子受体等。

（二）补体系统的命名

补体系统命名按照以下规律：参与经典激活途径的固有成分，按其被发现的顺序依次命名为 C1、C2、C3～C9；补体系统的其他成分，以英文大写字母表示，如 B 因子、P 因子、H 因子、I 因子、D 因子等；补体调节蛋白，常以功能命名，如 C1 抑制物、C4 结合蛋白、衰变加速因子等；补体的活化片段，在其符号后面加小写英文字母，如 C3a、C3b；活化后具有酶活性的成分或复合物，在其符号上画一横线，如 $\overline{C4b2b}$、$\overline{C3bnBb}$ 等；被灭活的补体片段，在其符号前加英文字母 i，如 iC3b。

（三）补体系统的理化性状

补体各成分均为糖蛋白，多属 β 球蛋白，少数属 α 或 γ 球蛋白。补体总量相对稳定，约占血清总蛋白的 5%～6%，但各成分含量不一，其中 C3 含量最高。补体对热不稳定，56℃加热 30 min 即被灭活，在室温下也很快失活，0～10℃仅能保持活性 3～4 d，因此研究或检测用补体标本应置于–20℃以下保存。此外紫外线照射，机械振荡或某些添加剂均可能使补体失活。补体主要由肝细胞和单核巨噬细胞产生，内皮细胞、肠上皮细胞、胶质细胞、肾上皮细胞等也可合成补体。补体系统代谢速度快，每天约有一半血浆补体被更新，在疾病状态下，补体代谢发生的变化更复杂。

（四）补体系统的激活

在生理状况下，血清中补体成分多以无活性的酶前体形式存在，只有受到某些活化物的作用，或在特定的固相表面上，补体各成分才依次被激活，活化的补体成分具有酶的活性，可继续裂解下一组成分，形成补体的一系列级联反应，最终发挥溶细胞效应。同时补体激活过程中产生的多种水解片段可参与机体免疫调节和炎症反应。

补体激活途径有由免疫复合物启动补体激活的经典途径、由 MBL 与细菌结合启动补体激活的 MBL 途径和由病原微生物提供接触表面，结合 C3 裂解后的活性片段，启动补体激活的旁路途径。以上三条途径具有共同的末端通路（terminal pathway），形成攻膜复合物（membrane attack complex，MAC）并溶解细胞。

1. 补体活化的经典途径　经典途径（classical pathway）依赖免疫复合物中的抗体分子启动，是体液免疫应答的主要效应方式。

1）激活物的激活条件　免疫复合物（immune complex，IC）是经典途径的主要激活物。C1 与 IC 中的抗体分子的 Fc 段补体结合点结合启动经典途径。C1 活化的条件有：当抗原抗体结合形成 IC 后，抗体的 Fc 段结合 C1q 启动补体反应；C1 仅与 IgM 的 CH3 区或 IgG（IgG1、IgG2、IgG3）的 CH2 区结合；每个 C1 必须同时与两个或两个以上 Ig 的 Fc 段补体结合点结合。IgG 是单体，需两个或两个以上 IgG 分子才能活化 C1，IgM 为五聚体，含五个 Fc 段，单个 IgM 即可活化 C1，启动补体活化。

2）固有成分及激活顺序　参与经典途径的固有成分包括 C1、C2、C3～C9，激活过程分为识别、活化和攻膜阶段。

（1）识别阶段。抗原和抗体结合后，抗体构象改变，暴露 Fc 段的补体结合点，结合并激活 C1。C1 由 C1q、C1r 和 C1s 组成。C1q 为花束状球形六聚体，见图 3-18，每个亚单位头部为球形，尾部为束状，其头部是 C1q 与抗体 Fc 段结合的部位。C1r 和 C1s 均为单链的丝氨酸蛋白酶，相互连接盘绕在 C1q 头部。当两个或两个以上的 C1q 头部被 IC 中的抗体 Fc 段结合固定后，C1q 构象改变，裂解并激活 C1r，活化的 C1r 继续激活 C1s，形成具有蛋白酶活性的 C1s。在经典途径中，一旦形成 C1s，即完成识别阶段，并进入活化阶段。

（2）活化阶段。为一系列的级联反应，首先由活化的 C1s 裂解 C4，产生的小片段 C4a 释放于液相，大片段 C4b 附着于抗体结合的胞膜表面。C2 为丝氨酸蛋白酶原，在 Mg^{2+} 存在的情况下，C2 与膜表面 C4b 结合，C1s 再裂解 C2，产生的 C2a 释放于液相，而 C2b 与 C4b 形成 $\overline{C4b2b}$ 复合物，即经典途径的 C3 转化酶。$\overline{C4b2b}$ 中的 C2b 具有酶的活性，可裂解 C3，产生的小片段 C3a 游离于液相，大片段 C3b 与其中的 C4b 结合形成 $\overline{C4b2b3b}$ 复合物，即经典途径的 C5 转化酶，见图 3-19。

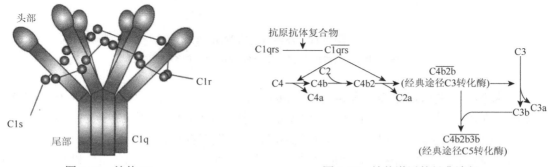

图 3-18　补体 C1　　　　　　　　图 3-19　补体激活的经典途径

（3）攻膜阶段。C5 转化酶将 C5 裂解，产生的小片段 C5a 释放于液相，大片段 C5b 仍结合于膜表面，依次与 C6、C7 直接结合，形成 C5b67 复合物并插入细胞膜的脂质双层中，继续与 C8 结合形成 C5b678，该复合物可牢固附着于细胞膜，促进 12～15 个 C9 分子聚集，连接后形成 C5b6789n 复合物，即攻膜复合物（MAC）。电镜下可见 C9 多聚体为中空管状结构，插入靶细胞脂质双层，在膜表面形成内径 11 nm 的小孔，见图 3-20。可溶性小分子、离子可经此小孔自由释出胞膜，而蛋白质类大分子滞留胞浆内，水分子内流降低胞内渗透压，最终导致靶细胞肿胀破裂。此外，末端补体成分插入细胞膜，使致死量钙离子被动向胞内弥散，也可导致靶细胞死亡。攻膜阶段为三条激活途径共同的末端通路。

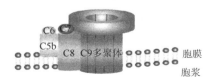

图 3-20　膜攻击复合物

2. 补体活化的 MBL 途径　MBL 途径（mannan-binding lectin pathway），也称凝集素途径（lectin pathway），其过程与经典途径基本类似，但由炎症期产生的蛋白 MBL 与病原体结合后启动，激活过程不依赖 IC，可参与机体早期抗感染。

正常血清中 MBL 水平极低，病原微生物感染早期，巨噬细胞和中性粒细胞产生 IL-1、IL-6、TNF-α，导致机体发生急性期反应，诱导肝细胞分泌急性期蛋白，如 MBL、C 反应蛋白。从而使血清中 MBL 水平明显升高。MBL 与 C1q 结构类似，首先与病原微生物表面的甘露糖残基、N-乙酰葡糖胺等结合，然后构象改变，激活 MBL 相关的丝氨酸蛋白酶（MASP）。其中 MASP1 可直接裂解 C3，MASP2 与 C1s 具有同源性，与活化的 C1s 生物学功能类似，可裂解 C4、C2，形成 C3 转化酶，后续反应与经典途径相同，见图 3-21。

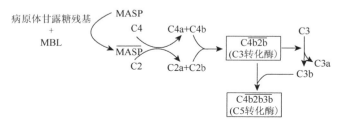

图 3-21　补体激活的 MBL 途径

MBL：甘露聚糖结合凝集素；MASP：MBL 相关的丝氨酸蛋白酶

3. 补体活化的旁路途径　旁路途径（alternative pathway）由 B 因子、D 因子和 C3 参与，不依赖 IC 形成，越过了 C1、C4、C2 三种成分，直接激活 C3 继而完成 C5 至 C9 各成分的连锁反应，在细菌性感染早期，尚未产生特异性抗体时，即可发挥重要的抗感染作用。

（1）激活物。某些细菌、细菌脂多糖、葡聚糖、酵母多糖、凝聚的 IgA 和 IgG4 等，可提供补体级联反应的接触平面，从而直接启动旁路途径。

（2）激活过程。生理状态下，补体 C3 可自行裂解形成低水平游离状态的 C3a 和 C3b，部分 C3b 随机地与 B 因子结合，血清中的 D 因子将其中的 B 因子裂解，小片段 Ba 释放入液相，大片段 Bb 仍附着于 C3b，形成 C$\overline{3bBb}$ 复合物，即旁路途径的 C3 转化酶，C$\overline{3bBb}$ 极不稳定（血清中 P 因子与 C$\overline{3bBb}$ 结合后可增强其稳定性），H 因子可将其解离成 C3b 和 Bb，I 因子可灭活

C3b 形成 iC3b。通过 H 因子和 I 因子对 C$\overline{3bBb}$、C3b 的调控，使它们在血清中保持低水平状态，避免发生补体的后续反应。

当激活物进入体内，C3 转化酶 C$\overline{3bBb}$ 结合于激活物表面，裂解 C3 形成 C3a 和 C3b，大量 C3b 沉积在颗粒表面，与 C$\overline{3bBb}$ 结合形成 C$\overline{3bBb3b}$（或称 C$\overline{3bnBb}$），即旁路途径的 C5 转化酶，它能裂解 C5，开始攻膜阶段产生 MAC。

此外，除了体内自发产生的 C3b，经典途径也可产生 C3b，它们参与旁路途径形成 C3 转化酶 C$\overline{3bBb}$，其中的 Bb 片段具有丝氨酸蛋白酶活性，可裂解 C3，产生的大片段 C3b 再参与旁路途径，形成更多 C3 转化酶，构成旁路途径的反馈性放大机制，见图 3-22。

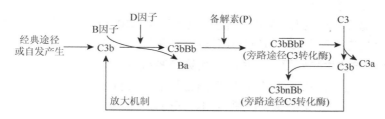

图 3-22 补体激活的旁路途径

补体三条激活途径的特点见表 3-2。

表 3-2 补体三条激活途径的特点比较

项目	经典途径	MBL 途径	旁路途径
参与成分	C1～C9	MBL、MASP、C3、C5～C9	C3、C5～C9、B、D、P 因子等
激活物	免疫复合物	病原微生物甘露糖残基	细菌脂多糖等
启动因子	C1q	MASP	C3b
C3 转化酶	C$\overline{4b2b}$	C$\overline{4b2b}$	C$\overline{3bBb}$
C5 转化酶	C$\overline{4b2b3b}$	C$\overline{4b2b3b}$	C$\overline{3bnBb}$
特点	参与适应性免疫，发挥强大的抗感染功能	参与固有性免疫，感染早期发挥功能	参与固有性免疫，感染早期发挥功能，具有免疫放大效应，可识别"自己"和"非己"

4. 补体活化的调节 补体激活是一种有序的级联反应，可通过旁路途径反馈性放大，发挥生物学效应。因此在正常情况下，补体激活可通过自身调节和补体调节因子的作用，阻止补体过度反应造成自身组织损伤，同时又能有效杀灭病原体。

（1）补体的自身调节。补体激活过程中产生的活性片段极不稳定，成为级联反应的重要自限性因素。例如 C3 转化酶 C$\overline{4b2b}$ 和 C$\overline{3bBb}$ 均易衰变，从而限制了 C3 的裂解及其后的酶促反应，与细胞膜结合的 C3b、C4b 及 C5b 也易衰变，可阻断级联反应。此外，只有细胞表面形成的抗原抗体复合物才能触发经典途径，而旁路途径的 C3 转化酶则仅在特定的物质表面才具有稳定性，故正常机体内一般不会发生过强的自发性补体激活反应。

（2）补体调节因子的作用。补体调节因子可精细地调节补体的级联反应，严格控制反应强度和持续时间，使补体的激活和抑制处于平衡状态。其中 C1 抑制物（C1 inhibitor，C1 INH）可与 C1r、C1s 稳定结合，使 C1s 不能裂解 C4、C2，也可与 C1 结合，可防止其自发性活化；C4 结合蛋白（C4 binding protein，C4bp）可与 C4b 结合，抑制 C4b 与 C2b 结合形成 C3 转化酶并可作为辅助因子，促进 I 因子裂解 C4b；I 因子具有丝氨酸蛋白酶活性，将 C4b 裂解为 C4c 和 C4d 等无活性片段，并可灭活 C3b，使其成为无活性的 iC3b，从而抑制经典途径和旁路途径的 C3 转化酶的形成；H 因子可与 C3b 结合，竞争性抑制 Bb、B 因子与 C3b 结合，并可将 C3bBb 中的 C3b 置换出来，也可辅助 I 因子灭活 C3b。备解素（properdin，P 因子）可与 C3bBb 结合，延长 C3 转化酶的半衰期，增强其稳定性。

（五）补体的生物学功能

补体通过经典途径参与适应性免疫，通过旁路途径和 MBL 途径参与固有性免疫，发挥抗感染作用。同时，级联反应过程中形成的裂解片段可以介导炎症反应，参与免疫病理损伤。

1. 溶解细胞和抗微生物作用　补体经三条途径激活后，在细胞膜表面形成 MAC，导致靶细胞溶解，包括红细胞、组织细胞、病毒感染细胞和革兰氏阴性菌等，因此是机体抗微生物（如细菌、病毒、寄生虫等）感染的重要防御机制。在病理状态下，也可引起自体的细胞溶解，导致组织损伤（如溶血反应、自身免疫病等）。

2. 调理作用　与细菌或其他颗粒物质结合的补体片段 C3b、iC3b、C4b 可与吞噬细胞表面相应的补体受体（如 CR1，即 C3b/C4bR；CR3，即 iC3bR 等）结合，增强吞噬细胞的吞噬功能，发挥调理作用，是补体抗细菌或真菌感染的主要防御机制。同时，补体成分 C1q、C3b 和 iC3b 等均可识别和结合凋亡细胞，并通过与吞噬细胞表面相应补体受体作用，参与对凋亡细胞的清除，从而维持机体内环境的稳定。

3. 引起炎症反应　补体级联反应过程中可产生多种介导炎症反应的酶解片段。

（1）过敏毒素样作用。C3a、C4a、C5a 可使嗜碱性粒细胞、肥大细胞脱颗粒，释放组胺等血管活性介质，引起血管扩张，平滑肌收缩等，介导炎症反应的发生，类似过敏性休克的反应，故称为过敏毒素（anaphylatoxin）。

（2）趋化作用。C5a 为趋化因子，与吞噬细胞表面的 C5aR 结合后，吸引吞噬细胞移行到炎症部位，称为趋化作用（chemotaxis）。

4. 免疫黏附作用　可溶性 IC 激活补体后，可通过结合于 IC 的 C3b 与红细胞、血小板表面相应受体（如 CR1、CR3）结合，形成聚合物后被携带至肝脏和脾脏，促进吞噬细胞清除 IC，即免疫黏附（immune adherence）作用。

5. 调节免疫　补体可调节免疫应答，如 CR2 是 B 细胞协同受体的一部分，抗原表面的补体片段（如 C3d、iC3b 等）与 B 细胞表面 CR2 结合可辅助 B 细胞活化，与 B 细胞表面 CR1 结合可促进 B 细胞增殖分化为浆细胞；树突状细胞表面的 CR1 和 CR2 可将 IC 固定于生发中心，诱导和维持记忆 B 细胞。最近研究结果显示，补体成分可能与调节性 T 细胞的活性有关。

（六）补体系统的疾病

人血清补体总量相对稳定，但在某些传染病时补体含量代偿性升高。若血清补体总量低于正常水平，则称为低补体血症，如重症肝炎、肝硬化可导致补体合成不足；血清病、类风湿性关节炎可导致补体消耗过多；外伤、大出血患者补体大量丢失等。因 C1 过度活化，产生过多的 C2a、C4a，导致血管通透性增加，引起局部或全身水肿；C2、C4 缺乏与自身免疫性疾病有关，其机制可能是由于经典途径激活受阻，导致循环 IC 不能被有效地清除。补体的调节因子异常也可导致疾病，如先天性 C1-INH 缺乏的患者易发生遗传性血管神经性水肿（hereditary angioneurotic edema）；I 因子或 H 因子缺乏的患者由于液相 C3 转化酶生成失控，血浆 C3 被完全耗竭，循环 IC 的清除发生障碍，患者常可伴有肾小球肾炎。

三、主要组织相容性复合体及其编码产物

（一）MHC 的概念

在不同种属的生物之间或同种属的不同个体之间进行组织和器官的移植会发生排斥反应，这种组织不相容的现象其实是细胞表面的组织相容性抗原（histocompatibility antigen）诱导的免疫应答。组织相容性抗原系统约 20 多种，其中能引起强烈排斥反应的抗原称为主要组织相容性抗原，引起较弱排斥反应的称为次要组织相容性抗原。人类的主要组织相容性抗原称人类白细胞抗原（human leukocyte antigen，HLA），由位于第六号染色体短臂上的一组紧密连锁的基因群所编码。该基因群称主要组织相容性复合体（major histocompatibility complex，MHC）。除了人类以外，所有脊椎动物都有 MHC，如小鼠的 H-2，猴的 Rh LA，狗的 DLA 等。

（二）MHC 的基因结构

人类的 MHC 位于第六号染色体的短臂上，共 224 个基因座位（其中 128 个为功能性基因可编码产物，其余为假基因），分为 I 区、II 区和 III 区。I 区位于远离着丝点的一端，主要包括 B、C、A 3 个座位，编码经典的 MHC I 类分子的 α 链（β2 微球蛋白由第 15 号染色体的基因编码）。II 区位于靠近着丝点的一端，主要由 DP、DQ、DR 3 个亚区组成，每个亚区包括 2 个或 2 个以上的基因座位，如 DPA1、DPB1 等，其中 A、B 分别编码 MHC II 类分子的 α 链和 β 链。III 区基因位于 I 区、II 区中间，编码产物为参与炎症反应的免疫相关分子，如补体片段，TNF 等，见图 3-23。

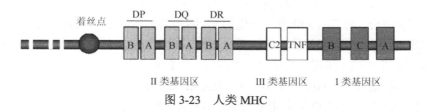

图 3-23 人类 MHC

MHC 具有多态性，即在随机婚配的群体中，染色体上的某一基因座有两个以上的等位基因，可编码两种以上的产物。MHC 不仅在同一个体中具有多基因性，在群体中也具有复杂的多态性，因此 MHC 决定了个体差异，可以作为个体的遗传标记，在同种异体的移植中引起强烈的排斥反应。

（三）MHC 编码产物 HLA 的结构

经典的 HLA I 类分子由 α 链和 β2 微球蛋白（即 β2m）组成，分布于所有有核细胞和血小板表面。经典的 HLA II 类分子由 α 链和 β 链组成，分布于抗原提呈细胞（如 B 细胞、树突状细胞、巨噬细胞）、活化的 T 细胞、胸腺上皮细胞和血管内皮细胞表面。HLA I 和 HLA II 均可分为肽结合区、Ig 样区、跨膜区和胞浆区。肽结合区为可变区，其结构差异决定了 HLA 与抗原肽结合的亲和力和 MHC 分子的多态性。HLA I 的 α 链穿膜而 β2m 不穿膜；HLA II 的 α 链和 β 链均穿膜，见图 3-24。HLA I 类分子和 HLA II 类分子的主要特性，见表 3-3。

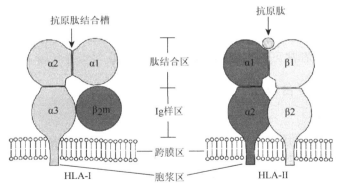

图 3-24　MHC 编码产物

表 3-3　HLA I 类分子和 HLA II 类分子的比较

分类	组成	肽结合区	Ig 样区	分布	MHC 限制性	功能
HLA I	α 链 + β2m	α1 + α2	α3 + β2m	有核细胞	α3 与 CD8 结合	提呈内源性抗原
HLA II	α 链 + β 链	α1 + β1	α2 + β2	APC、活化 T 细胞	α2、β2 与 CD4 结合	提呈外源性抗原

（四）MHC 分子的功能

1. 提呈抗原并限制性识别 T 细胞　MHC 分子最主要的功能是提呈抗原。靶细胞将内源性抗原肽（如肿瘤抗原或病毒抗原）结合于 MHC I 类分子的肽结合区，形成内源性抗原肽/MHC I 复合物转运至膜表面，CD8$^+$T 淋巴细胞通过 TCR 双识别抗原肽和 MHC I 类分子，同时 CD8 与 MHC I 类分子结合，激活 CTL 细胞，介导细胞免疫；APC 摄取、加工处理抗原后，将外源性抗原肽（如细菌，外毒素抗原等）结合于 MHC II 类分子肽结合区，形成外源性抗原肽/MHC II 复合物转运至膜表面，提呈给 CD4$^+$T 细胞，通过 TCR 双识别抗原肽和 MHC II 类分子，同时 CD4 与 MHC II 类分子结合，激活 Th 细胞，活化的 Th 细胞辅助激活 B 细胞发生体液免疫应答。

在上述作用过程中，MHC 分子对 T 细胞与 APC（或靶细胞）的相互作用起到了限制性作用，TCR 识别 APC（或靶细胞）所提呈的抗原肽的同时，还必须识别与抗原肽结合的自身 MHC 分子，这一现象称为 MHC 限制性。MHC I 类分子和 MHC-II 类分子的 Ig 样分别结合 CD8 和 CD4 分子。

2. 参与免疫细胞分化成熟及中枢耐受　T 细胞在胸腺内发育时，胸腺基质细胞表面的 MHC 分子参与 T 细胞的选择性发育，使外周血成熟 T 细胞为单阳性（即 CD4$^+$T 或 CD8$^+$T），并获得自身耐受性。

3. 调节免疫　由于 MHC 呈递抗原，启动特异性免疫应答，因此 MHC 分子表达水平的高低直接影响免疫应答的强弱。NK 细胞表面表达的杀伤细胞抑制性受体与自身 MHC I 类分子结合，可启动抑制性信号，抑制 NK 细胞活性，从而使自身正常细胞免遭杀伤。另外，由于 MHC 在群体水平上呈现高度多态性，因而人群中不同个体对抗原的应答能力存在差异，由此实现 MHC 多态性在群体水平对免疫应答的调控。

4. 诱导移植排斥　MHC 具有复杂的多态性，因此其编码的产物在不同个体间和种属间具有很大差异，这些产物表达在细胞表面作为抗原，在移植后刺激受者的淋巴细胞发生强烈的免疫应答，清除移植物细胞产生排斥。

5. 作为调节分子参与免疫应答　HLA 中的免疫功能相关基因参与免疫应答的调控。如经典 III 类基因编码补体成分，参与炎症反应和对病原体的杀伤，与免疫性疾病的发生有关；非经典 I 类基因、经典 I 类基因和 MICA 基因产物可作为配体分子，以不同的亲和力结合抑制性和激活性受体，调节 NK 细胞和部分杀伤细胞的活性；经典的 III 类基因的炎症相关基因产物参与启动和调控炎症反应。

四、细胞因子

（一）细胞因子的概念和分类

细胞因子（cytokine）是由体内多种细胞合成和分泌的小分子可溶性蛋白质，为生物信息分子。细胞因子与不同细胞膜表面的相应受体结合，发挥调节固有性免疫与适应性免疫、促进造血及刺激细胞活化、增殖和分化等多种生物学功能。

细胞因子按生物学功能可分六类，包括白细胞介素（interleukin，IL）、干扰素（interferon，IFN）、肿瘤坏死因子（tumor necrosis factor，TNF）、集落刺激因子（colony stimulating factor，CSF）、生长因子（growth factor，GF）、趋化因子（chemokine factor）。

细胞因子按照不同细胞来源分为 Th1 型细胞因子（IFN-γ、TNF、IL-2 等）、Th2 型细胞因子（如 IL-4、IL-5、IL-13 等）、Th17 型细胞因子（如 IL-17、IL-22 等）、Tr cell 相关细胞因子（如 TGF-β、IL-10 等）等。

细胞因子按照受体的分子结构特点可以将细胞因子分为 I 型细胞因子家族（或血细胞生成素家族）、II 型细胞因子家族（或干扰素家族）、肿瘤坏死因子超家族、白介素-1 超家族、趋化因子家族等。

（二）细胞因子的共同特点

多数细胞因子以游离形式存在，少数如 TNF 等也可表达于细胞膜表面；多数细胞因子是单体，少数以多聚体形式存在，如 IL-5、TGF-β 为双聚体，TNF 为三聚体。细胞因子需与细胞膜表面高亲和力的特异性受体相结合，才能发挥生物学功能。细胞因子受体多数为跨膜蛋白，某些细胞因子受体可从膜上脱落游离于体液中，称为可溶性细胞因子受体，可竞争性结合细胞因子而抑制膜型受体的作用。细胞因子的作用特点如下：

1. 多样性作用方式　细胞因子可通过自分泌（autocrine）、旁分泌（paracrine）和内分泌（endocrine）发挥作用。如 T 淋巴细胞可分泌 IL-2，同时表达 IL-2R，IL-2 可以作用于分泌细胞本身，称为自分泌；若 IL-2 作用于邻近的 B 细胞，称为旁分泌；TNFα 等少数细胞因子可通过血液循环作用于远处的细胞，称为内分泌。

2. 自限性分泌、效应短暂　细胞因子不贮存在细胞内，当细胞受到抗原、丝裂原等刺激后活化，迅速合成并分泌细胞因子，刺激消失后合成终止，细胞因子半衰期短，容易被迅速降解。因此，细胞因子的作用具有很强的自限性。

3. 作用具有高效性和多效性　细胞因子与相应受体为高亲和力结合，极微量（pmol/L）细胞因子就能发挥显著的作用。一种细胞因子可作用于多种细胞，产生多种生物学活性称为细胞因子的多效性。

4. 细胞因子之间具有相互拮抗、协同、重叠、级联诱导的作用　不同细胞因子的作用可能相互抑制，为其拮抗性；某种细胞因子强化另一种细胞因子的作用，为其协同性；几种不同的细胞因子可作用于相同细胞，产生相似或相同的生物学活性，为其重叠性；细胞因子作用于靶细胞，诱导靶细胞产生一种或多种细胞因子，这些细胞因子诱导其他靶细胞产生多样化的细胞因子，为其级联诱导性；细胞因子种类繁多，相互调节，发挥综合效应，为其网络性。

（三）细胞因子的生物学活性

细胞因子可参与调节固有性免疫和适应性免疫，刺激造血，诱导细胞凋亡、直接杀伤靶细胞，促进损伤组织的修复愈合，同时细胞因子也参与炎症反应及自身免疫损伤等。

1. 调节固有性免疫应答　DC 在抗原提呈过程中，IFN-γ 上调其 MHC I 类和 MHC II 类分子表达，趋化因子调节 DC 的迁移与归巢。IL-2、IFN-γ、M-CSF 等都是巨噬细胞的活化因子，促进单核巨噬细胞的抗原提呈作用，IL-10、IL-13 可发挥对巨噬细胞的负调节作用。炎症局部产生的 IL-1β、IL-8 及 TNF-α 等可通过上调血管内皮细胞黏附分子的分泌，促进中性粒细胞经血管壁渗出到炎症部位。IL-15 是 NK 细胞早期关键的促分化因子，IL-2、IL-12、IL-18 等可明显增强 NK 细胞的杀伤效应。

2. 调节适应性免疫应答　IL-4、IL-5、IL-6 及 IL-13 等可促进 B 细胞的活化、增殖与分化，并可调控 B 细胞分泌 Ig 的类别转换。IL-2、IL-7、IL-18 等可促进 T 细胞活化与增殖，IL-12 与 IFN-γ 可诱导 Th0 向 Th1 亚群分化，而 IL-4 促进 Th0 向 Th2 亚群分化，IL-2、IL-6 及 IFN-γ 促进 Tc 分化并增强其特异性杀伤效应。

3. 刺激造血　骨髓和胸腺微环境中产生的细胞因子如干细胞因子（SCF）、GM-CSF、G-CSF、M-CSF、促红细胞生成素（erythropoietin，EPO）、血小板生成素（throm bopoietin，TPO）、IL-3、IL-7 等对调控造血细胞的增殖与分化起着十分重要的作用。

4. 促进凋亡，直接杀伤靶细胞　活化的 T 细胞所表达的 Fas 配体（FasL）可通过与靶细胞上的 Fas 分子结合，诱导其凋亡。TNF-α 等可直接杀伤肿瘤细胞或病毒感染细胞。

5. 促创伤修复　多种细胞因子在组织损伤的修复中发挥重要作用。转化生长因子 β（TGF-β）可通过刺激成纤维细胞与成骨细胞来促进损伤组织的修复。血管内皮生长因子（vascular endothelial growth factor VEGF）可促进血管与淋巴管的生成。表皮生长因子（epidermal growth factor，EGF）促进上皮细胞、成纤维细胞及内皮细胞的增殖，进一步促进皮肤与创口的愈合。

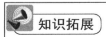 知识拓展

炎 症 风 暴

炎症风暴也称细胞因子风暴（cytokine storm），或全身炎症反应综合征（systemic inflammatory response syndrome，SIRS），是细胞因子的过度反应，主要是免疫系统针对病原微生物（如病毒）感染或某些药物的一种过度反应。

免疫系统受到某些病原生物感染时，免疫细胞大量分泌细胞因子（如 TNF-α、IL-1、IL-6、IFN-α、IFN-γ 等），从而形成炎症风暴。出现"炎症风暴"后，患者在临床上主要表现为出现急性呼吸窘迫综合征、急性肾损伤、感染性休克以及多脏器功能衰竭等。炎症风暴被认为是 1918 年流感大流行、2003 年严重急性呼吸综合征（severe acute respiratory syndrome，SARS）、2009 年甲型 H1N1 流感大流行、2020 年新型冠状病毒肺炎疫情中病毒致死的原因。

五、其他免疫分子

（一）白细胞分化抗原

1. 白细胞分化抗原的概念　白细胞分化抗原（leukocyte differentiation antigen，LDA）是

指不同谱系白细胞在正常分化、成熟的不同阶段及活化过程中，出现或消失的细胞表面分子。LDA 大部分是跨膜的蛋白或糖蛋白，由膜外区、跨膜区和胞浆区三部分组成。除表达于白细胞外，LDA 还广泛分布于不同分化阶段的红细胞系、单核巨噬细胞、血小板谱系及非造血细胞（如内皮细胞、成纤维细胞、上皮细胞、神经–内分泌细胞等）的细胞表面。

根据 LDA 膜外区结构特点不同分为免疫球蛋白超家族（IgSF）、细胞因子受体家族、整合素家族、C 型凝集素超家族、选择素家族、肿瘤坏死因子超家族（TNFSF）和肿瘤坏死因子受体超家族（TNFRSF）。

2. CD 的概念 应用以单克隆抗体鉴定为主的聚类分析方法，将不同实验室所鉴定的同一白细胞分化抗原归为同一个分化群（cluster of differentiation，CD），进行统一命名。经第十届国际人类白细胞分化抗原专题讨论会命名，目前 CD 分子编号至 CD371。CD 分子具有非常重要的且多样的生物学功能，不仅在免疫应答识别、活化及效应阶段参与免疫细胞的识别、信号转导、增殖和分化，同时还广泛参与细胞生长、成熟、分化及发育。另外，某些 CD 还与免疫病理损伤有关。

3. 白细胞分化抗原的功能 人白细胞分化抗原按照功能不同，可分为受体类、共刺激分子类及黏附分子类。有关人白细胞分化抗原的主要功能，见表 3-4。

表 3-4　与免疫功能相关的部分 CD 分子

表面分子的种类	主要分布细胞	CD 分子及其参与的功能
细胞受体		
T 细胞受体（TCR）复合物及其辅助受体	T 细胞	CD3 参与 TCR 信号转导，CD4 和 CD8 辅助 TCR 识别抗原，参与信号转导
B 细胞受体（BCR）复合物及其辅助受体	B 细胞	CD79a 和 CD79b 参与 BCR 信号转导，CD19/CD21/CD81 复合物辅助 BCR 识别抗原，参与信号转导
NK 细胞受体	NK 细胞	CD94、CD158～CD161、CD226、CD314 和 CD335-CD337 等，调节 NK 细胞杀伤活性，参与信号转导
补体受体（CR）	吞噬细胞	CR1～CR4（分别为 CD35、CD21、CD11b/CD18 和 CD11c/CD18），参与调理吞噬、活化免疫细胞
IgFc 受体（FcR）	吞噬细胞，DC，NK 细胞，B 细胞肥大细胞	IgGFc 受体（CD64、CD32、CD16）、IgAFc 受体（CD89）、IgEFc 受体（CD23），参与调理吞噬、ADCC 和超敏反应
细胞因子受体	广泛	包括多种白细胞介素受体、集落刺激因子受体、肿瘤坏死因子超家族受体、趋化因子受体等，介导细胞因子刺激后的信号转导，参与造血以及细胞活化、生长、分化和趋化等
模式识别受体（PRR）	吞噬细胞，DC	TLR-1～TLR11（CD281～CD291），参与固有免疫，感应危险信号
死亡受体	广泛	TNFRI（CD121a）、Fas（CD95）等，分别结合 TNF 和 FasL，诱导细胞凋亡
黏附分子		
共刺激分子	T 细胞，B 细胞，APC	T 细胞（CD40L）-B 细胞（CD40），T 细胞（CD28，CTLA-4）-APC（CD80，CD86），参与 T 细胞活化和 T-B 细胞间协作
共抑制分子	T 细胞	T 细胞表面表达的 PD-1 与 APC 表面 PD-L1 结合，启动抑制信号，对 T 细胞活化起负调控
归巢受体和地址素	白细胞，内皮细胞	白细胞（LFA-1 即 CD11a/CD18）-内皮细胞（ICAM-1 / CD54），初始 T 细胞（L-选择素）-高内皮微静脉（CD34 等），参与淋巴细胞再循环和炎症

（二）黏附分子

1. 黏附分子的概念 黏附分子（adhesion molecule，AM）是一类介导细胞与细胞间、细胞与细胞外基质间相互接触和结合的分子，多为跨膜糖蛋白，少数为糖脂。几乎所有的细胞膜表面都有黏附分子，少数从细胞膜表面脱落，形成可溶性黏附分子游离于体液中。

同类细胞可表达多种黏附分子，发挥多种功能，而同类黏附分子可表达于多种细胞的膜表面；一种黏附分子可与多种配体结合，黏附作用并不持久，具有可逆性；活化的细胞表达的黏附分子数量增多，亲和力增强。

按照黏附分子的结构不同，可分为整合素家族、选择素家族、免疫球蛋白超家族、黏蛋白样家族、钙黏素家族和其他未归类的黏附分子等。黏附分子以配体-受体结合的方式发挥作用，通过使细胞与细胞间黏附，细胞与基质黏附或细胞-基质-细胞的黏附，从而发挥生物学效应。

2. 黏附分子的功能 黏附分子主要参与细胞识别、信号转导以及细胞活化、增殖、分化与移动等过程，是免疫应答、炎症反应、凝血、创伤愈合及肿瘤转移等一系列重要生理与病理过程的分子基础。

（1）免疫细胞识别中的辅助受体和协同刺激或抑制信号。辅助受体（co-receptor）和协同刺激信号是指免疫细胞在接受抗原刺激的同时，还必须有辅助受体提供辅助活化信号才能被活化。辅助受体的种类很多，在不同的环境中发挥的作用也不相同。

T 细胞-APC 识别时最为常见的提供协同刺激信号的黏附分子有：CD4-MHC II 类分子、CD8-MHC I 类分子、CD28-CD80 或 CD86、CD2-CD58、LFA-1-ICAM-1 等。T 细胞识别 APC 细胞提呈的抗原后，专职 APC 上表达的 CD80（或 CD86）分子与 T 细胞表达的 CD28 结合，提供 T 细胞活化的第二信号，刺激 T 细胞活化、增殖和分化；如 APC 细胞不表达 CD80/CD86，则 T 细胞缺乏 CD80/CD86-CD28 相互作用提供的辅助刺激信号，抗原刺激后的 T 细胞会处于免疫应答失能（anergy）状态。

（2）炎症过程中白细胞与血管内皮细胞黏附。特定细胞上的黏附分子是不同类型炎症发生过程中重要的分子基础。以中性粒细胞为例，在炎症发生初期，中性粒细胞表面的唾液酸化的路易斯寡糖（sLe^x）与内皮细胞表面炎症介质所诱导表达的 E-选择素的相互作用，介导了中性粒细胞沿血管壁的滚动和最初的结合；随后，中性粒细胞 IL-8 受体通过与内皮细胞表面膜型 IL-8 结合，刺激中性粒细胞表面 LFA-1 和 Mac-1 等整合素分子表达上调和活化，并与内皮细胞表面经促炎因子诱导表达的 ICAM-1 结合，这对于中性粒细胞与内皮细胞紧密的黏附和穿出血管内皮细胞到炎症部位发挥关键的作用。

（3）淋巴细胞归巢。淋巴细胞归巢（lymphocyte homing）是淋巴细胞的定向迁移，包括淋巴细胞再循环和白细胞向炎症部位迁移。其分子基础是表达在淋巴细胞上称之为淋巴细胞归巢受体（lymphocyte homing receptor，LHR）的黏附分子，与表达在血管内皮细胞上称之为血管地址素（vascular addressin）的相应配体相互作用，介导淋巴细胞黏附并穿越淋巴结高内皮小静脉管壁回归淋巴结。

（4）参与细胞分化、附着、移动。细胞间的附着、移动是细胞发育分化的基础，主要由钙黏素家族及 CD56、CD31 等参与。细胞与细胞外基质的附着在细胞生存和增殖中起重要作用，主要由表达于各种组织细胞表面的整合素家族黏附分子介导。

【复习思考题】

（1）简述免疫系统的组成。

（2）中枢免疫器官有胸腺和骨髓，请说一说它们分别有什么功能。

（3）T 细胞和 B 细胞分别定居在淋巴结和脾脏的什么位置？淋巴结和脾脏有什么功能？

（4）非特异性免疫细胞有哪些？以 NK 细胞为例，试比较它与特异性免疫细胞识别抗原的差异。

（5）T 细胞和 B 细胞识别抗原有什么不同？

（6）简述免疫球蛋白的基本结构及功能区。

（7）简述免疫球蛋白的主要生物学功能。

（8）比较三条补体激活途径的异同。

（9）简述补体系统的生物学功能。

（10）简述 HLA I 类和 HLA II 类抗原的结构、组织分布。

（11）简述 MHC 抗原分子的主要生物学功能。

（12）细胞因子共同的基本特征有哪些？其主要的生物学作用是什么？

第四章 免疫应答

【导学】

1. 掌握 广义免疫应答的概念和组成；免疫应答的类型、基本过程和应答效应。抗体产生的一般规律及其效应。

2. 熟悉 诱导免疫耐受的条件。

3. 了解 参与非特异性免疫应答的主要组分；免疫应答的调节。

免疫应答（immune response）是指机体对抗原性异物的识别和清除或耐受的过程。广义上的免疫应答包括非特异性免疫应答和特异性免疫应答。

非特异性免疫应答以先天存在、作用缺乏特异性为基本特征，故又称天然性免疫应答或固有性免疫应答。特异性免疫应答是机体接受抗原刺激后获得、作用具有特异性，故又称获得性免疫应答或适应性免疫应答。根据对抗原的应答趋向，将特异性免疫应答分为正免疫应答和负免疫应答。前者是对抗原的特异性免疫清除，而后者则是对抗原的特异性免疫耐受。

由于免疫学研究的主要任务是机体接受抗原刺激后如何获得特异性免疫应答，并且出生后接受抗原刺激主要发生正免疫应答。因此，人们通常所说的免疫应答主要是指正免疫应答，把负免疫应答称为免疫耐受（immunological tolerance）。

第一节　非特异性免疫应答

非特异性免疫应答是机体在长期种系进化和发育过程中逐渐建立起来的天然防御功能，主要具有以下特征：①先天存在；②作用缺乏特异性；③应答反应无记忆性；④具有稳定遗传性；⑤同种异体差异不大，种属差异较大。

参与非特异性免疫应答的主要成分有：生理屏障、非特异性免疫细胞和免疫分子等。

一、生理屏障

生理屏障是由机体特定部位的组织结构及其特有的物理、化学、生物学因素构成的防御结构，包括皮肤黏膜屏障和内部屏障。

1. 皮肤黏膜屏障

皮肤黏膜屏障是一道存在于体表的外部屏障，由多层扁平上皮构成的皮肤和单层柱状上皮构成的黏膜所组成。通过物理屏障、化学屏障、生物屏障等作用，保护机体免受病原生物及有害物质的侵害。

1）物理屏障作用　完整健康的皮肤、黏膜是阻挡病原体侵袭机体的第一道防线。皮肤阻挡能力强，黏膜阻挡能力相对较差，但黏膜上皮更新迅速，有助于清除其表面的病原体。另外，黏膜上皮还存在某些病原体的受体，是某些病原体重要的入侵门户，例如呼吸道病毒，就是通过与呼吸道黏膜相应受体结合而侵入机体的。

2）化学屏障作用　皮肤和黏膜可分泌多种化学性杀菌或抑菌物质，抵抗病原体的侵袭，如皮肤汗腺分泌的乳酸，皮脂腺分泌的不饱和脂肪酸，唾液、乳汁、泪液等中存在的溶菌酶、抗菌肽和乳铁蛋白，胃液中的胃酸，消化道中的各种酶类等。婴幼儿皮脂腺不发达，头癣发病率比成年人要高。

3）生物屏障作用　即正常菌群拮抗作用，皮肤以及与外界相通的腔道黏膜表面寄居的正常菌群构成天然生物屏障。这些正常菌群通过与致病菌竞争吸附点、竞争营养、分泌杀菌物质等，抵抗致病菌定居，如唾液链球菌产生的过氧化氢，能抑制脑膜炎奈瑟菌和肺炎链球菌；大肠埃希氏菌产生的大肠菌素及酸性产物，能抑制痢疾志贺菌、金黄色葡萄球菌等的生长繁殖。临床上长期大量应用广谱抗生素后，大多数敏感菌和正常菌群被抑制或杀灭，但耐药菌则获得生存优势而大量繁殖致病，如耐药金黄色葡萄球菌引起腹泻、败血症，对抗生素不敏感的白假丝酵母菌引起鹅口疮、阴道炎、肠道和肛门感染。

2. 内部屏障

1）血脑屏障　由脉络丛毛细血管壁、星状胶质细胞和软脑膜组成。可阻挡血液中大分子物质（包括病原体）进入脑组织或脑脊液，对中枢神经系统产生保护作用。婴幼儿的血脑屏障发育尚不完善，易患中枢神经系统感染性疾病。

2）血胎屏障　由母体子宫内膜基蜕膜和胎儿绒毛膜滋养层细胞构成，是母体与胎儿的隔离屏障，它不仅能使胎儿逃避母体的免疫排斥，而且还能阻挡大分子物质通过，可阻挡母体感染的病原体进入胎儿体内，保护胎儿免遭感染。妊娠早期（3 个月内）血胎屏障发育不完善，若孕妇感染某些颗粒较小的病原微生物（如风疹病毒、巨细胞病毒等）及纳入分子量较小的化学毒性物质或药物，可通过血胎屏障对胎儿造成损害。

3）其他屏障　①血-睾屏障，由血管内皮及基膜、结缔组织和生精上皮基膜和支持细胞基底部紧密连接组成的屏障结构，是动物睾丸中血管和精细管之间的物理屏障，防止细胞毒性物质（对细胞有毒的个体或物质）进入精细管。②血胸腺屏障，血液内的大分子物质（如抗体、细胞色素 C、铁蛋白、过氧化物酶等）均不能进入胸腺皮质，从而在皮质的毛细血管及其周围结构构成屏障作用。此屏障对维持胸腺内环境的稳定、保证胸腺细胞的正常发育起着极其重要的作用。

二、非特异性免疫细胞

非特异性免疫细胞通过其表达的模式识别受体（PRR），非特异性识别广泛表达于某些病原体及宿主衰老损伤和凋亡细胞表面的病原体相关分子模式（PAMP）。PRR 是胚系基因编码产物，缺乏多样性。PRR 一旦识别 PAMP，效应细胞立即被激活并发挥生物学效应。

1. 吞噬细胞（phagocyte）　主要包括单核吞噬细胞系统（mononuclear phagocytic system，MPS）和中性粒细胞（neutrophil）两大类。它的主要生物学作用是吞噬、杀伤和清除抗原性异物，分泌细胞因子和炎性介质参与免疫反应。

2. 杀伤细胞　主要是指能对异常靶细胞产生细胞毒作用的一类细胞，故又称细胞毒细胞。能产生非特异性杀伤作用的主要有 NK 细胞和 NKT 细胞等。

1）NK 细胞　是一类独立的淋巴细胞群，因其无须抗原致敏就能自发地杀伤异常靶细胞而得名。NK 细胞主要通过其表达的杀伤细胞活化性受体和杀伤细胞抑制性受体，选择性杀伤异常靶细胞（如病毒感染细胞和肿瘤细胞等）。

NK 细胞的活化性受体 NKG2D 能识别高表达于肿瘤细胞表面的 MICA/B 等分子，产生活化信号。NK 细胞的抑制性受体占主导地位，能识别存在于正常细胞表面的 HLA-E，产生抑制活化信号，抑制 NK 细胞的杀伤活性。因此，NK 细胞只杀伤异常靶细胞，不杀伤正常细胞。由于 HLA-E 在同种异体之间，不显示或仅有限显示多态性，所以 NK 细胞也不杀伤同种异体的正常细胞。在同种异体组织移植时，NK 细胞一般不直接杀伤被移植的正常组织细胞。

另外，NK 细胞表达的 IgG Fc 受体（FcγR）为活化性受体。IgG 与靶细胞抗原结合后，通过其 Fc 段与 NK 细胞 FcγR 结合，产生 ADCC 效应。

2）NKT 细胞　　是指能够组成性表达 NK 细胞受体和 TCR-CD3 复合体的 T 细胞。大多数为 CD4、CD8 双阴性 T 细胞，少数为 CD4 单阳性 T 细胞。NKT 细胞低表达 TCR，且 TCR 缺乏多样性，抗原识别谱窄，可识别由 CD1 分子提呈途径提呈的脂类和糖脂类抗原，且不受 MHC 限制，其主要生物学功能是细胞毒作用和免疫调节作用。

3. 抗原提呈细胞（antigen-presenting cell，APC）　　是指能摄取、加工处理抗原，并以抗原肽-MHC 分子复合物形式表达于细胞表面，将抗原信息提呈给 T 细胞，使 T 细胞活化、产生免疫应答的一类免疫细胞，主要包括树突状细胞、巨噬细胞和 B 细胞。由于它在抗原诱发免疫应答过程中起辅助作用，又称辅佐细胞（accessory cell，AC）。

三、免疫分子

参与非特异性免疫应答的免疫分子，主要包括补体系统、细胞因子、防御素、溶菌酶、乙型溶素等。

1. 补体（complement，C）系统　　是存在于正常人和脊椎动物血清和组织液中一组具有酶原活性的球蛋白，被激活后发挥一系列的生物学效应。既参与非特异性免疫应答也参与特异性免疫应答。在感染早期通过旁路途径和 MBL 途径发挥重要的抗感染作用。当特异性免疫应答建立后，抗体与病原生物抗原或细胞抗原结合，通过经典途径激活补体，在特异性免疫应答效应阶段发挥强大的溶菌或溶细胞作用。另外，补体活化过程中的裂解片段还有趋化作用、调理作用、免疫黏附作用及促炎作用等。

2. 细胞因子　　是由多种细胞，特别是免疫细胞产生具有广泛生物学活性的小分子量蛋白。也是参与非特异性免疫应答和特异性免疫应答的重要免疫效应分子，如 IL-1、IL-6、IL-8、TNF-α/β 等促炎细胞因子和 IL-4、IL-10、IL-13、TGF-β 等抗炎细胞因子可以调节炎症反应；IFN-α/β 可诱导产生抗病毒蛋白，发挥抗病毒效应；IFN-γ、IL-12 和 GM-CSF 等细胞因子可激活巨噬细胞，发挥抗肿瘤作用；IL-4 或 IFN-γ 等细胞因子诱导 Th0 细胞向 Th1 或 Th2 细胞分化，参与体液免疫或细胞免疫应答。

3. 防御素（defensin）　　是一组耐受蛋白酶，对细菌、真菌和某些包膜病毒具有广谱的直接杀伤活性。哺乳动物体内存在 α-防御素和 β-防御素。α-防御素属阳离子多肽，由中性粒细胞和小肠 Paneth 细胞产生，主要作用是杀伤某些细菌和包膜病毒。

防御素的主要作用：①通过与病原体负电荷成分（G^- 菌的 LPS、G^+ 菌的磷壁酸、包膜病毒的脂质等）的静电作用，使膜屏障破坏、通透性增高，最终导致病原体死亡；②诱导细菌产生自溶酶，干扰细菌 DNA 和蛋白质合成；③增强吞噬细胞对病原体的吞噬、杀伤和清除作用。

4. 溶菌酶（lysozyme）　　是一种不耐热的碱性蛋白，广泛存在于各种体液、外分泌液和吞噬细胞的溶酶体中，能水解 G^+ 菌细胞壁聚糖骨架的 N-乙酰葡糖胺与 N-乙酰胞壁酸之间的 β-1，

4 糖苷键，使肽聚糖破坏，导致细菌溶解。G⁻菌细胞壁为多层结构，含肽聚糖极少，故 G⁻菌对溶菌酶不敏感。此外，溶菌酶还可直接结合带负电荷的病毒蛋白，与病毒的 DNA、RNA、脱辅基蛋白形成复盐，使病毒失活。

5. 乙型溶素（β-lysin）　是血浆中具有热稳定性的碱性多肽，由血小板在血液凝固时释放。乙型溶素可对 G⁺菌细胞膜产生非酶性破坏作用，对 G⁻菌则没有效果。

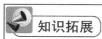

知识拓展

一种新免疫模式——训练免疫

"只有适应性免疫才能建立免疫记忆"的观点目前正在受到挑战。研究表明：在缺乏适应性免疫的植物和无脊椎动物以及某些哺乳动物中，机体在面对二次感染时也会表现出更强的抵抗力，不同病原体之间还会产生交叉保护作用。固有免疫在接受刺激后也能产生记忆，表现为固有免疫细胞的长期功能改变，从而在下次接受刺激时引起更为强烈的免疫反应，这一现象被称为"训练免疫"。2011 年，荷兰拉德堡德大学 Mihai G. Netea 等研究人员首次提出"训练免疫"，并用来解释表观遗传学及代谢驱动的具有高反应及非特异性的先天免疫记忆及反应。与经典的免疫记忆相比，"训练免疫"具有很多不同，首先，"训练免疫"涉及的细胞、识别受体和效应分子与经典免疫记忆不同；其次，"训练免疫"应对二次刺激时，免疫反应性更强，但不具有特异性，而是受到转录因子和表观遗传学调控；最后，"训练免疫"依赖于先天免疫细胞功能状态的改变。

第二节　特异性免疫应答

特异性免疫应答是指机体接受抗原刺激后，免疫细胞对抗原识别，活化、增殖、分化或克隆凋亡，产生生物学效应的过程。它包括正免疫应答（简称免疫应答）和负免疫应答（简称免疫耐受）正反两个应答方向，主要有以下特点：①接受抗原刺激后获得；②作用具有特异性；③应答反应有记忆性；④具有 MHC 限制性。

一、免疫应答

这里所说的免疫应答，是指机体接受抗原刺激后，产生的对抗原特异性免疫清除的正免疫应答。依据介导免疫应答的免疫活性细胞类型和最终产生效应的机制不同，将其分为 T 细胞介导的细胞免疫应答和 B 细胞介导的体液免疫应答。前者主要通过 Th1 细胞对抗原产生迟发超敏反应和 CTL 对靶细胞产生细胞毒效应，故称细胞免疫应答；后者则是通过 B 细胞分泌抗体产生效应，故称体液免疫应答。依据同一抗原刺激的先后，将免疫应答分为初次应答和再次应答。机体初次接受抗原刺激发生初次应答，再次接受相同抗原刺激则产生再次应答。

外周免疫器官和组织（如淋巴结、脾脏、黏膜相关淋巴组织等）是特异性免疫应答发生的主要场所，再次体液免疫应答的浆细胞经血液、淋巴液迁移至骨髓，持续性产生抗体。免疫细胞（如 APC、T 细胞、B 细胞等）通过相互作用，产生效应物中和或清除抗原。特异性免疫应答分为三个阶段：抗原识别阶段、活化和增殖分化阶段、效应阶段。

引起特异性免疫应答的抗原包括外源性抗原和内源性抗原。外源性抗原是指 APC 通过吞噬、吞饮等方式摄取细胞外的抗原，如细菌、毒素、蛋白抗原等。内源性抗原是指靶细胞（如病毒感染细胞、肿瘤细胞等）内新合成的抗原，如病毒蛋白、肿瘤抗原等。

1. 外源性抗原提呈　APC（如 DC、Mφ、B 细胞等）摄取抗原，在细胞内将外源性抗原降解成短肽，结合于 MHC II 类分子的肽结合区，形成外源性抗原肽-MHC II 类分子复合物，转运至细胞膜表面，提呈给 CD4$^+$T 细胞。

2. 内源性抗原提呈　靶细胞（如病毒感染细胞或肿瘤细胞）内合成的内源性抗原结合于 MHC I 类分子的肽结合区，形成内源性抗原肽-MHC I 类分子复合物，转运至细胞膜表面，提呈给 CD8$^+$T 细胞。

病毒抗原、肿瘤抗原等能作为可溶性抗原被 APC 摄取，与 MHC I、MHC II 类分子结合形成复合物，表达于 APC 表面，分别活化 CD8$^+$和 CD4$^+$T 细胞。

（一）T 细胞介导的细胞免疫应答

1. 识别阶段

摄取抗原的 APC 进入外周免疫器官，在胸腺依赖区接触初始 T 细胞，通过 APC 表面的黏附分子（如 ICAM-1、LFA-3 等）与 T 细胞相应配体（如 LFA-1、CD2 等）发生可逆性结合，有利于 T 细胞进行抗原识别及细胞间相互作用。

APC 摄取、加工抗原后表达抗原肽-MHC 分子复合物，T 细胞的 TCR 既识别抗原肽，又识别 MHC 分子，即 TCR 的双识别，也称为 MHC 的限制性。CD4$^+$T 细胞的 TCR 双识别 APC 提呈的外源性抗原肽和 MHC II 分子，CD8$^+$T 细胞的 TCR 双识别 APC/靶细胞提呈的内源性抗原肽和 MHC I 类分子。CD4、CD8 作为 TCR 识别抗原的共受体分别与 MHC II、MHC I 类分子的非多态区结合，增强 TCR 与抗原肽-MHC 分子复合物间的亲和力和信号转导。

抗原初次进入机体，因 DC 可激活初始 T 细胞，通常由 DC 进行抗原提呈，T 细胞活化后形成效应 T 细胞和记忆 T 细胞。当相同抗原再次进入机体，APC 提呈抗原给记忆 T 细胞发生再次免疫应答。

2. 活化和增殖分化阶段

初始 T 细胞活化需要双信号，第一活化信号为抗原识别信号，第二活化信号为共刺激信号。

（1）T 细胞活化的第一信号：TCR 双识别抗原肽-MHC 分子复合物，抗原识别信号经 CD3 转导入细胞内，即 T 细胞活化的第一信号。CD4、CD8 分别与 MHC II、MHC I 类分子结合，辅助第一信号的转导。

（2）T 细胞活化的第二信号：T 细胞表面的共刺激分子 CD28 与 APC 相应配体 B7-1/B7-2 结合，共刺激信号转导入细胞内使 T 细胞活化，即 T 细胞活化的第二信号。共刺激信号对 T 细胞活化至关重要，识别抗原后的 T 细胞可因缺乏共刺激信号呈失能状态（anergy），无法进行增殖、分化。活化的 T 细胞表达与 CD28 高度同源的分子 CTLA-4，其配体也是 B7-1/B7-2，且亲和力比 CD28 高 20 倍，与 B7 结合后产生 T 细胞的抑制信号，抑制 T 细胞的特异性免疫应答，避免其过度活化。

抗原刺激初始 T 细胞分化，CD4$^+$Th0 细胞在 IL-12、IFN-γ 等细胞因子作用下分化为 Th1，活化的 Th1 分泌 IL-2、IFN-γ、TNF-α 等细胞因子可促进巨噬细胞吞噬杀伤胞内寄生菌，介导迟发型超敏反应。CD4$^+$Th0 细胞在 IL-4 作用下分化为 Th2，活化的 Th2 通过分泌 IL-4、IL-6 等细胞因子辅助 B 细胞活化，转化为浆细胞分泌抗体，参与体液免疫应答。初始 CD8$^+$T 细胞分化为 CTL，活化的 CTL 可直接杀伤靶细胞或诱导靶细胞凋亡。Th 细胞释放的细胞因子，也可促进 CD8$^+$T 细胞分化为 CTL，见图 4-1。

3. 效应阶段

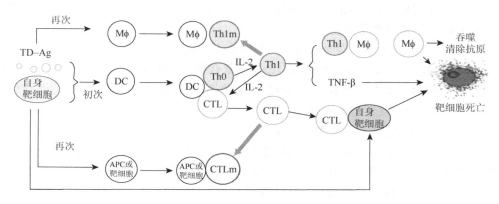

图 4-1　T 细胞介导的细胞免疫应答

1）Th1 细胞介导的迟发型超敏反应　Th1 细胞活化后，通过直接接触和分泌多种细胞因子，作用于单核巨噬细胞、淋巴细胞、中性粒细胞等，引起局部发生以巨噬细胞和淋巴细胞浸润为主，同时伴有局部组织变性、坏死的迟发型超敏反应，因此 Th1 又称为迟发型超敏反应性 T 细胞。

（1）Th1 细胞对单核巨噬细胞的作用。①Th1 细胞表达 CD40L 与巨噬细胞表面 CD40 结合诱导巨噬细胞活化。②Th1 细胞分泌 TNF-α、IFN-γ 等细胞因子趋化、活化单核巨噬细胞，促使巨噬细胞吞噬清除抗原，而活化的巨噬细胞也可通过分泌 IL-12 等细胞因子增强 Th1 细胞的免疫效应。

（2）Th1 细胞对中性粒细胞的作用。Th1 细胞分泌淋巴毒素（TNF-β）、TNF-α，活化中性粒细胞，增强其杀伤病原体能力。

2）CTL 细胞介导的特异性细胞毒效应　自身靶细胞表达抗原肽-MHC I 类分子复合物，供活化的 CTL 细胞识别。CTL 识别抗原、活化后增强 T 细胞与靶细胞表面黏附分子和其配体的亲和力，使 CTL 与靶细胞直接接触，在细胞接触部位形成紧密狭小的空间，并通过以下三条途径杀伤靶细胞。

（1）穿孔素（perforin）和颗粒酶（granzyme）途径。穿孔素是储存于 CTL 胞浆颗粒内的细胞毒素，在 CTL 细胞与靶细胞结合后脱颗粒释放，插入靶细胞膜，在 Ca^{2+}存在的条件下，聚合成内径为 16 nm 的跨膜通道，使水、电解质迅速进入细胞，导致细胞溶解。颗粒酶属丝氨酸蛋白酶，随 CTL 脱颗粒出胞，在穿孔素作用于靶细胞膜形成孔道后，进入靶细胞内，通过激活相关酶系统介导靶细胞的凋亡。

（2）Fas 与 FasL 途径。活化的 CTL 细胞高表达 FasL，Fas 作为一种普遍表达的受体分子，可表达于多种细胞表面，二者结合后能够有效地以凋亡途径杀死靶细胞。

CTL 细胞对靶细胞的杀伤作用受 MHC I 类分子限制，故只杀伤自身靶细胞，如自身肿瘤细胞和被胞内微生物感染的自身细胞。

（3）TNF 与 TNFR 途径。活化的 CTL 细胞分泌 TNF-α，与靶细胞表面 TNF 受体（TNFR）

结合，激活胞内半胱天冬蛋白酶参与的信号转导途径，引起靶细胞凋亡。

（二）B 细胞介导的体液免疫应答

B 细胞识别的抗原有 TDAg 和 TIAg 之分，这两类抗原刺激机体产生体液免疫应答的机制不同。TDAg 激活 B 细胞，需要 Th2 细胞参与；TIAg 可直接激活 B 细胞，不需要 Th2 细胞参与。

1. TDAg 刺激的体液免疫应答

1）识别阶段　TDAg 初次刺激机体，主要由 DC 摄取、加工抗原，将抗原信息（T 细胞表位）提呈给 T 细胞，TCR 双识别抗原肽-MHC 分子复合物，在 IL-4 作用下，Th0 细胞分化成 Th2 细胞。B 细胞的 BCR 可直接识别抗原，活化的 Th2 细胞辅助 B 细胞活化，转化为浆细胞合成和分泌抗体（IgM 为主），发生初次体液免疫应答，少数活化的 B 细胞转化成记忆 B 细胞。

相同 TDAg 再次刺激机体，主要由记忆 B 细胞提呈抗原，B 细胞摄取、加工抗原，将外源性抗原肽-MHC II 类分子复合物表达于细胞膜。Th2 细胞的 TCR 双识别抗原肽和 MHC 分子，Th2 细胞的 CD28 结合 B 细胞的 B7，促使 Th2 细胞活化。活化的 Th2 细胞辅助 B 细胞活化、增殖分化为浆细胞，合成并分泌抗体（IgG 为主）。

2）活化和增殖分化阶段

（1）B 细胞活化的第一信号。B 细胞与抗原接触后，BCR 直接识别位于天然抗原表面的 B 细胞表位，无须 APC 加工提呈，无 MHC 限制性。抗原识别信号通过 Igα/Igβ 传递到细胞内，即 B 细胞活化的第一信号。B 细胞表面的共受体 CD19/CD21/CD81 可参与抗原结合，通过 CD21（CR2）结合补体 C3d 片段，增加 BCR 识别表面附着补体片段的抗原，CD19 可协同 Igα/Igβ 转导抗原识别信号。

（2）B 细胞活化的第二信号。活化的 Th2 细胞表达 CD40L，与 B 细胞表面的共刺激分子 CD40 结合，共刺激信号转导入细胞内活化 B 细胞，即 B 细胞活化的第二信号，活化的 B 细胞增殖分化为浆细胞，合成并分泌抗体。

3）效应阶段　浆细胞首先合成的抗体是 IgM，Th2 细胞可分泌细胞因子诱导浆细胞发生 Ig 类别转换，如 IL-4 诱导 IgG1 和 IgE 的类别转换，TGF-β 诱导向 IgA 类别转换。Th1 细胞分泌的 IFN-γ 可促进 IgG2 和 IgG3 的类别转换，浆细胞合成分泌 IgG、IgA、IgE 等各类抗体，见图 4-2。

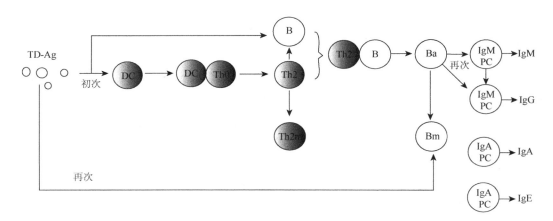

图 4-2　TDAg 刺激的体液免疫应答

抗体可与相应抗原特异性结合，中和毒素，阻止病毒感染；IgM、IgG 与抗原结合，激活补体系统产生溶细胞效应和清除抗原抗体复合物作用；IgG 与抗原结合后，通过 Fc 段与单核巨噬细胞、中性粒细胞或 NK 细胞的 FcR 结合，发挥免疫调理作用或 ADCC 效应等。此外，抗体也参与 I、II、III 超敏反应及自身免疫病等。

2. TIAg 刺激的体液免疫应答　TIAg 无须 Th2 细胞辅助，可直接激活 B 细胞，合成并分泌 IgM。TIAg 分为 TIAg-1 型和 TIAg-2 型，它们激活 B 细胞的机制有所不同。

（1）TIAg-1 型诱导的体液免疫应答。TIAg-1 型又称 B 细胞丝裂原样抗原，其抗原结构特点是抗原分子中既有 B 细胞表位，又有丝裂原样结构。抗原分子中的抗原表位与 B 细胞的 BCR 结合，丝裂原样结构与 B 细胞的有丝分裂原受体结合，直接刺激 B 细胞活化、增殖分化成浆细胞，合成分泌 IgM。

低浓度的 TIAg-1 型可以选择相应 B 细胞克隆，并使其活化，产生针对抗原的特异性抗体。高浓度的 TIAg-1 型，可以通过丝裂原样结构诱导 B 细胞的多克隆活化，还可产生与该抗原无关的抗体。

（2）TIAg-2 型诱导的体液免疫应答。TIAg-2 型的抗原结构特征为抗原分子中含有高度重复的相同 B 细胞表位，如荚膜多糖抗原等。抗原分子中的多个相同表位，同时与 B 细胞表面的多个 BCR 结合，引起广泛的受体交联，可以直接激活 B 细胞产生 IgM。

TIAg 没有 Th2 细胞参与，不足以诱导 Ig 类别转换和形成记忆 B 细胞。因此，TIAg 刺激只产生 IgM，没有初次应答和再次应答之分。

（三）初次应答与再次应答的特点

除 TIAg 不诱导再次应答外，无论是细胞免疫应答还是体液免疫应答，均有初次应答和再次应答之分。二者的区别，见表 4-1。

表 4-1　初次应答与再次应答的区别

项目	初次应答	再次应答
抗原需要量	较多	较少
潜伏期	长（5～10 d）	短（2～5 d）
维持时间	短（数天～数周）	长（数月～数年）
作用强度	较弱	强大
Ig 类别	IgM 为主	IgG（为主）、IgA、IgE
亲和力	低	高
特异性	低	高

二、免疫耐受

免疫耐受（immunological tolerance）是指在某些特殊条件下，抗原进入机体所诱导的对该抗原的特异性免疫无反应性，把引起免疫耐受的抗原称为耐受原（tolerogen）。

（一）免疫耐受的形成机制

根据免疫耐受发生的部位不同，将其分为中枢耐受（central tolerance）和外周耐受（peripheral tolerance）。中枢耐受是指在中枢免疫器官处于发育过程中的 T 细胞、B 细胞，遭遇抗原刺激后，导致克隆清除或 Tr 细胞活化而引起的免疫耐受。外周耐受则是指外周 T 细胞、B 细胞，遭遇抗原刺激后，因某种原因导致克隆无能或克隆清除而形成的免疫耐受。二者发生的诱因及机制有所不同。

1. 中枢耐受 中枢免疫器官中处于发育阶段不成熟的 T 细胞和 B 细胞接受抗原刺激，通常引起免疫耐受，其产生机制如下。

（1）胸腺内诱导 Tr 细胞活化。实验发现：在小鼠出生 3～5 d 时切除胸腺，可引起多种自身免疫病，给其输注同系鼠 $CD4^+CD25^+foxp3^+Tr$ 细胞，可以防止此类疾病发生。

在胸腺诱导分化的 Tr 细胞活化过程中，DC 发挥重要作用。DC 摄取、加工处理抗原，在胸腺内提呈给 $CD4^+CD25^+foxp3^+Tr$ 细胞使其活化。活化的 Tr 细胞，通过与相应抗原反应性 $CD4^+CD25^-Th$ 细胞直接接触，并释放抑制性细胞因子，抑制其增殖活性，导致 Th 细胞克隆清除。这样清除了启动正免疫应答的 Th 细胞克隆，可诱导针对该抗原的免疫耐受。Tr 细胞在胸腺内活化后，可迁移至外周，对诱导和维持免疫耐受具有重要意义。

（2）T 细胞克隆清除学说。在胸腺中处于发育阶段的不成熟 T 细胞（除 Tr 细胞外），接受抗原刺激，引发细胞程序性死亡，导致克隆清除。

$CD4^+Th$ 细胞的克隆清除：①胸腺内高表达自身抗原肽-MHC II 类分子复合物的 DC 和 Mφ 细胞，可与 $CD4^+Th$ 细胞的 TCR 和 CD4 分子高亲和力结合，诱导其克隆凋亡；②胸腺内诱导分化的 Tr 细胞与胸腺内发育中的 $CD4^+CD25^-$ 细胞直接接触，引发克隆清除。

$CD8^+T$ 细胞的克隆清除：胸腺内不成熟 T 细胞 TCR 和 CD8 分子，与表达自身抗原肽-MHC I 类分子复合物的胸腺基质细胞高亲和力结合，诱导其克隆凋亡。

（3）B 细胞的 BCR 受体编辑机制及克隆清除。在骨髓中处于发育阶段的 B 细胞，发育至表达功能性 BCR 阶段，BCR 与骨髓微环境中出现的自身抗原结合，可特异性阻滞 B 细胞发育，触发受体编辑机制，改变 BCR 的抗原识别特异性。若受体编辑成功则继续发育至成熟，若编辑不成功，则引发 β 细胞程序性死亡，导致克隆清除。

2. 外周耐受 外周免疫器官中成熟的 T 细胞和 B 细胞接受抗原刺激，通常激发正免疫应答，只有在某些特殊情况下诱导免疫耐受，其机制主要为抗原在外周诱导克隆无能，克隆无能细胞易诱发细胞程序性死亡，导致克隆清除。

（1）抗原的过低或过高剂量刺激。APC 表面必须有 10～100 个相同的抗原肽-MHC 分子复合物与 T 细胞相应数目 TCR 结合，才能活化。抗原剂量过低，使 APC 表面表达的抗原肽-MHC 分子复合物过少，不能诱导 T 细胞活化，而使其处于克隆无能状态；抗原剂量过高，则易于诱导 T 细胞或 B 细胞凋亡。

（2）免疫细胞活化信号转导障碍。APC 与 T 细胞相互作用，若 T 细胞信号转导发生障碍，则不能诱导 T 细胞活化而成为克隆无能细胞。若活化信号分子表达不足或缺失，或者抑制信号分子表达较高，免疫细胞接受抗原刺激也不能活化成为克隆无能细胞。

（3）细胞因子及其受体表达异常。IL-2 能促进免疫细胞活化、增殖。IL-2 分泌不足或者靶细胞 IL-2 受体表达下调，都会影响其活化和增殖。T 细胞和 B 细胞接受抗原刺激后，若得不到 IL-2 等细胞因子足够刺激，也会发生克隆无能。

（4）免疫细胞功能被抑制。T 细胞、B 细胞接受抗原刺激时，若其功能被药物、微生物及共产物抑制，则不能活化。

（5）免疫豁免部位的抗原在生理条件下不引起免疫应答。脑、眼前房等免疫豁免部位（通常不会诱导排斥反应，移植物能长久存活的部位）处于免疫耐受状态。

（二）诱导免疫耐受的条件

抗原进入机体，通常引起免疫应答，但在某些特殊情况下可以诱导免疫耐受。

1. 机体因素

个体对特定抗原的免疫应答或免疫耐受程度受机体免疫系统成熟状态、免疫功能状态、遗传背景和客观环境等影响。

（1）免疫系统发育不成熟时，接受抗原刺激易形成免疫耐受。许多实验证实，在免疫系统发育不成熟的胚胎期或某些动物的新生期（如鼠类），接受抗原刺激可以诱导免疫耐受。另外，给成年动物胸腺内注射抗原也可诱导免疫耐受，这可能是由抗原刺激胸腺内 Tr 细胞活化和未成熟 T 细胞克隆清除所致。

（2）免疫功能被抑制时，接受抗原刺激可以形成免疫耐受。在同种异体组织器官移植时，若同时或预先注射免疫抑制剂（如环磷酰胺等），移植物的存活时间会得到显著延长，即诱导了一定程度的免疫耐受。

（3）动物种属与品系的遗传差异。各种动物在胚胎期接受抗原刺激均能形成免疫耐受。鼠类动物（如仓鼠、大鼠、小鼠等）在新生期仍可诱导免疫耐受；有蹄类动物（如牛、马等）在新生期很难诱导免疫耐受。

（4）T 细胞与 B 细胞诱导免疫耐受的差异。T 细胞和 B 细胞对免疫耐受的诱导条件及维持时间存在着显著不同。过低抗原剂量刺激易诱导 T 细胞耐受，过高抗原剂量刺激则易诱导 T 细胞和 B 细胞同时耐受。一旦形成耐受，T 细胞耐受的维持时间较长，可达数月；B 细胞的耐受维持时间较短，仅为几周。

2. 抗原因素

（1）抗原的性质。一般来说，可溶性抗原比颗粒性抗原较易诱导耐受，抗原分子量越小，越易诱导耐受。例如多聚鞭毛素（分子量 10^4kDa）、单体鞭毛素（分子量 40kDa）及由单体鞭毛素提取的成分 A（分子量 18kDa）三者的耐受原性依次递增，而免疫原性依次递减。

（2）抗原结构。某些抗原表位针对特定宿主更易引起免疫耐受，如用鸡卵溶菌酶（HEL）免疫 H-2^b 小鼠可诱导耐受，HEL 的 N 端氨基酸残基序列构成的表位易诱导 Tr 细胞活化，抑制 Th 功能引起免疫耐受，而 C 端氨基酸残基序列构成的表位则易激活 Th 细胞。用天然 HEL 免疫可诱导免疫耐受，如果去除 HEL 的 N 端的 3 个氨基酸则诱导免疫应答。

（3）抗原剂量。抗原剂量过大或过低，均易诱导耐受。抗原剂量过高，可诱导 T 细胞和 B 细胞同时耐受，称为高带耐受（high-zone tolerance）；抗原剂量过低，主要诱导 T 细胞耐受，称为低带耐受（low-zone tolerance）。例如给小鼠注射中剂量（10^{-7}mol/L）的牛血清白蛋白（BSA），可激发良好免疫应答，而分别注射低剂量（10^{-8}mol/L）和高剂量（10^{-5}mol/L），则诱导了免疫耐受。

（4）抗原给入途径。经静脉给入抗原较易诱导免疫耐受，腹腔次之，皮下和肌内注射较难。但不同部位的静脉注射，引起的后果也不相同。例如人丙种球蛋白（HGG）经颈静脉注入引起免疫应答，经肠系膜静脉注入引起免疫耐受。

（5）抗原持续存在。单纯被自身抗原反复刺激的 T 细胞易活化后凋亡，导致特异性免疫耐受。

（6）抗原变异。易发生变异的病原体感染（HIV、HCV）可诱导免疫耐受。

（7）自身抗原的释放。来自没有血管的组织器官（精子、晶状体等）或者来自病毒裂解机体细胞的自身抗原，释放后可引起免疫耐受。

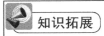 知识拓展

免疫耐受与临床医学

免疫耐受与临床疾病的发生、发展和转归密切相关。自身免疫性疾病发生的根本原因是机体免疫系统丧失对自身抗原的生理性耐受；慢性持续性感染和肿瘤的发生和发展源于对病原体抗原和肿瘤抗原的病理性耐受，阻碍了正常免疫防御和免疫监视功能的有效发挥；在器官移植中诱导抗原特异性免疫耐受可防止移植被排斥。因此，临床上应根据具体情况人工建立和打破免疫耐受。

人工建立免疫耐受的方法包括改变抗原进入机体的途径（如口服或静脉注射抗原）、阻断共刺激信号、骨髓和胸腺移植、过继输入抑制性免疫细胞、诱导免疫偏离、采用可溶性抗原或自身抗原肽的拮抗剂、应用某些细胞因子选择性控制免疫应答的类型。

人工打破免疫耐受的方法包括增强免疫活性细胞的活化、阻断免疫抑制分子、激活共刺激信号、减少 Tr 细胞的数量或抑制 Tr 细胞的功能、合理使用细胞因子及其抗体。

三、特异性免疫应答的维持与终止

抗原持续存在是维持机体免疫应答和免疫耐受的必要因素。一旦体内抗原消失，免疫应答或免疫耐受也将逐渐消退，并与抗原的免疫原性、剂量和刺激次数以及所诱导产生的记忆性 T 细胞、B 细胞的存活时间有关。

在某些情况下，人们希望延长免疫应答或免疫耐受的维持时间，可采用以下几种方式：①接种分解缓慢的抗原，使其在体内保留较长时间；②经一定时间的间隔重复注射同一抗原；③接种有生命的抗原，使其在体内繁殖，较长时间在体内存在。

在某些情况下，人们希望终止免疫应答或免疫耐受。例如通过黏膜给入自身抗原诱导"耐受分离"，终止对自身抗原的免疫应答，治疗自身免疫性疾病等。

四、免疫应答的调节

（一）免疫细胞参与的免疫调节

免疫细胞可通过分泌细胞因子或表达免疫分子对免疫应答进行直接或间接地调控，从而维持免疫功能的正常进行和机体内环境的稳定。

1. 抗原提呈细胞（APC）的免疫调节作用　不同的 APC 亚群以及处于不同成熟阶段的 APC，所表达的特征性免疫分子或分泌的细胞因子不同，决定着免疫应答的反应类型或应答趋向。成熟 DC 高表达协同刺激分子，能为 Th 细胞提供第二活化信号，主要激发免疫应答；不成熟 DC 由于缺乏协同刺激分子，不能为 Th 细胞提供第二活化信号，主要诱导免疫耐受。DC 在外周将抗原提呈给初始 Th0 细胞使其活化，启动正免疫应答；DC 在胸腺内将抗原提呈给 Tr 细胞，使其活化，诱导免疫耐受。

2. Th 和 Tr 细胞的免疫调节作用　Th 细胞活化后，启动正免疫应答。Th1 主要介导细胞免疫应答；Th2 主要辅助 B 细胞活化，引起体液免疫应答；Th3 通过分泌 TGF-β 下调 Th1 和 Th2 细胞功能，对免疫应答起负反馈调节作用。Th17 分泌大量 IL-17A、IL-17F、IL-22、IL-21 和 IL-23，其中，IL-17A、IL-17F 和 IL-22 通过诱导中性粒细胞局部浸润和炎症效应，在清除

胞外病原体及抗真菌感染中发挥重要作用；IL-21 促进 Th17 的扩增，IL-23 参与 Th17 特征的维持与稳定。

Tr 细胞活化后，主要通过直接接触和分泌细胞因子，抑制 APC 和 T 细胞、B 细胞活化，下调免疫应答，诱导和维持免疫耐受，抑制自身免疫病的发生，在自身免疫病、肿瘤和器官移植方面具有广阔的应用前景。

3. M2 型巨噬细胞的免疫调节作用 巨噬细胞在不同的外界刺激和微环境作用下，可诱导分化为作用相反的两个亚群：M1 型和 M2 型。M1 型即经典活化的巨噬细胞，激活后可分泌促炎因子（IL-1β、IL-6、IL-12、TNF-α、IFN-γ）和 iNOS，促进炎症反应，参与正向免疫应答；M2 型巨噬细胞具有较弱的抗原提呈能力，通过分泌抑制性细胞因子 IL-10 和 TGF-β 下调免疫应答。

（二）免疫细胞表面受体的调节

T 细胞、B 细胞、NK 细胞皆表达功能相反的激活性受体和抑制性受体，见表 4-2，对细胞发挥正反馈、负反馈调节作用。

表 4-2 免疫细胞表面的激活性受体和抑制性受体

免疫细胞种类	激活性受体	抑制性受体
T 细胞	TCR，CD28	CTLA-4，PD-1，KIR*
B 细胞	BCR	FcγRII-B，CD22，CD72
NK 细胞	NCR，CD16	KIR3DL
肥大细胞	FcεRI	FcεRII-B，gp49B1

* T 细胞中仅表达于某些 CD_8^+CTL

1. 激活性受体 受体相关分子胞内段带有免疫受体酪氨酸激活模体（ITAM）。该受体与相应配体结合，在胞膜相连的一类蛋白酪氨酸激酶（Src-PTK）作用下，ITAM 中的酪氨酸发生磷酸化，招募游离于胞浆中其他类别的蛋白酪氨酸激酶（Syk-PTK）或与 SH_2 结构域结合，被招募的 PTK 和连接蛋白激活后，参与激活信号的转导。即激活性受体→ITAM→PTK→转导激活信号。

2. 抑制性受体 受体相关分子胞内段带有免疫受体酪氨酸抑制模体（ITIM）。该受体与相应配体结合，造成带有 SH_2 结构域的蛋白酪氨酸磷酸酶（PTP），对 ITIM 中的磷酸化酪氨酸进行识别，结果 PTP 被招募并进一步激活。激活的 PTP 能使 ITAM 中的磷酸化酪氨酸残基的磷酸根去除（脱磷酸化），使 PTK 参与的激活信号转导通路被截断。即抑制性受体→ITIM→PTP→转导抑制信号。

3. 各种免疫细胞的抑制性受体及其反馈调节

1）T 细胞 具有抑制 T 细胞增殖与活化的抑制性受体主要包括细胞毒性 T 淋巴细胞相关抗原-4（CTLA-4）、程序性死亡-1（PD-1）、B 细胞和 T 细胞灭活因子（BTLA）等。抑制性受体 CTLA-4 和配体 CD80/86 结合，PD-1 和配体 PD-L1/PD-L2 结合，介导 T 细胞增殖的负反馈调节。

2）B 细胞 B 细胞抑制性受体包括 FcγRII-B 和 CD22 等。FcγRII-B 与 BCR 发生交联，启动 FcγRII-B 胞内段 ITIM 信号转导，阻断 B 细胞激活作用。

3）NK 细胞 杀伤细胞抑制性受体（CD94/NKG2A）调节 NK 细胞活性也是通过 ITIM 信号转导。

4）其他免疫细胞　肥大细胞的抑制性受体与 B 细胞相同，也是 FcγRII-B，通过与肥大细胞激活性受体 FcεRI 交联，发挥负反馈调节；人类 Vr9Vδ2 型 γδT 细胞通过识别来自支原体、细菌和寄生虫的磷酸化代谢产物和宿主细胞应激性上调表达的蛋白分子，被激活后释放穿孔素颗粒酶杀伤靶细胞，γδT 细胞的抑制性受体是 CD94/NKG2A（与 NK 细胞相同），可发挥负调节作用。

（三）免疫细胞活化的负反馈调节

免疫细胞活化的负反馈调节机制，保证了 T 细胞、B 细胞活化产生效应后，又能有效地发生活化抑制，从而维持机体免疫环境的相对稳定。

T 细胞顺序性表达的 CD28 和 CTLA-4 分别为激活性受体和抑制性受体。二者的配体均为 APC 表面的 B7 分子。T 细胞先表达的 CD28 与 B7 结合而活化，活化后约 24 h，开始表达 CTLA-4，CTLA-4 与 B7 结合后产生抑制活化信号。

B 细胞活化后，合成并分泌 IgG，IgG 与抗原结合形成抗原抗体复合物，复合物中的抗原表位与活化的 B 细胞的 BCR 结合，选择相应 B 细胞克隆；复合物中 IgG 的 Fc 段，与活化 B 细胞的 FcγRII-B 结合，产生抑制活化信号，对 B 细胞克隆活化产生抑制作用，见图 4-3。

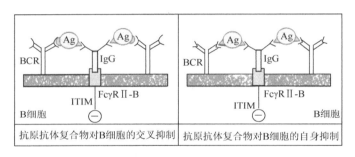

图 4-3　抗原抗体复合物对 B 细胞活化的交叉抑制和自身抑制

（四）免疫分子对免疫应答的调节

具有免疫调节作用的免疫分子包括抗原、抗体、抗原抗体复合物、补体、细胞因子等多种分子。

1. 抗原对免疫应答的调节　抗原的性质、剂量及其给入途径，直接影响着免疫应答的反应类型。可溶性抗原比颗粒性抗原，单体抗原分子比多聚体抗原分子，分子量较小抗原比分子量较大抗原，较易诱导免疫耐受，相反则易激发免疫应答。中等剂量抗原刺激，则易激发免疫应答；过高或过低剂量抗原刺激，易诱导免疫耐受。经皮下注射抗原则易激发免疫应答，经静脉给入抗原则易诱导免疫耐受。

抗原的持续存在决定着免疫应答反应强度和维持时间，抗原在体内分解、中和、清除及消失，相应的免疫应答也将逐渐下降甚至终止。

多种抗原物质先后或同时刺激机体会发生抗原竞争。在一定时间内先进入机体的抗原能抑制后进入抗原的免疫应答，免疫原性较强抗原表位能抑制免疫原性较弱抗原表位的应答。

2. 抗体对免疫应答的调节　通过血清交换，人为地提高动物体内某一特异性抗体的数量，发现该动物产生同一特异性抗体的能力迅速下降，表明抗体本身对特异性免疫应答具有负反馈调节作用。其负反馈调节机制，主要以抗体与抗原结合形成的抗原抗体复合物，对活化 B 细胞的抑制作用有关。

3. 抗原抗体复合物对免疫应答的调节　抗原抗体复合物中抗原表位与 BCR 结合、IgG 的 Fc 段与 FcγRII-B 受体结合，由 FcγRII-B 引发抑制性信号，抑制 B 细胞的活化。

抗原抗体复合物对 B 细胞的抑制作用，表现为自身抑制和交叉抑制：①自身抑制。若抗原表面存在着多个相同表位（如病毒、细菌、细胞等表面抗原），抗体（IgG）与其中的几个表位结合，其他尚未结合的相同表位与 B 细胞的 BCR 结合，选择性抑制合成该抗体的 B 细胞活化。②交叉抑制。若抗原分子（如蛋白分子）存在多种不同表位，抗体与相应表位结合后，未结合的其他表位与相应 B 细胞的 BCR 结合，选择性抑制针对该抗原其他表位的 B 细胞活化。这可能是抗原分子多种不同表位，发生免疫原性竞争的机制之一，见图 4-3。

4. 补体对免疫应答的调节　B 细胞的 CD19-CD21-CD81-CD225 共受体，CD21 分子是补体成分 C3dg、C3d 和 iC3b 等的受体，补体激活过程中形成抗原-C3d 复合物。抗原-C3d 复合物中的抗原表位与 BCR 结合，特异性选择 B 细胞；C3d 与 CD21 结合，通过 CD19 转导活化信号，可使 B 细胞对抗原刺激的敏感性提高 100～1 000 倍。此外，C3b、C4b 和 iC3b 结合吞噬细胞表面的相应受体 CR1、CR3 或 CR4 发挥免疫调理作用，促进对病原体的吞噬作用；APC 通过膜表面 CR2 与抗原抗体 C3b 复合物结合，提高抗原提呈效率。

补体系统存在负反馈调节机制，能够利用补体调节蛋白抑制补体过度活化，从而避免补体对自身组织和细胞的损害。

5. 细胞因子对免疫应答的调节　细胞因子在免疫应答过程中，对免疫细胞的活化、增殖、分化以及效应等各个阶段，均发挥着重要的调节作用。例如：DC1 和巨噬细胞在抗原提呈过程中分泌的 IL-12 等，促使 Th0 向 Th1 分化；DC2 和 B 细胞在抗原提呈过程中分泌的 IL-4 等，促使 Th0 向 Th2 分化。活化 Th1 细胞分泌的 IL-2，能促进 CTL 细胞活化，及多种免疫细胞增殖等。

Toll 样受体（TLR）和病原体相关分子模式（PAMP）结合后激活免疫细胞下游 NF-κB 和 MAP 激酶信号转导，诱导促炎症因子 IL-1、IL-6 和 TNF-α 等释放，引起炎症反应，清除病原体。而过量的炎症反应可能导致局部或全身性疾病。同时，机体存在反馈调节机制，抑制炎症介质的分泌，终止炎症反应。

（五）神经-内分泌-免疫网络的调节

免疫细胞上存在着神经递质受体和内分泌激素受体，受神经-内分泌的调节。神经系统、内分泌激素、各种免疫细胞及免疫分子之间构成了调节性网络。皮质类固醇和雄激素等内分泌激素能下调免疫反应；而雌激素、生长激素、甲状腺素、胰岛素等能增强免疫应答。多种细胞因子（如 IL-1、IL-6 和 TNF-α）通过下丘脑-垂体-肾上腺轴，刺激糖皮质激素的合成；糖皮质激素又下调 Th1 和巨噬细胞活性，使细胞因子的合成降低，这样减少了对糖皮质激素的合成刺激，使糖皮质激素合成降低；糖皮质激素下降又解除了对免疫细胞的抑制，使细胞因子合成增加，再促进糖皮质激素的合成，如此循环，构成调节网络。

（六）基因水平的免疫调节

1. 免疫识别盲区　免疫识别盲区是指某一机体对某种抗原表位的天然免疫不识别，即为 TCR/BCR 识别盲区。抗原识别受体 TCR/BCR 的 V 区，是 T 细胞、B 细胞发生过程中由原胚系基因片段 V、（D）、J 随机重排和拼接而成，从而形成了针对巨大数量抗原的特异性 TCR/BCR。在不同种属或同种异体之间，这种重排和拼接不可能完全一致，可能存在未能形成针对某种抗原表位的 TCR/BCR，出现免疫识别盲区。

2. MHC 多态性的免疫调节　　MHC 对免疫应答起着重要的调控和调节作用。不同种属、不同个体对于同一抗原刺激所产生的免疫应答存在着差异。因此，不同种族人通婚，将有可能上调后代群体的免疫应答能力。

此外，microRNA（miRNA）也能调节不同的免疫应答，包括调节免疫细胞的分化和发育、B 细胞抗体的产生、炎性介质的释放、细胞信号转导等。miRNA 在维持机体免疫系统的稳定和免疫相关疾病发生发展中起着非常重要的作用。

【复习思考题】

（1）NK 细胞为什么能够杀伤病毒感染的细胞和某些肿瘤细胞，而不杀伤正常组织细胞？

（2）用肺炎双球菌荚膜多糖免疫无胸腺小鼠，将出现哪种情况？请说明原因。

（3）以 TD-Ag 为例，试述 B 细胞介导的初次免疫应答和再次免疫应答各有何特点？

（4）简述非特异性免疫和特异性免疫的主要特点。

（5）T 细胞、B 细胞活化的分子基础。

（6）列举参与免疫应答的免疫细胞与分子。

（7）研究免疫耐受的医学意义。

（8）免疫耐受与免疫抑制有何区别？

（9）简述细胞免疫和体液免疫的生物学效应。

第五章　免疫病理

【导学】

1. 掌握　超敏反应的概念、I～IV 型超敏反应的特点及发生机制；自身免疫病的概念及基本特征；免疫缺陷病的概念及特点。

2. 熟悉　I 型超敏反应的防治原则；自身免疫病的分类与病理损伤机制；免疫缺陷病的分类；典型的自身免疫病。

3. 了解　各型超敏反应的临床常见疾病类型；自身免疫病与免疫缺陷病的治疗原则。

第一节　超敏反应

超敏反应（hypersensitivity）指已致敏的机体再次接触相同抗原时所发生的生理功能紊乱和/或组织损伤，又称变态反应或过敏反应。引起超敏反应的抗原称为过敏原（致敏原或变应原）。超敏反应是机体对抗原物质产生的异常、病理性的特异性免疫应答，但非特异性免疫应答也参与超敏反应的发生和发展，并发挥重要作用。

Gell 和 Coombs 于 1963 年将超敏反应按其发生机制及临床表现分为 4 型：I 型（速发型）；II 型（细胞毒型）；III 型（免疫复合物型）；IV 型（迟发型），见表 5-1。I 型、II 型和 III 型均由抗体介导，可经血清被动转移；而 IV 由 T 细胞介导，可经淋巴细胞被动转移。

表 5-1　超敏反应的类型和特点

类型	参与反应的主要成分	发生机制	常见疾病
I 型 （速发型）	IgE（少数为 IgG4） 肥大细胞 嗜碱性粒细胞 嗜酸性粒细胞	变应原与肥大细胞、嗜碱性粒细胞表面 IgE 结合，使细胞释放活性介质，引起毛细血管扩张、通透性增加、平滑肌收缩、腺体分泌增强	青霉素过敏性休克 过敏性哮喘 食物过敏症 荨麻疹等
II 型 （细胞毒型）	IgG、IgM 补体 巨噬细胞、NK 细胞	抗体与靶细胞表面抗原结合，在补体、吞噬细胞和 NK 细胞参与下溶解靶细胞	免疫性血细胞减少症 新生儿溶血症 ABO 血型不合的输血反应等
III 型 （免疫复合物型）	IgG、IgM 补体 中性粒细胞、肥大细胞、嗜碱性粒细胞 血小板	中等大小的免疫复合物沉积于血管基底膜，激活补体，吸引中性粒细胞、肥大细胞、嗜碱性粒细胞、血小板等，引起炎症	免疫复合物型肾小球肾炎 血清病 类风湿性关节炎
IV 型 （迟发型）	致敏 T 细胞 单核巨噬细胞	致敏 T 细胞再次与抗原接触，直接杀伤靶细胞或产生多种细胞因子，引起以单个核细胞浸润为主的炎症反应	接触性皮炎 传染性变态反应 急性移植物排斥反应等

一、I 型超敏反应

I 型超敏反应（hypersensitivity type I），又称过敏反应（anaphylaxis），主要由特异性 IgE 抗体介导产生，可发生于局部，亦可发生于全身，其主要特征是：①反应发生快，消退快；②常引起生理功能紊乱，无严重组织细胞损伤；③有明显个体差异和遗传倾向。根据 I 型超敏反应发生速度的不同，可分为速发相和迟发相：速发相发生在机体再次接触相同抗原后数秒至数十分钟内，主要由生物活性介质引起功能异常，一般在数小时后消退，但严重时可发生过敏性休克，危及生命。迟发相一般发生在机体再次接触相同抗原后数小时，持续 24 h 后逐渐消退，以局部炎症反应为特征，也伴有某些功能异常。

（一）参与 I 型超敏反应的主要成分和细胞

1. 变应原　变应原（allergen）是指能够选择性激活 $CD4^+Th2$ 细胞及 B 细胞，诱导产生特异性 IgE 抗体，引起超敏反应的抗原物质。引起 I 型超敏反应的变应原种类很多，主要包括：①吸入性变应原，如植物花粉、真菌孢子和菌丝、螨类碎片或排泄物、生活用品的纤维、粉尘、动物皮屑、昆虫毒液及酶类等；②食物性变应原，如牛奶、鸡蛋、海产类食物、真菌类食物、以及食物添加剂、防腐剂、保鲜剂和调味剂等；③某些药物或化学物质，这些物质可为半抗原，其本身没有免疫原性，进入机体后可与某些蛋白质结合而获得免疫原性成为变应原，如青霉素、磺胺、普鲁卡因和有机碘等。此外，由动物血清制备的抗毒素也是重要的变应原。

2. IgE 抗体　IgE 抗体是引起 I 型超敏反应的特异性抗体。IgE 主要由鼻咽、扁桃体、气管及胃肠道等黏膜固有层淋巴组织中的 B 细胞产生，这些部位是变应原易于入侵引发过敏反应的部位。IgE 为亲细胞抗体，可通过其 Fc 段与肥大细胞和嗜碱性粒细胞表面的 IgE Fc 受体（FcεRI）结合，使机体处于致敏状态。正常人血清中 IgE 水平极低，而过敏体质者血清中 IgE 可高于正常人 1 000～10 000 倍。

3. 肥大细胞和嗜碱性粒细胞　肥大细胞和嗜碱性粒细胞均来自髓样干细胞前体。肥大细胞主要分布于皮下小血管周围的结缔组织和黏膜下层；嗜碱性粒细胞主要分布于外周血中。肥大细胞和嗜碱性粒细胞表面具有高亲和性的 IgE Fc 受体（FcεRI），胞质内含有类似的嗜碱性颗粒。

4. 生物活性介质　肥大细胞和嗜碱性粒细胞活化后释放的生物活性介质有两类，即预先形成储存于胞质颗粒内的介质和新合成的介质。这些介质的主要生物学活性为：①促使小血管、毛细血管扩张，通透性增强；②刺激平滑肌收缩；③促进黏膜腺体分泌；④趋化炎症细胞和促进局部炎症反应。

（1）预先形成储存于胞质颗粒内的介质，包括组胺、激肽原酶和嗜酸性粒细胞趋化因子等。组胺是引起速发相 I 型超敏反应的主要介质，通过与组胺受体结合而发挥作用，主要促使小血管、毛细血管扩张，通透性增强；刺激平滑肌收缩；促进黏膜腺体分泌增强，但其作用短暂，很快被组胺酶灭活。激肽原酶可将血浆中的激肽原转变为具有生物活性的激肽，其中缓激肽可刺激平滑肌收缩，使支气管痉挛；毛细血管扩张、通透性增强；吸引嗜酸性粒细胞、中性粒细胞等。嗜酸性粒细胞趋化因子能趋化嗜酸性粒细胞。

（2）新产生的介质，包括白三烯（LT）、前列腺素 D2（PGD2）、血小板活化因子（PAF）和细胞因子等。LT 可引起支气管平滑肌强烈而持久的收缩（比组胺强 100～1 000 倍）；促使毛细血管扩张、通透性增强；促进黏膜腺体分泌增强，是引起迟发相 I 型超敏反应的主要介质。PGD2 可刺激支气管平滑肌收缩；促使血管扩张、通透性增强。PAF 可凝集和活化血小板，并释放活性胺类（如组胺、5-羟色胺），导致毛细血管扩张和通透性增加，并可活化白细胞，在迟发相反应中起重要作用。细胞因子主要有 IL-4、IL-5、IL-6 及 IL-13 等，可分别促进 Th2 细胞应答和 B 细胞发生 IgE 类型转换，诱导淋巴细胞、单核/巨噬细胞及粒细胞释放多种细胞因子和其他炎症介质。

（二）发生机制

Ⅰ型超敏反应的发生机制可分为致敏阶段和发敏阶段，见图 5-1。

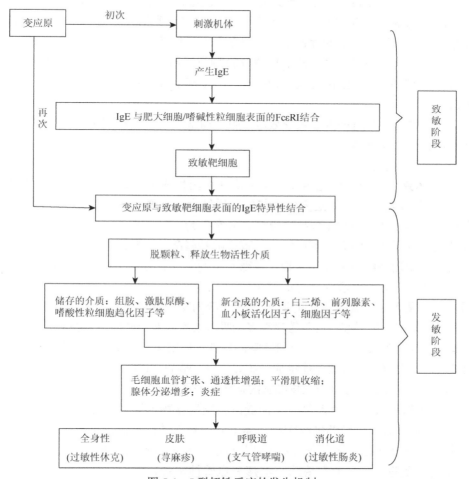

图 5-1　Ⅰ型超敏反应的发生机制

1. 致敏阶段　变应原进入机体后，可选择性地激活 CD4$^+$Th2 细胞及 B 细胞，诱导产生 IgE 抗体。此 IgE 抗体可在不结合抗原的情况下，以 Fc 段立即与肥大细胞和嗜碱性粒细胞表面相应的 FcεRI 结合，从而使机体处于对该变应原的致敏状态。

2. 发敏阶段　相同变应原再次进入机体时，通过与致敏肥大细胞和嗜碱性粒细胞表面的 IgE 特异性结合，使之脱颗粒，释放生物活性介质，并作用于效应组织和器官，引起局部或全身过敏反应。

（1）变应原与致敏肥大细胞或嗜碱性粒细胞表面的 IgE 结合。相同变应原再次进入机体时，与结合在肥大细胞和嗜碱性粒细胞表面的两个以上 IgE 分子发生桥联，导致 FcεRI 聚集并发生构型改变，启动激活信号。

（2）致敏肥大细胞或嗜碱性粒细胞活化和脱颗粒。肥大细胞或嗜碱性粒细胞胞质内均含有大量嗜碱性颗粒及脂质小体。聚集的 FcεRI 通过其 β 和 γ 链的 ITAM 传递胞内信号，使胞内蛋白酪氨酸激酶（PTK）活化，通过复杂的胞内信号传导，导致细胞内颗粒膜与细胞膜融合，将颗粒内容物释放至细胞外，即脱颗粒。细胞脱颗粒后，暂时处于脱敏状态，1～2 d 后细胞将重新形成颗粒。

另一方面，活化的 PTK 启动一系列复杂生化反应，通过激活磷脂酶 A2（PLA2）使膜磷脂酰胆碱（PC）分解，产生多种花生四烯酸代谢产物（脂类活性介质），释放至细胞外。除肥大细胞和嗜碱性粒细胞外，嗜酸性粒细胞也是参与 I 型超敏反应发生的重要效应细胞。嗜酸性粒细胞可诱导性表达 FcεRI，也可被 IgE 诱导脱颗粒，释放脂类介质、颗粒蛋白及酶类物质。此外，肥大细胞和嗜碱性粒细胞还表达 FcγR，已发现 IgG 免疫复合物和 IgG4 抗体也能介导 I 型超敏反应。

（3）释放生物活性介质产生生物学效应。肥大细胞和嗜碱性粒细胞活化后释放两类生物活性介质并发挥其生物学效应。

（三）临床常见疾病

1. 过敏性休克　过敏性休克多发生于再次注射药物或抗毒素后数秒至数分钟内，若不及时抢救可导致死亡。药物半抗原进入体内与蛋白质结合成为变应原，诱导机体产生 IgE 而致敏，再次应用相同药物时即可发生 I 型超敏反应。最常见为青霉素引起的过敏性休克。青霉素分子量低，本身无免疫原性，但其降解产物（如青霉噻唑醛酸、青霉烯酸、青霉酮酸盐等）可与体内蛋白质的氨基或巯基结合为完全抗原，青霉素制剂中的大分子杂质也可能成为变应原，刺激机体产生 IgE 抗体，导致过敏性休克的发生。

2. 呼吸道过敏反应　最常见的呼吸道过敏反应为支气管哮喘和过敏性鼻炎，主要由花粉、真菌、尘螨、动物皮毛等引起。支气管哮喘多为吸入或食入变应原后发生的支气管平滑肌痉挛、黏液分泌增多、气道变应性炎症。支气管哮喘的急性发作属速发相反应，急性发作 48 h 后进入迟发相反应阶段，出现典型的气道炎症特征。在此阶段，嗜酸性粒细胞及其他炎症细胞释放细胞因子及其他炎症介质，可引起呼吸道上皮细胞的损伤，加重临床症状。

3. 胃肠道过敏反应　不少人食入异种蛋白会发生食物过敏症。此类患者胃肠道蛋白水解酶缺乏，SIgA 明显低下，局部黏膜防御功能下降，食入的异种蛋白不能完全被分解而通过黏膜吸收，或经损伤的胃肠道黏膜进入人体引起致敏，发生胃肠道局部过敏反应。

4. 皮肤过敏反应　主要有荨麻疹、湿疹和血管性水肿，多由药物、食入性或吸入性变应原诱发，某些肠道寄生虫感染或物理性因素（如寒冷）也能诱导局部肥大细胞释放介质，导致荨麻疹和血管性水肿。

（四）防治原则

1. 确定变应原并避免接触　通过询问病史，寻找可疑变应原，或通过皮肤试验查找变应原。确定变应原后应避免接触，如皮试阳性者禁止再接触，对必须用药者可行脱敏疗法。

2. 切断或干扰中间环节，中止发病或减轻过敏症状　可采用特异性脱敏疗法和药物治疗。特异性脱敏疗法是将免疫血清或已知变应原少量多次注入患者体内进行脱敏。近年来，应用人工合成变应原肽段进行脱敏治疗取得明显进展，其原理是人工合成变应原肽段可诱导 T 细胞无反应性，从而阻止 IgE 产生。

用于治疗的药物有以下 3 类:

（1）抑制活性介质合成与释放类药物。阿司匹林可抑制环氧合酶，阻止前列腺素生成；色甘酸钠可稳定细胞膜，使致敏靶细胞不能脱颗粒释放活性介质；肾上腺素、异丙肾上腺素、前列腺素 E 等可促进 cAMP 合成，甲基嘌呤和氨茶碱可阻止 cAMP 分解，此两类药物均通过增高胞内 cAMP 水平，防止脱颗粒和活性介质释放。

（2）拮抗生物活性介质作用类药物。苯海拉明等可与组胺竞争效应器官的组胺 H1 受体，阻止组胺发挥作用；赛庚啶为组胺 H1 受体和 5-羟色胺 H2 受体拮抗剂；阿司匹林可拮抗缓激肽作用；多根皮苷町磷酸盐对白三烯有拮抗作用。

（3）改善效应器官反应性类药物。肾上腺素可解除支气管痉挛，减少腺体分泌；葡萄糖酸钙、氯化钙、维生素 C 等可解痉，并降低毛细血管通透性和减少渗出。

二、II 型超敏反应

II 型超敏反应（hypersensitivity type II）又称为细胞毒型超敏反应（cytotoxic type hypersensitivity）或细胞溶解型超敏反应（cytolytic type hypersensitivity），是 IgG 或 IgM 类抗体直接与靶细胞表面抗原结合，在补体、吞噬细胞和 NK 细胞参与下，导致靶细胞溶解。

（一）发生机制

1. 抗原　引起 II 型超敏反应的抗原主要包括：①同种异型抗原，如 ABO 血型抗原与 HLA 抗原等。②异嗜性抗原，如溶血性链球菌的某些组分与人的心肌、心瓣膜、肾小球基底膜之间存在共同抗原。③自身抗原，体内某些隐蔽抗原由于手术或外伤等因素释放入血，或自身组织受外界各因素影响（如感染、药物等）发生抗原转变成为自身抗原。④外来抗原或半抗原，可非特异性黏附或结合于细胞表面诱导针对该抗原的免疫应答，产生相应抗体。

2. 抗体介导靶细胞破坏的机制

（1）活化补体。IgG 和 IgM 类抗体与细胞表面的抗原结合，激活补体经典途径而溶解细胞。

（2）促进吞噬细胞吞噬。抗体通过与吞噬细胞表面的 FcR 结合而介导调理和吞噬作用，补体裂解片段则通过与吞噬细胞的 CR 结合而介导免疫粘连和调理作用。此两种效应均可促进吞噬细胞吞噬、杀伤靶细胞。

（3）ADCC 作用。IgG 与靶细胞表面抗原结合，其 Fc 段与 NK 细胞表面的 FcγR 结合，从而介导 ADCC 作用，杀伤靶细胞。

以上效应导致靶细胞大量溶解或死亡，并出现相应的病变：体内血细胞大量破坏可导致溶血或血细胞减少症；组织细胞破坏可伴有局部炎症反应，引起组织器官病变；某些抗细胞表面受体的自身抗体与相应受体结合，可以导致靶细胞功能紊乱，见图 5-2。

（二）临床常见疾病

1. 输血反应　ABO 血型不符的输血，可导致红细胞大量破坏，为溶血性输血反应。反复输入含异型 HLA 和血浆蛋白抗原的血液，可在受者体内诱生抗白细胞、血小板和血浆蛋白的抗体，通过与相应血液成分结合而导致非溶血性输血反应。

2. 新生儿溶血症　母胎 Rh 血型不符多发生于孕妇 Rh$^-$ 血型，胎儿 Rh$^+$ 血型。母亲初次妊娠时因流产、胎盘出血或胎盘剥离，胎儿少量 Rh$^+$ 红细胞可进入母体，刺激母体产生抗 Rh 的 IgG 类抗体；再次妊娠胎儿仍为 Rh$^+$ 时，母体抗 Rh 抗体可通过胎盘进入胎儿体内，与 Rh$^+$ 红细胞结合，激活补体及相关细胞，导致红细胞破坏，可引起流产、死产或新生儿溶血症。在初产妇分娩后 72 h 内注入抗 Rh 抗体，可阻断 Rh⁺红细胞对母体的致敏，从而预防再次妊娠时发生新生儿溶血症；对患儿则需立即换输血才能挽救生命。

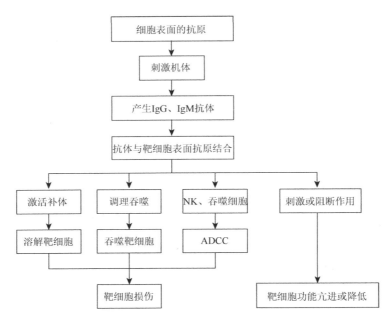

图 5-2　II 型超敏反应的发生机制

3. 免疫性血细胞减少症　某些药物（半抗原）与血细胞膜分子结合，或病原微生物感染等均可改变血细胞膜抗原成分，并诱生相应抗体而致敏。

（1）药物半抗原与血细胞表面蛋白结合，可刺激产生针对药物的特异性抗体。此种抗体与附着于血细胞表面的药物（如青霉素、磺胺、奎宁等）结合，通过激活补体、调理吞噬及促进 ADCC 作用，导致血细胞溶解，为药物引起的过敏性血细胞减少症的常见类型。

（2）诱生自身抗体。甲基多巴、吲哚美辛等药物，或病毒等感染可造成红细胞膜成分改变，通过诱生自身抗体而引起自身免疫性溶血性贫血。

4. 抗基膜型肾小球肾炎和风湿性心肌炎　乙型溶血性链球菌（A 族 12 型）与人肾小球基底膜有共同抗原，故该型链球菌感染后产生的抗体可与肾小球基底膜结合发生交叉反应，导致肾小球病变，称为抗基底膜型肾小球肾炎或肾毒性肾炎，约占肾小球肾炎的 15%。A 族链球菌蛋白质抗原与心肌细胞有共同抗原，感染后产生的抗体可与心肌细胞发生交叉反应，引起风湿性心肌炎。

5. 其他相关疾病　如肺出血-肾炎综合征、甲状腺功能亢进及重症肌无力等。

三、III 型超敏反应

III 型超敏反应（hypersensitivity type III）又称为免疫复合物型超敏反应。抗原与相应抗体结合后，形成中等大小可溶性免疫复合物（soluble immune complex），在一定条件下免疫复合物（immune complex，IC）沉积于全身或局部血管基底膜，引起炎性病理改变。

（一）发生机制

引起 III 型超敏反应的抗原有内源性抗原（如自身变性的 IgG、肿瘤抗原等）和外源性抗原（如病原微生物、寄生虫、异种血清和药物半抗原与组织蛋白质结合形成的完全抗原等）。这些抗原诱导机体主要产生 IgG、IgM 或 IgA 类抗体，两者结合形成 IC，见图 5-3。

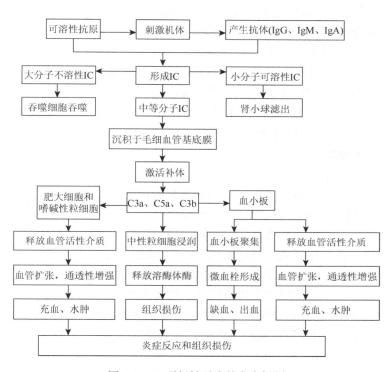

图 5-3　III 型超敏反应的发生机制

1. 中等大小可溶性免疫复合物的形成　抗原持续存在可刺激机体产生相应 IgG 或 IgM 类抗体，抗原抗体结合，可形成免疫复合物（IC）。由于抗原、抗体比例不同，所形成的 IC 大小也不同，当抗原量高度过剩时，形成小分子可溶性 IC，可通过肾小球滤出；当抗原、抗体比例适当时，所形成的大分子颗粒性 IC，易被吞噬细胞吞噬清除，因此，这两类 IC 一般无致病作用。只有当抗原稍多于抗体时，则形成分子量约 1 000 kDa、沉降系数约 19 S 的中等分子可溶性 IC，不易被吞噬细胞吞噬，也不能通过肾小球滤出，长期存在于血液循环中，在一定条件下可沉积于毛细血管基底膜而引起 III 型超敏反应。

2. 中等大小可溶性免疫复合物的沉积　①血管活性胺类物质作用：IC 可直接与血小板表面的 FcγR 结合，使之活化，释放组胺等炎性介质，IC 还可激活补体产生过敏毒素（C3a、C5a）等，使肥大细胞、嗜碱性粒细胞和血小板活化，释放组胺等炎性介质。这些血管活性胺类物质可使血管壁通透性增高，有利于 IC 在血管壁上沉积。②局部解剖的血流动力学因素作用：IC 的沉积与局部解剖组织结构和血流动力学有关。IC 易沉积于血压较高的毛细血管迂回处，如肾小球基底膜和关节滑膜等处的毛细血管迂回曲折、血流缓慢，有利于 IC 沉积。另外，主动脉分支处和心瓣膜处血流较大且易产生涡流，也有利于 IC 沉积。

3. IC 引起炎症损伤的机制　IC 沉积于血管基膜是造成血管基底膜炎症和组织损伤的始动

因素。机制包括：①激活补体；②吸引白细胞浸润和聚集；中性粒细胞趋化聚集至 IC 沉积的局部，在吞噬 IC 时释放毒性氧化物和溶酶体酶，损伤邻近组织，单核/巨噬细胞浸润主要参与IC 引起的慢性组织损伤；③活化血小板。

（二）临床常见疾病

III 型超敏反应引起的疾病称为免疫复合物病（ICD），可分为局部 ICD 和全身 ICD 两类。

1. 局部免疫复合物病

1）Arthus 反应　给家兔多次皮下注射马血清，局部可发生水肿、出血、坏死等剧烈炎症反应，称为 Arthus 反应。机制为多次注射异种蛋白刺激机体产生大量抗体，局部注射的抗原与体内大量抗体结合，形成 IC 并沉积导致局部血管炎。

2）类 Arthus 反应　见于胰岛素依赖性糖尿病患者，因多次注射胰岛素后体内产生抗胰岛素抗体，再次注射胰岛素，在局部形成 IC 而出现类似 Arthus 反应的变化。

2. 全身免疫复合物病

1）血清病　因一次性大量注射动物免疫血清，1～2 周后患者出现皮疹、发热、关节肿痛、蛋白尿等症状，称血清病（serum sickness）。体内产生的抗异种血清抗体与残留的动物血清结合，形成中等分子 IC 并沉积，引起全身 ICD。现因免疫血清的纯化，血清病在临床已罕见。长期使用青霉素、磺胺等药物，经类似机制患者可出现血清病样反应，称为药物热。

2）链球菌感染后肾小球肾炎　链球菌感染后肾小球肾炎约占急性肾小球肾炎的 80%，多发生在 A 族链球菌感染后 2～3 周，因链球菌胞壁抗原与相应抗体形成 IC，沉积于肾基底膜所致。

3）类风湿性关节炎　可能因微生物持续感染使体内产生变性的 IgG 分子，刺激机体产生抗变性 IgG 的自身抗体。此类自身抗体以 IgM 为主，称类风湿因子（rheumatoid factor，RF）。因 IgG 和相应抗体均由关节滑膜下浆细胞产生，二者形成的 IC 也沉积于关节滑膜，引起类风湿性关节炎（rheumatoid arthritis，RA）。

4）系统性红斑狼疮（systemic lupus erythematosus，SLE）　SLE 患者体内出现多种自身抗体，如抗核抗体。自身抗体与自身成分结合形成 IC，沉积在全身多处血管基底膜，导致组织损伤，表现为全身多脏器病变。

四、IV 型超敏反应

IV 型超敏反应（hypersensitivity type IV）又称迟发型超敏反应（delayed type hypersensitivity，DTH），是由 $CD4^+Th1$ 和 $CD8^+CTL$ 效应性 T 细胞再次接触相同抗原后引起以单核细胞、巨噬细胞和淋巴细胞浸润为主的炎性损伤，其特点是：①反应发生迟缓，一般再次接触抗原 18～24 h 后出现，48～72 h 达到高峰；②抗体和补体不参与反应；③由炎性细胞因子引起的以单个核细胞浸润为主的炎症。IV 型超敏反应属细胞免疫应答，细胞免疫缺陷者不发生 IV 型超敏反应。

（一）发生机制

1. 抗原致敏　引起 IV 型超敏反应的抗原主要有胞内寄生菌（如结核分枝杆菌、麻风杆菌）、病毒、真菌、寄生虫、细胞抗原（如肿瘤细胞、移植细胞）等。抗原刺激后，T 细胞活化、增殖，产生特异性致敏淋巴细胞，机体处于致敏状态。

2. 致敏淋巴细胞介导 DTH　致敏淋巴细胞包括 $CD4^+T$（Th1）和 $CD8^+T$（CTL）两个亚群，分别通过识别 APC 表面抗原肽-MHC II 及靶细胞表面抗原肽-MHC I 的分子复合物被活化，并发生超敏反应，见图 5-4。

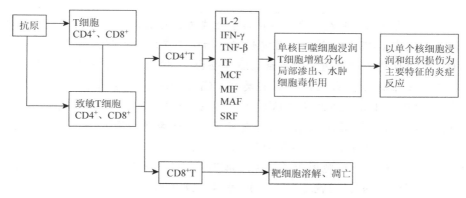

图 5-4 IV 型超敏反应的发生机制

（1）Th1 细胞介导的炎症损伤。Th1 细胞受相同抗原再次刺激后，可大量释放 IFN-γ、TNF-β、IL-2、IL-3、GM-CSF、趋化因子和移动抑制因子等。这些细胞因子可直接发挥致炎作用，也可使单核巨噬细胞、淋巴细胞在局部聚集并激活，进一步分泌炎性介质，局部出现以单个核细胞浸润为主的炎症反应，造成组织损伤。

（2）CTL 介导的细胞毒作用。CTL 识别并结合靶细胞表面相应抗原而被激活，释放穿孔素、颗粒酶等引起靶细胞溶解，并通过 FasL/Fas 途径引起靶细胞凋亡。

（二）临床常见疾病

1. 传染性超敏反应 机体对胞内感染的病原体（如胞内寄生菌、病毒、某些寄生虫和真菌等）主要产生细胞免疫应答，但在清除病原体或阻止病原体扩散的同时，也因产生 DTH 而致组织炎症损伤，因此，称为传染性超敏反应，如肺结核患者对结核分枝杆菌产生 DTH，是结核病的主要发病机制，病变部位出现干酪样坏死、肺空洞等。因此，借助结核菌素试验可测定机体是否对结核分枝杆菌具有细胞免疫力。

2. 接触性皮炎 某些个体接触化妆品、油漆、染料、农药、药物或某些化学物质，可发生接触性皮炎，其机理是：小分子半抗原与皮肤角质蛋白、胶原蛋白或细胞结合成为完全抗原，经 APC 摄取后提呈给 T 细胞并刺激 T 细胞活化、增殖、分化为致敏淋巴细胞，机体再次接触相同物质时即诱发 DTH，出现皮肤损伤。

3. DTH 参与的其他疾病 DTH 在同种移植排斥、变态反应性脑脊髓炎、甲状腺炎、多发性脑神经炎等疾病的发生、发展中也起重要作用。

上述 I～IV 型超敏反应主要依据其发生机制及参与反应的效应成分不同而定。必须注意：临床上某些与免疫相关的疾病并非仅由单一机制所致，常表现为以某一型损伤为主的混合型，如 SLE 的发生与 II、III、IV 型超敏反应均相关，且同一种变应原可引起不同类型的超敏反应，如青霉素可诱发 I 型超敏反应，出现过敏性休克，还可通过 II、III、IV 型超敏反应诱发不同病症。

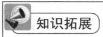 知识拓展

接触性超敏反应

接触性超敏反应（contact hypersensitivity，CHS）是针对半抗原发生的 T 细胞介导的

皮肤免疫反应。临床上，常表现为过敏性接触性皮炎，其长期被认为属于Ⅳ型超敏反应即迟发型超敏反应（DTH）。然而，目前研究显示两者在发病机制上有所不同。

DTH：抗原性质（结核菌素、昆虫毒液等蛋白）、进入途径（皮下、皮内）、抗原提呈细胞类型（巨噬细胞）、效应性T细胞类型（CD4$^+$Th1）、细胞因子类型（CD4$^+$Th1分泌型因子）、调节性T细胞类型（CD8$^+$CTL）、细胞浸润（强）、皮肤表现（硬结）。

CHS：抗原性质（DNFB、OXZ及金属离子镍、铬等半抗原）、进入途径（皮肤重复接触）、抗原提呈细胞类型（朗格汉斯细胞、真皮树突状细胞）、效应性T细胞类型（CD8$^+$CTL、CD4$^+$Th1）、细胞因子类型（CD4$^+$Th1、Th2分泌型因子）、调节性T细胞类型（CD4$^+$CD25$^+$Tr cells）、细胞浸润（中）、皮肤表现（水肿、红斑）。

第二节　自身免疫病

一、概述

1. 概念　自身免疫（autoimmunity）是机体免疫系统对自身抗原产生免疫应答，体内可检出自身抗体和/或自身致敏淋巴细胞。短时的自身免疫应答是普遍存在的，通常不引起持续性的损害。自身免疫病（autoimmune disease，AID）是机体免疫系统对自身成分发生免疫应答过强或持续时间过长，导致自身正常组织结构破坏并引起相应临床症状。

2. 基本特征　AID的基本特征包括：①患者外周血中可测出高滴度自身抗体和/或与自身组织起反应的致敏淋巴细胞；②自身抗体和/或自身致敏淋巴细胞作用于靶抗原所在组织细胞，可造成相应组织器官病理性损伤和功能障碍；③病情的转归与自身免疫反应强度密切相关；④有一定遗传倾向，并与性别（多为女性）或年龄相关；⑤多数病因不明，易反复发作或慢性迁延。

3. 分类　AID分为器官特异性自身免疫性疾病和非器官特异性自身免疫性疾病。

（1）器官特异性自身免疫性疾病其病变常局限于某一特定的器官，是由对器官特异性抗原的免疫应答引起。典型的器官特异性自身免疫性疾病有：桥本甲状腺炎（Hashimoto's thyroiditis），毒性弥漫性甲状腺肿（toxic diffuse goiter），又称Graves' disease，胰岛素依赖型糖尿病（insulin-dependent diabetes mellitus，IDDM）和重症肌无力（myasthenia gravis，MG）。

（2）非器官特异性自身免疫性疾病又称全身性或系统性自身免疫性疾病（systemic autoimmune disease），患者的病变可见于多种器官及结缔组织，故又称结缔组织病。典型的疾病有系统性红斑狼疮（SLE）、类风湿性关节炎（RA）和硬皮病等。

二、致病因素及机制

AID确切病因和发病机制目前尚未完全阐明，通常认为由自身抗体和/或自身致敏淋巴细胞介导地针对自身细胞或分子发生的免疫应答，导致表达相应自身抗原的靶器官或组织，引发疾病。

（一）自身抗原的产生

1. 隐蔽抗原释放　体内某些自身抗原（如眼晶状体、精子、神经髓鞘磷脂碱性蛋白等）成分，在解剖位置上与免疫系统隔绝，自胚胎期始从未与机体免疫系统接触，被称为隐蔽抗原。其相应自身反应性淋巴细胞克隆也未被清除。在手术、外伤或感染等情况下，隐蔽抗原可释放入血流、淋巴液与淋巴细胞接触，从而产生自身免疫应答，导致针对隐蔽抗原的自身免疫性疾病，如眼外伤释放的眼内容物（晶状体）可激发机体产生针对晶状体的抗体或激活特异性淋巴细胞，引起健侧眼球发生交感性眼炎。

2. 自身抗原性质改变 一系列物理、化学、生物及药物等因素都可使自身抗原结构发生改变，被机体免疫系统视为"非己"成分而产生应答，从而引起自身免疫性疾病，如肺炎支原体可改变人红细胞的抗原性使其刺激机体产生抗红细胞抗体，引起溶血性贫血。机体受到感染可产生变性的自身 IgG，刺激机体产生针对此 IgG 的自身抗体，这类抗 IgG 的抗体称为类风湿因子（RF）。RF 和自身变性 IgG 形成的免疫复合物可造成包括关节炎在内的多种疾病。

3. 交叉抗原作用 自然界许多抗原（通常为微生物）与动物或人体组织的某些抗原有共同或相似的抗原表位，这些抗原激发人体所产生的免疫应答，除针对外来抗原外，还可与自身抗原发生交叉反应，引起自身免疫性疾病，此种现象又称为分子模拟（molecular mimicry），如乙型溶血性链球菌菌体多种抗原蛋白与人体肾小球基底膜和心肌内膜有交叉抗原，感染链球菌可引发急性肾小球肾炎和风湿性心脏病。

（二）机体免疫自稳调节失控

正常情况下，机体具有一套非常精密和严格控制的免疫调节系统，因此，体内虽存在针对自身抗原成分的 T 细胞、B 细胞，但并不引起组织损伤及发生 AID。若免疫自稳调控功能异常，可使自身免疫应答的启动、持续时间和强度等失控，从而发生 AID。

1. MHC Ⅱ 类分子表达异常 正常情况下，MHC Ⅱ 类分子仅表达于 APC 和某些激活的免疫细胞表面。在某些因素（如 IFN-γ）作用下，可诱导组织细胞异常表达 MHC Ⅱ 类分子，从而将自身抗原提呈给 Th 细胞，启动自身免疫应答，导致 AID 的发生。Graves'disease 病的甲状腺上皮细胞、风湿性心脏病的心肌组织、胰岛素依赖的糖尿病患者的胰岛 β 细胞等均已被发现异常表达 MHC Ⅱ 类分子。

2. 淋巴细胞旁路活化 正常情况下，机体存在针对自身抗原的 T 细胞、B 细胞，由于 Th 细胞易产生免疫耐受，B 细胞缺少辅助信号而不能被有效活化，因此不出现自身免疫应答。但在某些情况下，进入机体的外来抗原可绕过原已耐受的 Th 细胞，激活相应的 Th 细胞，使原先因缺乏 Th 细胞共刺激信号而处于静止状态的自身反应性 B 细胞激活，产生自身免疫应答。

3. 细胞因子产生失调 细胞因子可诱导 MHC Ⅱ 类分子异常表达或黏附分子表达上调，通过激活 Mφ 或促进 APC 与 T 细胞相互作用等机制，使自身反应性 T 细胞被活化，引起 AID。

4. 调节性 T 细胞（Tr cell）的功能失常 Tr cell 免疫抑制功能异常是自身免疫性疾病发生的一种原因。CD4$^+$CD25$^+$Tr cell 功能缺陷的小鼠易发生 AID，将正常小鼠的 CD4$^+$CD25$^+$Tr cell 过继给这种小鼠可抑制其 AID 的发生。提示 Tr cell 可抑制自身免疫病，其功能失衡可能与自身免疫病发生有关。

5. 淋巴细胞的多克隆激活 B 细胞的多克隆激活可引起自身抗体的产生，这些自身抗体可识别并结合自身抗原，造成人体的免疫损伤。某些微生物如革兰氏阴性菌、巨细胞病毒、EB 病毒、人类免疫缺陷病毒（HIV）是 B 细胞的多克隆刺激剂。研究表明，EB 病毒可刺激免疫系统产生抗 T 细胞抗体、抗 B 细胞抗体、抗核抗体和类风湿因子等自身抗体；AIDS 患者体内可出现高水平的抗红细胞抗体和抗血小板抗体。

（三）其他因素

1. 遗传因素 AID 的发生有家族遗传倾向，多种 AID 的发生和其个体的 MHC 基因型有关，如 DR3 与胰岛素依赖型糖尿病、重症肌无力和系统性红斑狼疮等发病有关；DR4 与类风湿性关节炎、胰岛素依赖型糖尿病有关；B27 与强直性脊柱炎有关；DR5 与桥本甲状腺炎有关。MHC 连锁基因的缺陷也与 AID 的发生有关，如补体成分 C1、C4 或 C2 基因缺陷的纯合子个体和 Fas / FasL 基因缺陷的个体均易患系统性红斑狼疮。

2. 年龄与性别　　AID 发病率随年龄增长而升高，可能由胸腺功能衰退导致免疫功能紊乱所致。临床观察 60～70 岁以上老年人，有 50% 以上可在血清中检出自身抗体。女性的 AID 发病率较高，提示性激素可能与 AID 的发生有关，如女性发生多发性硬化（multiple sclerosis）和系统性红斑狼疮的可能性比男性大 10～20 倍，但有些 AID 在男性多发，如患强直性脊柱炎的男性约为女性的 3 倍。

三、病理损伤机制

AID 的病理损伤主要由自身抗体和/或自身致敏淋巴细胞所致，其发病机制多属 II、III、IV 型超敏反应。必须强调的是：不同的 AID，其发病和引起组织损伤的机制各异，也可由数种机制同时或先后起作用。

1. 自身抗体的作用（II 型超敏反应）　　机体免疫系统针对自身细胞表面或细胞外基质抗原物质产生的自身抗体可造成自身组织损伤和功能障碍。

2. 免疫复合物的作用（III 型超敏反应）　　当自身抗体所针对的自身抗原是可溶性时，所形成的循环免疫复合物可沉积于某些组织部位，可激活补体，造成组织细胞的炎症和损伤，如肾小球肾炎。

3. 细胞免疫的作用（IV 型超敏反应）　　致敏 T 细胞对自身抗原发生免疫应答，可引起自身免疫病理损伤。$CD8^+Tc$ 和 $CD4^+Th1$ 细胞都可造成组织损伤，引起 AID。$CD8^+Tc$ 细胞可直接攻击相应靶组织，$CD4^+Th1$ 细胞可辅助 Tc 细胞或通过释放细胞毒性淋巴因子直接或间接造成组织损伤。Mφ 被 CK 激活或通过释放溶酶体酶及细胞毒性 CK 造成自身组织损伤。NK 细胞可通过 ADCC 等作用造成靶组织损伤。

四、防治原则

1. 去除诱因　　凡药物诱发的 AID，应立即停用该药。已知对某种药物发生过自身免疫性血细胞减少症的患者，须避免再次使用该药。某些病原体感染可通过抗原性质改变诱发 AID，可应用抗生素或相应疫苗控制病原体感染。

2. 抗炎　　炎症反应所致损伤是 AID 发病的重要环节，应用皮质激素可有效地抑制某些重症 AID 所致的炎性反应。抗炎治疗可有效缓解症状，常用药物为非甾体抗炎药和甾体类抗炎药（尤其是糖皮质激素），但副作用较大。

3. 应用免疫抑制剂　　免疫抑制剂是治疗自身免疫性疾病的有效药物。如环孢菌素 A 和 FK506 对多种 AID（如系统性红斑狼疮、多发性肌炎、重症肌无力、类风湿性关节炎等）的治疗有明显的临床疗效。这两种药物的作用机理是抑制 IL-2 等基因的活化，进而抑制 T 细胞的分化和增殖。皮质激素可通过抑制炎症反应减轻自身免疫性疾病的症状。

4. 应用细胞因子及其受体的抗体或阻断剂　　应用细胞因子及其受体的阻断剂可以治疗 AID，如应用 TNF-α 单克隆抗体治疗类风湿性关节炎。此外，可溶性 TNF 受体-Fc 融合蛋白和 IL-1 受体拮抗蛋白均对类风湿性关节炎有明确的疗效。

第三节　免疫缺陷病

免疫缺陷（immunodeficiency）指免疫系统中一种或几种成分的缺陷或功能缺失。免疫缺陷病（immunodeficiency disease，IDD）是免疫系统先天发育不良或后天损伤，引起免疫细胞发育、增殖、分化和代谢异常，导致免疫功能障碍所引起的一组临床综合征。

（一）免疫缺陷病分类

IDD 按其发病原因可分为原发性免疫缺陷病（primary immunodeficiency disease，PIDD）和获得性免疫缺陷病（acquired immunodeficiency disease，AIDD）两大类。PIDD 是由于免疫器官或免疫细胞先天发育不良所致，而 AIDD 是指一类由多种病因所致的临床综合征，其发病率远高于 PIDD，可继发于其他某些疾病或感染、理化因素、营养障碍等，机体免疫系统出现暂时或持久性损害，导致免疫功能低下。如 HIV 感染导致的 AIDS，晚期恶性肿瘤患者一般均可发生的继发性免疫缺陷等。

IDD 根据主要累及免疫组分的不同，可分为体液免疫缺陷、细胞免疫缺陷、联合免疫缺陷（体液和细胞免疫同时发生缺陷）、吞噬细胞缺陷和补体缺陷等。

（二）免疫缺陷病临床特点

1. 感染　IDD 患者对各种病原体的易感性增加，多为反复发作、难以治愈的感染，并成为患者主要死因。所感染病原体的种类与免疫缺陷类型有关：体液免疫缺陷、吞噬细胞缺陷、补体缺陷者易发生化脓性细菌和无包膜病毒（如肠道病毒）感染；细胞免疫缺陷者易发生疱疹类病毒、真菌、胞内寄生菌和原虫感染。感染是免疫缺陷病最主要、最常见、最严重的临床表现，其中机会致病菌所致机会性感染占很大比重。

2. 恶性肿瘤　PIDD 患者尤其是细胞免疫缺陷者，恶性肿瘤的发生率高于正常人群 100～300 倍，尤以淋巴瘤和淋巴细胞性白血病最为常见。AIDD 多见于成人，肿瘤发生率也远高于正常人群。典型例子是晚期 AIDS 患者肿瘤发生率高于正常人万倍以上，常见 Kaposi 肉瘤、B 细胞淋巴瘤等。

3. 自身免疫病　IDD 患者的免疫自稳功能降低，有易发 AID 的倾向，其 AID 发病率较正常人群高 1 000～10 000 倍，以 SLE、类风湿性关节炎和恶性贫血等较多见。

4. 遗传倾向和婴幼儿发病　多数 PIDD 有遗传倾向性，约 1/3 为常染色体遗传，1/5 为 X 染色体隐性遗传，故 15 岁以下 PIDD 患者多为男性（80%以上）。发病年龄越小，病情越严重，死亡率越高。

一、原发性免疫缺陷病

PIDD 又称为先天性免疫缺陷病，是由于免疫系统遗传基因异常或先天性免疫系统发育障碍而致免疫功能不全所致。根据所累及的免疫细胞或免疫分子分为适应性免疫缺陷（如 B 细胞或 T 细胞缺陷、联合免疫缺陷）和固有免疫缺陷（如补体缺陷和吞噬细胞缺陷）。

（一）原发性体液免疫缺陷

原发性免疫缺陷病中最常见者（约占 50%）是 B 细胞先天性发育不全，或 B 细胞对 T 细胞传递的信号反应缺陷，导致抗体分泌减少的一类疾病。特征为患者 Ig 低下或缺失，外周血 B 细胞减少或缺失，T 细胞数目正常，临床表现为反复化脓性细菌感染及对某些病毒（如脊髓灰质炎病毒）的易感性增加。

1. X 连锁无丙种球蛋白血症（X-linked agammaglobulinemia，XLA） 又称布鲁顿无丙种球蛋白血症（Bruton's agammaglobulinemia），是最常见的原发性 B 细胞缺陷病，该病属 X 性染色体隐性遗传，仅发生于男性婴幼儿。病因为 X 性染色体长臂 Xq21.3-22 区 Bruton 酪氨酸激酶（Btk）基因缺陷，而 Btk 是参与细胞内活化信号转导的重要分子，其缺陷可使 B 细胞发育停滞于前 B 细胞状态，导致成熟 B 细胞数目减少甚至缺失。表现为患儿血循环中 B 细胞及各类 Ig 均减少或缺乏，而 T 细胞数量及功能正常。临床上以反复化脓性细菌感染为特征，有些患儿伴有自身免疫病。

2. 选择性 IgA 缺陷（selective IgA deficiency） 选择性 IgA 缺陷是一种较常见的免疫缺陷病，为常染色体显性或隐性遗传。该病特点为血清 IgA 水平降低，SIgA 极低，其他类别 Ig 水平正常。患者细胞免疫功能正常。多数患者无明显症状或表现为呼吸道、消化道、泌尿道反复感染，少数患者可出现严重感染，并伴有自身免疫病和超敏反应性疾病。该病预后良好，少数患者可自行恢复合成 IgA 的功能。

3. X 连锁高 IgM 综合征（X-linked hyper immunoglobulin M syndrome，XHIM） X 连锁高 IgM 综合征为 X 性连锁隐性遗传，多为男性患儿。发病机制为 X 性染色体 Xq26q 区 gp39（CD40L）基因缺陷，使 T 细胞不能表达 CD40L，导致 B 细胞因缺乏共刺激信号而不能发生增殖和 Ig 类别转换。表现为血清中含高水平 IgM，但无 IgG、IgA、IgE 等，外周血 B 细胞数目正常，常伴有中性粒细胞减少。反复发生细菌性感染，尤其是呼吸道感染。

（二）原发性细胞免疫缺陷

原发性 T 细胞缺陷是涉及 T 细胞发生、分化和功能障碍的遗传性缺陷病。T 细胞缺陷不仅影响效应 T 细胞，也间接影响单核/巨噬细胞和 B 细胞，故常伴有体液免疫缺陷。以 T 细胞缺陷为主的疾病包括先天性胸腺发育不良和 T 细胞信号转导缺陷等。

1. 先天性胸腺发育不良 又称 DiGeorge 综合征，是由 22 号染色体某区域缺失，患者胚龄 6～8 周时第 III、第 IV 对咽囊发育不全所致。表现为外周血 T 细胞数目显著降低，B 细胞数目正常，细胞免疫和 T 细胞依赖的抗体产生缺陷，伴有心脏和大血管畸形；易反复感染病毒、胞内寄生菌、真菌及原虫。接种牛痘、麻疹、BCG 等减毒活疫苗可致全身感染甚至死亡。胚胎胸腺移植对本病有一定疗效。

2. T 细胞信号转导缺陷 T 细胞膜分子或细胞内信号转导分子缺陷，可使 T 细胞识别和信号转导异常，导致功能障碍。患者出现细胞免疫缺陷的各种症状，如 CD37 链缺陷引起 TCR-CD3 复合物表达水平降低，导致 T 细胞应答缺陷；CD3 分子 γ 链、ε 链、ζ 链缺失可使胞内信号转导受阻，T 细胞活化异常。

（三）联合免疫缺陷病

联合免疫缺陷病（combined immunodeficiency disease，CID）是指 T 细胞、B 细胞均出现发育障碍或功能紊乱导致的体液免疫和细胞免疫联合缺陷，多见于新生儿和婴幼儿，表现为严重和持续的病毒、胞内寄生菌、真菌及机会性感染，严重者接种牛痘、麻疹、BCG 等减毒活疫苗可引起全身性感染而致死亡。一般免疫疗法效果不佳。

1. 重度联合免疫缺陷病（severe combined immunodeficiency disease，SCID） 本病是一组胸腺、淋巴组织发育不全及免疫球蛋白缺乏的遗传性疾病，机体不能产生体液免疫和细胞免疫应答，包括常染色体隐性遗传和 X 连锁隐性遗传两种类型。

（1）X 连锁重症联合免疫缺陷病（X-Linked severe combined immunodeficiency disease，

XSCID）在 SCID 中最为常见，发病机制位于 Xql3.11-13.3 的 IL-2Rγ 链基因突变。IL-2Rγ 链参与多种 CK（IL-2，IL-4，IL-7 等）的信号转导并调控 T 细胞、B 细胞分化发育和成熟。IL-2Rγ 链基因突变使 T 细胞、B 细胞发育受阻，从而发生 SCID，表现为 T 细胞显著下降，B 细胞可明显减少或正常，Ig 水平明显降低，体液免疫和细胞免疫应答能力均下降。

（2）腺苷脱氨酶（ADA）和嘌呤核苷磷酸化酶（PNP）缺陷引起的 SCID 属常染色体遗传性 SCID，因 ADA 基因（20q13）或 PNP 基因（14q13-1）缺陷，导致核苷代谢障碍，dATP 或 dGTP 等对淋巴细胞有毒性作用的代谢产物积聚，影响 T 细胞、B 细胞的生长和发育。表现为 T 细胞、B 细胞受损，反复出现病毒、细菌和真菌感染。本病可进行基因治疗，通过转染 ADA 基因或 PNP 基因重建患儿免疫功能。

（3）MHC I/II 类基因缺陷引起的 SCID 为常染色体隐性遗传，以 MHC II 类基因缺陷较多见。①MHC I 类基因缺陷：由于抗原加工相关转运蛋白（TAP）基因突变，内源性抗原不能经 TAP 转运至内质网中，而 MHC I 类分子的合成正常，未结合抗原肽的 MHC I 类分子难以表达于淋巴细胞表面，使 CD8$^+$T 细胞介导的免疫应答缺乏，患者常表现为慢性呼吸道病毒感染。②MHC II 类基因缺陷：又称裸淋巴细胞综合征（BLS），由于 MHC II 类反式激活蛋白（CIITA）基因缺陷，导致 MHC II 类分子表达障碍。因 APC 表达 MHC II 类基因缺陷，不能向 CD4$^+$T 细胞提呈抗原，患者表现为迟发型超敏反应和对 TD 抗原的抗体应答缺陷，易感染各类病原体，但 CD8$^+$T 细胞发育和 B 细胞数量正常。

2. 威斯科特-奥尔德里奇综合征（Wiskott-Aldrich syndrome，WAS） 为 X 连锁免疫缺陷病。WAS 蛋白表达于胸腺和脾脏淋巴细胞及血小板表面，能调节细胞骨架组成，在 T 细胞和 B 细胞相互协同中发挥重要作用。由于 X 染色体短臂编码 WAS 蛋白的基因缺陷，导致明显的 T 细胞功能障碍，临床表现以皮肤湿疹、反复细菌感染和血小板减少（骨髓巨核细胞减少）为特征，可伴自身免疫病及恶性肿瘤。

3. 毛细血管扩张性共济失调综合征（ataxia telangiectasia syndrome，ATS） 为常染色体隐性遗传性疾病。患者血清 IgA、IgG2 和 IgG4 减少或缺失，T 细胞数量和功能下降。临床表现为易反复发生呼吸道感染，伴进行性小脑共济失调、眼结膜和面部及皮肤毛细血管扩张等。

（四）吞噬细胞缺陷

吞噬细胞缺陷包括吞噬细胞数量减少和功能异常，临床表现为易患各种化脓菌或真菌感染，尤其是机会菌感染。

1. 慢性肉芽肿病（chronic granulomatous disease） 慢性肉芽肿病是常见的吞噬细胞功能缺陷性疾病，约 2/3 为 X 连锁隐性遗传，1/3 属常染色体隐性遗传。主要因为吞噬细胞中编码还原型辅酶 II（NADPH）氧化酶系统的基因缺陷，吞噬细胞缺乏 NADPH 氧化酶，杀菌过程受阻，因此，细菌虽被吞噬，却不能被杀伤，在吞噬细胞内继续存活和繁殖，并随之游走播散至其他组织器官。持续的慢性感染可引起吞噬细胞在局部聚集，并持续刺激 CD4$^+$T 细胞形成肉芽肿。临床表现为反复发作的化脓性感染，在淋巴结、肝、脾、肺、骨髓及皮肤等多个器官中形成化脓性肉芽肿。

2. 中性粒细胞数量减少 主要是遗传因素导致的髓样干细胞分化发育障碍，可分为粒细胞减少症和粒细胞缺乏症，前者外周血中性粒细胞数低于 1 500/mL，后者几乎无此类细胞。患者常死于败血症和脑膜炎。

3. 白细胞黏附缺陷症（leukocyte adhesion deficiency，LAD） 为常染色体隐性遗传，主

要由于 CD18 基因突变，使白细胞整合素分子表达障碍，使吞噬细胞的黏附、游走、趋化功能缺陷，表现为反复发生化脓性细菌或真菌感染引起的非化脓性炎症。

（五）补体缺陷

补体系统中几乎所有的补体固有成分、补体调节因子和补体受体都可能发生缺陷。多为常染色体隐性遗传，少数为显性遗传。临床表现为反复化脓性细菌感染及自身免疫病。

1. 补体固有成分缺陷　C1、C4、C2 缺陷可使补体经典途径激活受阻，循环免疫复合物清除障碍，导致肾小球肾炎、系统性红斑狼疮、类风湿性关节炎等免疫复合物病。C3、P 因子、D 因子缺陷多致反复化脓性细菌感染，严重的 C3 缺陷可导致致死性感染。C5～C9 缺陷使机体对化脓性细菌尤其是奈瑟菌属的易患性增高，易出现反复奈瑟菌属感染。

2. 补体调节分子缺陷

（1）遗传性血管神经性水肿为常见的补体缺陷病，属常染色体显性遗传病。由于 C1INH 缺陷，引起 C2 裂解产物 C2a 增多，导致血管通透性增高。表现为反复发作的皮下组织和黏膜水肿，若水肿发生于喉头可导致窒息死亡。

（2）阵发性睡眠性血红蛋白尿症（paroxysmal nocturnal hemoglobinuria，PNH）。补体调节成分衰变加速因子（DAF/CD55）和膜反应性溶解抑制物（MIRL/CD59）是补体溶细胞效应的抑制因子，二者均通过糖磷脂酰肌醇（GPI）锚定于细胞膜上。由于编码 GPI 的 pig-α 基因缺陷，导致 GPI 合成障碍，红细胞因缺乏 DAF 和 MIRL 的保护而发生补体介导的溶血。表现为慢性溶血性贫血、全血细胞减少和静脉血栓形成，晨尿中出现血红蛋白。

3. 补体受体缺陷　红细胞或吞噬细胞表达 CR1 缺陷，其清除免疫复合物的作用发生障碍，可导致某些自身免疫病（如 SLE）的发生。CR4、CR3 缺陷可发生白细胞黏附缺陷。

二、获得性免疫缺陷病

获得性免疫缺陷病（AIDD）是指发生在其他疾病基础上或某些理化因素所致的免疫功能障碍。常见原因如下。

（一）继发性免疫缺陷的常见病因

1. 感染　某些病毒、细菌、真菌及原虫感染均可不同程度地影响机体免疫系统，导致获得性免疫缺陷。常见病原微生物有：人类免疫缺陷病毒（HIV）、麻疹病毒、风疹病毒、巨细胞病毒、EB 病毒以及结核分枝杆菌、麻风杆菌等，其中对人类危害最大的是感染 HIV 后继发的获得性免疫缺陷综合征（acquired immune deficiency syndrome，AIDS）。

2. 恶性肿瘤　晚期恶性肿瘤本身能产生多种免疫抑制物质，且患者的身体状况差，均能抑制免疫功能。淋巴组织恶性肿瘤，如霍奇金病（Hodgkin disease）、骨髓瘤等免疫系统肿瘤，患者免疫系统常发生进行性损伤，导致免疫功能障碍。

3. 低蛋白质血症　低蛋白质血症是引起获得性免疫缺陷病常见的因素。多种疾病（如肾小球肾炎及肾病综合征、恶性贫血、严重营养不良、恶性肿瘤、严重消化系统疾病如肝硬化、大面积烧伤等）可引起蛋白质大量丧失、消耗过多或合成不足，而导致低蛋白血症，使免疫效应分子（如抗体、补体、CK 等）合成与分泌明显减少，使免疫功能低下。输入血浆或丙种球蛋白可改善。

4. 医源性免疫缺陷　长期应用激素和其他免疫抑制剂可导致免疫功能全面抑制，某些抗生素（如氯霉素）能抑制抗体生成、抑制丝裂原刺激 T 细胞、B 细胞增殖。大剂量放射线照射可杀伤免疫细胞，同时破坏骨髓造血干细胞，抑制免疫细胞和造血细胞再生，导致免疫缺陷和再生障碍性贫血。

（二）获得性免疫缺陷综合征

AIDS 是由 HIV 感染所致的一组临床综合征，可出现细胞免疫严重缺陷、机会性感染、恶性肿瘤和神经系统病变等。

三、免疫缺陷病的治疗原则

IDD 的治疗原则是控制感染和恢复免疫功能。①抗感染。应用抗生素治疗反复发作的细菌感染，并应用抗真菌、抗原虫、抗支原体、抗病毒药物控制感染，用抗肿瘤药物抑制肿瘤，缓解病情。②补充各种免疫分子（Ig、CK）以增强机体免疫功能。③骨髓移植以重建免疫功能。④基因治疗。借基因转移疗法治疗 IDD，具有良好应用前景。

【复习思考题】

（1）输入青霉素药物引起的过敏性休克属于哪一型超敏反应？试述其发病机制和防治原则。

（2）试述新生儿溶血症的发病机制和防治原则。

（3）以结核分枝杆菌感染为例，试述其发病机制和防治原则。

（4）自身免疫病的典型疾病有哪些？试述其病理损伤机制。

（5）简述免疫缺陷病的分类及治疗原则。

第六章　免疫学应用

【导学】

1. 掌握 体液免疫（抗原或抗体）的检测原理、方法和意义；免疫预防的概念和种类。

2. 熟悉 细胞免疫检测原理、方法、指标；人工主动免疫、人工被动免疫的概念和特点；免疫学预防的常用制剂及其应用。

3. 了解 常见的免疫治疗制剂的类型和作用；新型疫苗的种类和应用。

第一节　免疫学诊断

免疫学诊断是运用免疫学检测技术，对传染病、自身免疫病、免疫缺陷病、移植排斥反应等相关疾病进行免疫学诊断、发病机制的研究及疗效评估。随着免疫学及相关学科的进展，免疫检测技术不断发展更新，新方法、新技术层出不穷，已成为临床医学和生命科学主要的检测手段之一。本节主要介绍免疫学诊断技术的基本原理与应用。

一、抗原或抗体检测

抗原与抗体的结合具有高度特异性，这种特异性是由抗原表位和抗体分子的超变区互补结合决定的，其结合受到电解质、温度及酸碱度等多种因素的影响。在适宜条件下，适合比例的抗原和抗体在体外可发生特异性结合，出现肉眼可见或借助仪器可检出的反应现象，据此可对抗原或抗体进行定性、定量或定位检测。既可用已知抗体检测相应抗原，也可用已知抗原检测相应抗体。常用的抗原抗体检测方法有凝集反应、沉淀反应、补体参与的抗原抗体反应及免疫标记技术。

（一）凝集反应

在有电解质存在条件下，细菌、细胞等颗粒性抗原与相应抗体结合，在体外形成肉眼可见的凝集物，称凝集反应。凝集反应可分为直接凝集反应和间接凝集反应两种。

1. 直接凝集反应 指颗粒性抗原与相应抗体在玻片上或试管中直接反应出现凝集现象，前者称为玻片法，后者称为试管法。玻片法简便快速，常用于定性检测抗原，如 ABO 血型鉴定、菌种鉴定等；试管法是半定量试验，用于定量检测抗体的滴度和效价，如诊断伤寒病的肥达试验。ABO 血型鉴定结果，见图 6-1。

2. 间接凝集反应 指将蛋白质、多糖等可溶性抗原或抗体吸附于红细胞、乳胶颗粒等载体颗粒的表面，形成致敏颗粒，再与相应抗体或抗原结合而出现的凝集现象。其中，将抗原吸附于载体颗粒表面形成致敏颗粒检测抗体，称为正向间接凝集；反之，将抗体吸附于载体颗粒检测抗原称反向间接凝集。本法快速简便，在临床上应用广泛。例如：乳胶凝集试验测定类风湿性关节炎相关因子，乳胶凝集抑制试验用于妊娠诊断，反相间接凝集试验测定乙型肝炎病毒表面抗原（HBsAg）及甲胎蛋白（AFP）等。

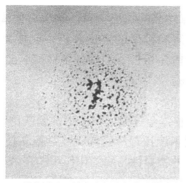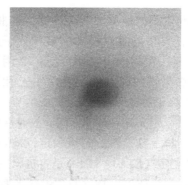

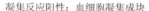

凝集反应阳性：血细胞凝集成块 　　　凝集反应阴性：血细胞不凝集，液体成混浊状

图 6-1　ABO 血型鉴定

（二）沉淀反应

病毒抗原、血清蛋白等可溶性抗原与相应抗体结合后，在适当电解质存在条件下形成肉眼可见的沉淀物，称沉淀反应。沉淀反应可在液体中进行，如环状沉淀和絮状沉淀反应，但因灵敏性差已被免疫比浊法取代；沉淀反应也可在半固体琼脂凝胶中进行，以琼脂凝胶为介质进行的沉淀反应，称琼脂扩散试验，既可检测可溶性抗原或抗体，也可对抗原或抗体进行纯度分析。

1. 单向琼脂扩散　在含有一定量已知抗体的琼脂板小孔中加入可溶性抗原使其扩散，形成以抗原孔为中心的白色沉淀环，其直径与抗原含量成呈相关，并可根据形成的沉淀环直径从标准曲线中查得抗原含量。本法常用于血清中 IgG、IgM、IgA 和补体 C3、C4 等的含量测定。扩散试验结果，见图 6-2。

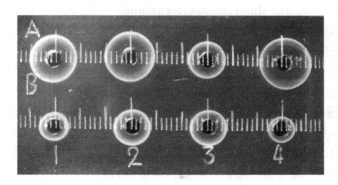

图 6-2　单向琼脂扩散试验结果

图中白色环即为单向琼脂扩散试验所形成的沉淀环

2. 双向琼脂扩散　将抗原与抗体分别加于琼脂板小孔中，使二者向四周自由扩散并相遇，在比例合适处形成白色沉淀线。本法多用于抗原或抗体的定性检测及两种抗原纯度的相关分析。

3. 免疫电泳　通过琼脂凝胶电泳，将待检血清中的各蛋白组分分成不同区带，然后平行于电泳方向挖一小槽，加入相应抗血清，与已分区带的蛋白抗原成分作双向免疫扩散，在相应位置形成沉淀弧。与正常血清形成的沉淀弧数量、位置和形态进行对照，可对含有多种抗原成分的复合物中抗原种类及性质和相对含量进行分析。本法常用于血清蛋白的组分分析。

4. 免疫比浊法　将呈递增量的抗原分别加入一定量的抗体中反应，一定时间后形成免疫复合物，用浊度仪测得液体浊度后依据标准曲线推算样品的抗原含量。此法简便快捷，灵敏度高，通过自动化，可同时对样本中多种分子进行检测和精确的定量分析，已成为目前国际上通用的方法。该法在临床上应用广泛，常用于检测前白蛋白、α 酸性蛋白酶、α2 巨球蛋白、运铁蛋白、尿微量蛋白和 IgG、IgM、IgA 和补体等成分。

（三）免疫标记技术

免疫标记技术是采用荧光素、酶、放射性核素及胶体金等标记物标记抗原或抗体，进行抗原抗体反应，可对样品作定性、定量和定位检测，是目前应用最广泛的免疫学检测技术。

1. 酶免疫测定（EIA）　　EIA 是将抗原抗体反应的特异性与酶催化作用的高效性相结合的免疫检测技术，根据酶作用底物后的颜色变化来分析和判断结果。常用的方法可分为酶联免疫吸附试验和免疫组化技术，前者测定可溶性抗原或抗体，后者测定组织或细胞中的抗原。

（1）酶联免疫吸附试验（ELISA）是在聚苯乙烯反应板等固相载体表面进行的抗原抗体反应。常用的 ELISA 法有双抗体夹心法和间接法，前者用于检测血清、脑脊液、胸腹水等各种液相中的可溶性抗原，后者用于检测特异性抗体。因为 ELISA 操作简便，特异性强，所以在酶免疫测定技术中应用最为广泛，现常用于检测多种病原体的抗原或抗体、血液或其他体液中的微量蛋白和细胞因子等。

（2）免疫组化技术是用酶标记的抗体与细胞或组织的抗原进行反应，结合形态学检查，对抗原作定性、定位、定量检测，兼具免疫反应的特异性和组织化学的可见性。

此外，生物素-亲和素系统（BAS）是一种广泛使用的酶免疫放大系统，生物素与亲和素之间具有极强亲和力，且两者均能偶联抗原、抗体、酶，可借助形成的亲和素-生物素-酶复合物，放大效应，极大提高检测的灵敏度。

2. 免疫荧光技术（immunofluorescence technique）　　免疫荧光技术是抗原抗体反应与荧光染色技术相结合的免疫检测技术。荧光素（异硫氰酸荧光素或罗丹明等）标记的抗体或抗原与组织或细胞中相应的抗原或抗体结合，用荧光显微镜观察，进行定性定位检查抗原或抗体。免疫荧光技术具有高灵敏度的优点，用途广泛，例如：鉴定免疫细胞的 CD 分子，检测自身免疫病的抗核抗体，也可用于细菌、病毒、螺旋体等感染性疾病的诊断。

3. 免疫胶体金技术（immunocolloidal gold technique）　　免疫胶体金技术采用呈紫红色的胶体金作为标记物，当胶体金标记抗体或抗原遇到相应抗体或抗原而结合的同时，胶体金也随之掺入硝酸纤维素膜，形成红色斑点或者红色检测线，用于检测抗原或抗体。因为胶体金可标记白蛋白、免疫球蛋白、糖蛋白、激素、脂蛋白等多种大分子，且方法简单快捷，所以已成为近年来兴起的一种快速诊断技术，见图 6-3。

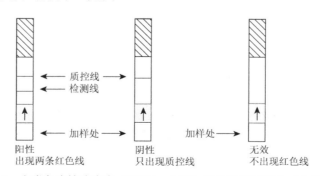

图 6-3　人类免疫缺陷病毒（HIV 1 ＋ 2 型）抗体诊断试剂盒（金标法）

4. 放射免疫测定法（RIA） RIA 是用放射性核素标记抗原或抗体进行免疫学反应的检测技术，灵敏度极高。常用于胰岛素、生长激素、甲状腺素、吗啡和地高辛等药物及 IgE 等微量物质的定量检测。常用的放射性核素有 ^{125}I 和 ^{3}H。

另外，尚有化学发光免疫分析、免疫印迹技术、免疫 PCR、酶联免疫斑点试验（ELISPOT）、蛋白质芯片技术等免疫学检测手段，在蛋白质定性定量分析和微生物感染检测中具有广泛的应用价值。

二、免疫细胞及其功能检测

免疫细胞及其功能检测包括免疫细胞的计数、鉴定及某些细胞因子的检测，是机体免疫状态评估、某些疾病的辅助诊断和临床疗效观察的重要手段。通常情况下，病人外周血是最主要的检测标本。

（一）免疫细胞的分离和检测

免疫细胞主要依据理化性质、表面标志及生物学特性的差异进行分离。采用葡聚糖-泛影葡胺密度梯度离心法分离的外周血单个核细胞（PBMC），包括淋巴细胞和单核细胞，是免疫学实验最常用的细胞。淋巴细胞及其亚群的分离方法很多，常用方法有免疫磁珠分离法、免疫吸附分离法、荧光激活细胞分选仪（FACS）分离法等。

T 细胞及其亚群检测，目前多采用荧光免疫法，通过检测其表面的 CD 抗原来了解外周血 T 细胞及其亚群的百分率。FACS 又称流式细胞术（FCM），可检测多种免疫细胞及其比例，同时还可进行细胞周期和细胞凋亡等分析，目前已广泛应用于基础和临床免疫学研究。抗原肽-MHC 分子四聚体技术是近年发展的一种专门检测抗原特异性 CTL 的新方法。基于生物素-亲和素级联放大原理，构建携带有荧光素的抗原肽-MHC I 类分子四聚体，能被相应 T 细胞的 TCR 稳固结合，配合 FACS，极大地提高对抗原特异性 CTL 的分选和检测。

（二）免疫细胞功能测定

T 淋巴细胞、B 淋巴细胞的数量和功能检测有助于某些疾病的辅助诊断、疗效观察及科研分析。

1. 淋巴细胞转化试验 T 细胞在体外能被植物血凝素（PHA）、刀豆蛋白 A（ConA）等丝裂原激活发生增殖，转化为淋巴母细胞，产生多种形态学变化，可通过镜下观察其形态及细胞数量来了解细胞的增殖变化，并计算淋巴细胞转化率；也可用氚标记的胸腺嘧啶核苷 ^{3}H-TdR 掺入法和 MTT 法反映细胞增殖水平，进行定量测定淋巴细胞转化率。

2. 迟发型超敏反应（DTH）的检测 此法是简便易行的体内检测细胞免疫功能的方法，目前常用来检测某些免疫缺陷病人、病原微生物感染者和肿瘤患者的免疫功能。

3. 细胞毒试验 该试验是检测 NK、CTL 等细胞对靶细胞直接杀伤活性的一种细胞学技术，多用于肿瘤免疫、移植排斥反应、病毒感染等方面的研究。常用方法有乳酸脱氢酶释放法、^{51}Cr 释放法和凋亡细胞检测法。

4. 吞噬细胞吞噬功能测定 细胞吞噬功能测定包括巨噬细胞的吞噬功能测定和中性粒细胞的吞噬功能测定。将鸡红细胞、细菌、真菌等可吞噬颗粒与待检细胞共同孵育一定时间，然后涂片镜检并计算细胞吞噬百分率与细胞吞噬指数。

5. B 细胞功能检测 酶联免疫斑点试验（ELISPOT）可用于单个效应细胞分泌某一种细胞因子的检测，包括分泌特异性抗体的 B 细胞的检测。另外常用溶血空斑试验（HPA）检测实验动物的 B 细胞功能，也可用反向溶血空斑试验（RHPA）检测人类 B 细胞功能。

6. 细胞因子检测　　细胞因子的检测主要有免疫学检测法、生物活性测定法和 PCR 三种方法，有助于了解细胞因子在免疫调节中的作用、监测某些疾病状态的细胞免疫功能。

第二节　免疫学防治

免疫学防治是指应用某些药物或生物制剂来建立、调节机体免疫功能，从而预防和治疗疾病，它不仅可用于传染病的防治，也用于超敏反应性疾病、免疫缺陷疾病、自身免疫疾病以及肿瘤的防治。

一、免疫预防

特异性免疫的获得有自然免疫和人工免疫两种。自然免疫主要指机体感染病原体后获得的特异性免疫，也包括胎儿或新生儿通过胎盘或乳汁从母体获得抗体。人工免疫则是采用人工输入抗原或抗体的方式使机体获得特异性免疫力，以达到预防疾病的目的，是免疫预防的重要手段。人工免疫根据输入机体物质的不同，可分为人工主动免疫和人工被动免疫。

（一）人工主动免疫

人工主动免疫是用人工接种的方法给机体输入疫苗、类毒素等抗原物质，刺激机体产生特异性免疫应答而获得免疫力的方法，又称预防接种。其特点是免疫力出现较慢，但维持时间较长，主要用于传染病的特异性预防。

1. 灭活疫苗　　采用物理或化学方法将免疫原性强的病原体杀死而制成的生物制品，又称死疫苗，常用死疫苗有伤寒、百日咳、狂犬病及钩端螺旋体病等疫苗。死疫苗主要诱导特异性抗体的产生。为维持血清抗体水平，使免疫效果强而持久，常需多次接种，用量较大，有时接种后不良反应较明显，其优点是易于保存，无毒力回复突变的可能。

2. 减毒活疫苗　　采用人工变异或直接从自然界筛选的减毒或无毒力的活病原微生物制成，常用的减毒活疫苗有卡介苗、麻疹、风疹、脊髓灰质炎疫苗等。减毒活疫苗一般只需接种一次，用量较小，免疫力维持时间较长，不良反应较轻，能诱导机体产生体液免疫和细胞免疫，其缺点是不易保存，且有毒力回复突变的可能。灭活疫苗与减毒活疫苗的比较，见表 6-1。

表 6-1　灭活疫苗与减毒活疫苗的比较

项目	灭活疫苗	减毒活疫苗
制剂特点	强毒株，灭活	无毒或弱毒，活菌或活病毒
接种量及次数	量较大，2～3 次	量较小，1 次
保存及有效期	易保存，有效期约 1 年	不易保存，4℃冰箱内数周
免疫效果	较差，维持数月至 2 年	较好，维持 3～5 年甚至更长

3. 类毒素　　外毒素经 0.3%～0.4%甲醛处理后失去毒性，保留免疫原性所制成的生物制品，接种类毒素后能诱导机体产生抗毒素。常用的类毒素有白喉类毒素、破伤风类毒素。

4. 新型疫苗　　①亚单位疫苗是仅保留病原体中有效免疫原成分，去除与激发保护性免疫无关甚至有害成分的疫苗，如裂解病毒疫苗、亚病毒体疫苗。②结合疫苗是用化学方法将细菌荚膜多糖成分和白喉类毒素结合而成的疫苗，如 B 型流感杆菌疫苗。③合成肽疫苗是人工设计合成的免疫原性多肽疫苗，目前研究较多的主要为抗病毒感染和抗肿瘤的合成肽疫苗。④基因工程疫苗分为重组抗原疫苗、重组载体疫苗、DNA 疫苗和转基因植物疫苗，如目前使用的乙型肝炎疫苗、口蹄疫疫苗和莱姆病疫苗等。

计划免疫是应用疫苗控制和消灭传染病的重要举措。计划免疫是指根据人群的免疫状况和传染病的流行情况，有计划地采用疫苗对人群（特别是儿童）进行免疫接种，预防相应传染病，最终控制乃至消灭相应传染病。目前我国计划免疫程序，见表 6-2。

表 6-2　目前我国计划免疫程序表

年龄	疫苗名称
出生时	卡介苗、乙型肝炎疫苗 1
1 足月	乙型肝炎疫苗 2
2 足月	脊髓灰质炎疫苗 1
3 足月	脊髓灰质炎疫苗 2，百白破疫苗 1
4 足月	脊髓灰质炎疫苗 3，百白破疫苗 2
5 足月	百白破疫苗 3
6 足月	乙型肝炎疫苗 3，A 群流行性脑脊髓膜炎疫苗 1
8 足月	麻风疫苗，流行性乙型脑炎疫苗 1
9 足月	A 群流行性脑脊髓膜炎疫苗 2
1 岁半	百白破疫苗 4，甲型肝炎疫苗，麻腮风疫苗
2 岁	流行性乙型脑炎疫苗 2
3 岁	A+C 群流行性脑脊髓膜炎疫苗 1
4 岁	脊髓灰质炎疫苗 4
6 岁	白破疫苗，A+C 群流行性脑脊髓膜炎疫苗 2

（二）人工被动免疫

人工被动免疫是给机体输入含有特异性抗体的免疫血清或细胞因子，使机体被动获得特异性免疫力，其特点是注射后立即发挥免疫效应，但维持时间较短，主要用于传染病的特异性治疗和紧急预防。人工主动免疫与人工被动免疫的比较，见表 6-3。

表 6-3　人工主动免疫与人工被动免疫的比较

项目	人工主动免疫	人工被动免疫
输入物质	抗原	抗体
免疫力出现时间	慢（2～3 周）	快（注入后即生效）
免疫力维持时间	数月至数年	2～3 周
主要用途	预防	治疗或紧急预防

人工被动免疫常用生物制品包括：

1. 抗毒素　抗毒素是将类毒素多次免疫动物后取其血清纯化、浓缩所制成的抗体制剂，主要用于治疗或紧急预防外毒素所致的疾病，如白喉抗毒素、破伤风抗毒素等。由于抗毒素为异种动物血清，注射前应进行皮肤过敏试验，以防出现过敏性休克。

2. 正常人丙种球蛋白　即由健康产妇胎盘和正常人血浆中提取的丙种球蛋白，含针对常见传染病病原体的抗体，主要用于麻疹、脊髓灰质炎及传染性肝炎等病毒性疾病的紧急预防，也可用于治疗丙种球蛋白缺乏症等原发性和继发性免疫缺陷病。

3. 细胞因子和单克隆抗体　细胞因子和单克隆抗体是近年来研制的新型免疫制剂，有望成为治疗艾滋病、肿瘤等的有效措施。

二、免疫治疗

免疫治疗即针对机体低下或亢进的免疫状态，人为调节机体免疫功能，以达到治疗疾病的目的。随着免疫学基础理论和相关技术的迅速发展，免疫治疗已逐渐成为一门崭新的学科分支。

（一）治疗性疫苗

随着免疫学和生物技术的发展，当代疫苗已不再是单纯的预防制剂，也不仅限用于传染病领域，而是扩展到许多非传染病领域，成为有前途的治疗性制剂。

1. 分子疫苗　合成肽疫苗、重组载体疫苗和 DNA 疫苗可作为感染性疾病和肿瘤的治疗性疫苗。

2. 瘤苗　瘤苗是指能诱导或增强机体免疫系统对肿瘤细胞特异性免疫反应的物质。由于肿瘤细胞的免疫原性很弱，利用瘤苗可极大激活免疫系统对肿瘤的免疫应答，诱导机体的抗肿瘤免疫，达到治疗肿瘤的目的。瘤苗包括灭活瘤苗、异构瘤苗、基因修饰瘤苗等。另外，肿瘤抗原致敏的 DC 瘤苗，能有效诱导抗肿瘤免疫，已获准在临床应用。

3. 变应原疫苗　该疫苗由变应原制备而成，用于治疗超敏反应性疾病。

4. 微生物抗原疫苗　人类许多肿瘤与微生物感染有关，如 EB 病毒与鼻咽癌，HBV 与肝癌等，因此可用这些微生物疫苗来预防和治疗相应的肿瘤。

（二）治疗性抗体

1. 多克隆抗体　多克隆抗体是用抗原免疫动物获得的含特异性抗体的血清制剂，包括抗感染的免疫血清和抗淋巴细胞丙种球蛋白两类。前者用于治疗和紧急预防感染性疾病，如抗狂犬病病毒血清和丙种球蛋白等；后者具有较强的免疫抑制作用，主要用于器官移植受者的治疗。

2. 单克隆抗体与基因工程抗体　单克隆抗体（McAb）是用杂交瘤技术制备的针对单一决定簇的高度均一的抗体制剂。基因工程抗体为采用基因工程技术制备的抗体或抗体片段，具有 McAb 均一性、特异性强的优点，同时克服了 McAb 的鼠源性弊端。目前两者已用于肿瘤、自身免疫病、超敏反应性疾病的治疗。如抗 CD3 单抗可选择性清除特定细胞亚群，用于防治器官移植时发生的急性排斥反应；抗 TNF 抗体用于类风湿性关节炎等慢性炎症性疾病的治疗。

（三）过继免疫治疗

1. 自体免疫效应细胞过继　给患者回输经体外激活、增殖的自体淋巴细胞，发挥直接杀伤肿瘤细胞作用或激发抗肿瘤免疫。近年来发展较为迅猛，尤其以肿瘤浸润淋巴细胞（TIL）、嵌合抗原受体修饰的 T 细胞（CAR-T）、双特异性 T 细胞衔接物（BiTE）和表达基因工程改造 TCR 的 T 细胞（TCR-T）等为代表。CAR-T 是基于基因工程将识别肿瘤抗原的单链抗体（ScFv）与 T 细胞的活化基序（如 CD3 分子 ζ 链）相结合创造出新的"抗原识别受体"，使 T 细胞获得精准的靶向性和更强的杀伤活性。相比较而言，TCR-T 是利用基因工程"改造"T 细胞原有的 TCR，使其能识别预设的特定肿瘤抗原，增强其识别和杀伤肿瘤细胞的能力。BiTE 为一具有双特异性的单链抗体组分，能同时识别和结合肿瘤细胞抗原以及 T 细胞表面抗原（如 CD3），从而拉近 T 细胞与肿瘤细胞间的距离，有效激活 T 细胞，对肿瘤细胞产生直接杀伤作用。

2. 造血干细胞移植　干细胞具有多分化潜能、自我更新能力强和高增殖力的特点。因此，干细胞移植已经成为治疗自身免疫性疾病、造血系统疾病的重要手段。干细胞的来源有骨髓干细胞、外周血干细胞和脐带血干细胞。骨髓中干细胞数量较多，但选择 HLA 型别相同的供者很难，对白血病患者自体移植又会因难以除尽残留的白血病细胞而影响疗效；外周血干细胞虽采集方便，但同样存在供者选择难的问题；脐带血干细胞 HLA 表达水平较低，来源方便，故脐带血被认为是极具潜力的干细胞来源。

（四）细胞因子

1. 细胞因子补充和添加疗法　重组细胞因子具有广泛的生物学活性，可预防和治疗多种免疫性疾病。例如，IFN-α 主要用于病毒感染和毛细胞白血病等肿瘤的治疗；IFN-β 常用于治疗多发性硬化症；IL-2 是机体免疫网络调节中最重要的细胞因子，治疗肾细胞瘤、黑色素瘤等恶性肿瘤效果明确；红细胞生成素（EPO）在治疗肾性贫血中疗效显著；集落刺激因子 GM-CSF 和 G-CSF 可用于治疗各种粒细胞低下症。

2. 细胞因子阻断和拮抗疗法　该疗法通过阻抑细胞因子产生及其与受体的结合，以及阻断信号的转导，使细胞因子的病理作用难以发挥。如 TNF 单抗可治疗类风湿性关节炎；IL-1 受体拮抗剂在抗炎、抗移植排斥反应中有很好疗效。

（五）生物应答调节剂

1. 微生物制剂　卡介苗（BCG）是牛分枝杆菌减毒活疫苗，具很强的非特异性免疫增强作用，目前用于治疗多种肿瘤。近年来，卡介苗多糖核酸在结核病的免疫治疗中取得了一定的进展，适用于初、复治结核病伴免疫功能低下者、重症肺结核、耐药和多耐药结核病、无反应性结核病及结核病并发免疫缺陷者。短小棒状杆菌可增强非特异性免疫功能，活化巨噬细胞，在临床上用于辅助治疗肝癌、肺癌、淋巴瘤等肿瘤。

2. 胸腺肽　包括胸腺素、胸腺生成素等，是从小牛或猪胸腺中提取的可溶性多肽混合物，可促进胸腺内前 T 细胞分化成熟为具多种功能的 T 细胞亚群，主要用于治疗病毒感染、肿瘤、免疫缺陷等细胞免疫功能低下的病人。

3. 化学合成药物及中草药制剂　如左旋咪唑和西咪替丁能通过不同方式增强机体免疫功能；茯苓多糖、人参多糖等中草药成分具有免疫增强作用，可用于肿瘤辅助治疗。

（六）免疫抑制剂

1. 化学合成药物　硫唑嘌呤、环磷酰胺、氨基蝶呤等抗肿瘤药物均为有效的免疫抑制剂，可用于治疗移植排斥反应及某些自身免疫病。糖皮质激素是经典的免疫抑制剂，临床多用于超敏反应性疾病及移植排斥反应的治疗。

2. 抗生素　环孢素 A 和 FK-506 为真菌代谢产物提取物，对急性移植排斥有显著疗效，也可用于治疗自身免疫病。

3. 天然药物　雷公藤多苷和青藤碱是疗效明显的重要免疫抑制剂，可用于治疗免疫性疾病和器官移植排斥反应，具有一定疗效。

【复习思考题】

（1）常用的免疫学标记技术有哪些？

（2）定量检测血液标本中病毒抗原的方法有哪些？

（3）可用哪些方法测定免疫细胞的功能？

（4）常用的人工主动免疫和被动免疫制剂分别有哪些？

（5）简述我国计划免疫包括哪些疫苗？

（6）何谓生物应答调节剂？主要包括哪些制剂？

（7）常用于治疗器官移植排斥反应的制剂有哪些？

第二篇　医学微生物学

第七章　医学微生物学绪论

1. **掌握**　微生物和病原微生物的概念、微生物的分类。
2. **熟悉**　微生物学与医学微生物学的概念。
3. **了解**　微生物学发展概述。

一、微生物与病原微生物

微生物（microorganism）是一群须放大数百倍以上才能看到的微小生物，其结构简单，繁殖迅速，种类繁多，分布广泛，易变异，适应环境能力强。

微生物在土壤、空气、水和动植物的体表及其与外界相通的腔道中广泛存在，是人和动植物生存所必需的生物类群。自然界中氮、碳、硫等多种元素的循环与微生物的代谢活动有关。人类也广泛利用微生物改造环境，进行工农业生产和生命科学研究，如生产抗生素、维生素、微生物肥料、植物生长激素、生物杀虫剂和乙型肝炎病毒疫苗、胰岛素、干扰素等生物制品，在制革、纺织、石油、化工、冶金和环境保护等行业用微生物进行材料和废弃物处理，在基因工程技术中提供必须的工具酶和载体系统等。

少数可引起人类和动植物病害的微生物称病原微生物，如引起结核病的结核分枝杆菌、引起艾滋病的人类免疫缺陷病毒。由病原生物侵入人体引起的疾病称感染性疾病。

感染性疾病至今仍是人类健康和生存的大敌，据世界卫生组织（World Health Organization，WHO）的估计，全球每年约 5 700 万死者中，有四分之一是直接死于感染性疾病。由于病原生物的变异和耐药性形成，部分曾被人类控制的传染病，如性传播疾病、结核病等再现；近 30 多年来，出现了如艾滋病、埃博拉出血热、牛海绵状脑病（疯牛病）、禽流感、严重急性呼吸综合征（severe acute respiratory syndrome，SARS）、中东呼吸综合征（Middle East respi-ratory syndrome，MERS）、新型冠状病毒肺炎（Corona Virus Disease 2019，COVID-19）、军团病（legionella disease）、弯曲菌肠炎（campylobacter enteritis）、莱姆病（Lyme disease）、肠出血性大肠杆菌 O157：H7 感染、巴尔通体病（bartonellosis）等 40 余种新传染病，对人类健康构成了新的威胁。在我国，传染病已不是人口死亡的首位原因，但病毒性肝炎、结核病、痢疾、流行性出血热、登革热等各种传染病仍广泛存在，严重威胁民众健康。

二、微生物的分类

微生物种类极其繁多，根据其结构和组成的特征，将其分为真核细胞型微生物、原核细胞型微生物和非细胞型微生物三类。

真核细胞型微生物细胞核分化程度较高，有核膜、核仁，胞质内有核糖体、高尔基体、内质网、线粒体等完整的细胞器，如真菌。原核细胞型微生物的核分化程度低，无核膜与核仁，仅有裸露在胞质中的原始的核结构，细胞器仅有核糖体。细菌、支原体、衣原体、立克次体、螺旋体和放线菌均属此类。非细胞型微生物无细胞结构和产生能量的酶系统，因此只能在活细胞内增殖。属此类的有病毒、朊粒和类病毒。病毒由蛋白质和核酸（DNA 或 RNA）组成，朊粒仅由蛋白质组成，而类病毒则是闭合环状单链 RNA 分子。

三、微生物学与医学微生物学

微生物学（microbiology）是研究微生物形态结构、生命活动规律及其与人类和动植物、自然环境相互关系的科学。随着微生物学研究的深入和扩展，又形成了许多分支。着重研究微生物学基础的有微生物分类学、微生物生理学、微生物生态学、微生物遗传学、微生物基因组学等；按研究对象分为细菌学、病毒学、真菌学等；按应用领域分为农业微生物学、工业微生物学、医学微生物学、兽医微生物学、食品微生物学等。

医学微生物学（medical microbiology）是微生物学的一个分支，是研究与人类疾病有关的病原微生物的生物学性状、致病性与免疫性、检查方法及防治原则的科学。医学微生物学是医药学的基础课，掌握其基本理论、基本知识和基本技能，将为学习病理学、药理学等基础医学和传染病学、预防医学等课程奠定基础。感染性疾病的研究、诊断、防控和治疗需要医学微生物学的理论知识和实验技术。

四、微生物学发展概述

微生物学的发展大致经历了经验微生物学、实验微生物学和现代微生物学 3 个时期。

1. 经验微生物学时期　人们未观察到微生物，但已在生产和防治疾病的工作中应用微生物学知识。如我国早在公元前 2 000 多年的夏禹时代，就利用微生物酿酒；北魏时期（公元 386−534 年）成书的《齐民要术》对利用微生物制醋的方法有详细记载；人们用盐腌、糖渍、烟熏、风干等方法保存食物，抑制微生物生长；11 世纪北宋末年刘真人提出肺痨是由小虫所致；16 世纪意大利人 Fracastoro（1484−1553 年）观察到传染病的传播途径；我国在明代隆庆年间（1567−1572 年）用人痘预防天花；18 世纪清乾隆年间，我国师道南描述了鼠疫流行的状况。

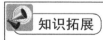 知识拓展

源起于我国传统医学的"人痘接种法"

天花病毒是人类历史上最古老、死亡率最高的烈性传染性病毒之一。为了抗击天花病毒，我国古代医者不畏艰险，不断探索。宋朝时期，我国医学家就发明了预防天花病毒的"人痘接种法"：用患天花病人的痘痂，让健康人感染，虽然可能出现某些轻微症状，但是接种者从此不会患上天花病。早期接痘使用的是痘浆，但是毒性太大，后改用痘痂，再经过培育和选炼等过程，将其打造成为熟苗，有效降低了毒性。清代《种痘心法》记载："其苗传种愈久，则药力之提拔愈清，人工之选炼愈熟，火毒汰尽，精气独存，所以万全而无害也。"这种思路与现代医学中研制与应用减毒活疫苗的原理是一致的。后来"人痘接种法"逐渐传入其他国家，到 18 世纪后半期，已在全球获得了较大范围推广应用。

"人痘接种法"预防天花，不仅保护了世界各国人民的健康，也极大地促进了免疫预防技术的兴起，为世界医学的发展做出了重大贡献。

2. 实验微生物学时期　　荷兰人列文虎克（Leeuwenhoek）于 1676 年用自制的显微镜观察到了微小生物，揭开了人类用实验方法研究微生物的序幕。19 世纪 60 年代，法国科学家巴斯德（Pasteur）证实食物和酒类的变质由微生物引起，发明了加热消毒以防止酒类和牛乳变质的方法并研制出炭疽疫苗和狂犬病疫苗。英国外科医生李斯特（Lister）创用了消毒手术室和手术用具的方法，为消毒防腐及无菌操作打下基础。德国学者郭霍（Koch）创立了细菌分离培养及染色方法和实验动物感染方法，发现了多种病原菌并提出了确定病原微生物的郭霍法则。巴斯德和郭霍的工作确立了微生物学的基本框架，为微生物学的创立和发展作出了重大贡献。1892 年俄国学者伊凡诺夫斯基（Ivanovsky）首次发现了病毒，即烟草花叶病毒。1910 年德国化学家欧立希（Ehrlich）首先合成了用于梅毒治疗的砷凡纳明，1929 年英国学者弗莱明（Fleming）发现了青霉素，开创了治疗感染性疾病的新纪元，随着各种化学治剂和抗生素的应用，许多感染性疾病得以治愈，疾病传播得到了控制。与此同时，免疫学的飞速发展使人类能够从一个崭新的层面认识和控制病原微生物。

3. 现代微生物学时期　　随着近 30 年来生命科学及其技术的发展，人类已能从分子水平观察研究微生物，许多病原微生物的结构成分、基因组、致病物质的分子结构和功能已认知；单克隆抗体技术、免疫荧光技术、免疫酶标技术、放射免疫技术、聚合酶链反应（PCR）、基因探针技术的应用使微生物检测的敏感性和特异性有了极大提高；亚单位疫苗、基因工程疫苗以及核酸疫苗等新型疫苗和新抗生素的研制应用，使人类对防治感染性疾病有了更高效的方法和手段；一些新的病原微生物，如人类免疫缺陷病毒、马尔堡病毒、SARS 冠状病毒、MERS 冠状病毒、SARS-CoV-2 冠状病毒、军团菌、幽门螺杆菌以及朊粒、类病毒等比病毒结构更加简单的微生物相继被发现。

虽然人类在医学微生物学领域及感染性疾病防控方面取得了巨大进展，但仍面临诸多挑战，如病毒感染性疾病缺乏特效药物、部分传染病（如艾滋病）尚无有效疫苗、细菌的耐药性日趋严重、对牛海绵状脑病等传染病的病原认识尚不充分等。因此仍需加强医学微生物学基础研究，采用现代科学技术手段来解决感染性疾病诊断和防治方面存在的问题。

【复习思考题】

（1）微生物如何分类？

（2）原核细胞型和真核细胞型微生物的结构有何不同？

第八章　细菌学总论

【导学】

1. 掌握　革兰氏阳性菌和革兰氏阴性菌细胞壁的组成和特点；细菌特殊结构的功能和意义；细菌合成代谢产物的意义；细菌致病性的物质基础；侵袭力的构成；内毒素和外毒素的区别；感染的类型。

2. 熟悉　常用的消毒灭菌方法；细菌的生长曲线；细菌变异的机制；质粒、转化、接合、转导、溶原性转换的概念；正常微生物群与机会致病菌；感染的来源和途径。

3. 了解　细菌的微生物学检查方法；人工培养细菌的意义；细菌变异的医学意义。

第一节　细菌的形态与结构

细菌属于原核细胞型微生物。在适宜的条件下，细菌的形态和结构相对恒定。了解细菌的形态与结构，有助于鉴定细菌、诊断和防治感染性疾病。

一、细菌的形态

细菌体积微小，观察细菌最常用的仪器是光学显微镜。一般以微米（1μm = 1/1 000 mm）为测量单位。细菌的形态可因菌种、菌龄、生长环境等不同而有所差异，但在一定的培养条件下是相对稳定的。根据形态特征可将细菌分为球菌、杆菌和螺形菌三大类，见图 8-1。

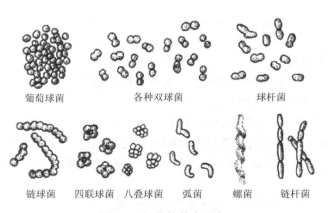

葡萄球菌　　　各种双球菌　　　球杆菌

链球菌　　四联球菌　　八叠球菌　　弧菌　　螺菌　　链杆菌

图 8-1　细菌的基本形态

1. 球菌　球菌（coccus）直径为 1.0 μm 左右，外观呈球形或近似球形。由于繁殖时细胞分裂平面不同，分裂后菌体间相互黏附程度不同，可形成不同的排列方式。据此，可将球菌分为双球菌、链球菌、葡萄球菌、四联球菌、八叠球菌等。

2. 杆菌 杆菌（bacillus）在细菌中种类最多。多数杆菌呈直杆状，也有稍弯的。不同种类杆菌的大小、长短、粗细差异较大。菌体末端膨大成棒状，称为棒状杆菌，如白喉棒状杆菌；菌体呈现分枝生长趋势，称为分枝杆菌，如结核分枝杆菌；菌体连在一起呈链状，称为链杆菌，如炭疽芽孢杆菌；末端呈分叉状，称为双歧杆菌；还有的杆菌菌体短小，近似椭圆形，称为球杆菌。

3. 螺形菌 螺形菌（spiral bacterium）菌体呈弯曲状，按弯曲的程度不同分为弧菌和螺菌两类。弧菌菌体只有一个弯曲，呈弧形或逗点状，如霍乱弧菌。螺菌菌体有多个弯曲，如鼠咬热螺菌。还有的细菌细长弯曲呈螺旋形，称为螺杆菌，如幽门螺杆菌。细菌的形态受温度、pH、培养条件等因素的影响，一般的细菌培养 8～18 h 的形态比较典型，而在不利环境中或菌龄老时常发生形态的变异，因此观察细菌的大小与形态，应选择适宜生长条件下对数生长期的细菌为宜。

二、细菌的结构

细菌虽然很小，但也具备了一定结构。各类细菌都具有的结构称为细菌的基本结构，如细胞壁、细胞膜、细胞质、核质。仅某些细菌具有的结构，称为特殊结构，如荚膜、鞭毛、菌毛、芽孢，见图8-2。

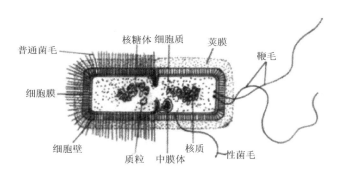

图 8-2 细菌的基本结构和特殊结构模式图

（一）细菌的基本结构

1. 细胞壁 细胞壁位于细菌的最外层，紧贴在细胞膜外，是一层无色透明、质地坚韧而略有弹性的膜状结构。厚度因菌种不同而异。

细胞壁的主要功能有：①细胞壁坚韧而有弹性，能承受菌体内的高渗透压而不被破坏，并保护细菌抵抗低渗环境；②细胞壁能维持细菌的固有形态；③细胞壁上的微孔可参与内外的物质交换；④细胞壁上有多种抗原决定簇，决定了细菌菌体的抗原性，可诱发机体发生免疫应答。

细菌细胞壁化学组成比较复杂，由于细胞壁的结构组成不同，用革兰氏染色法可将细菌分为两大类，即革兰氏阳性（G⁺）菌和革兰氏阴性（G⁻）菌。两类细菌细胞壁的共有组成成分为肽聚糖（peptidoglycan），又称为黏肽（mucopeptide），但各自还有其特殊的组分。

1）革兰氏阳性菌的细胞壁 细胞壁较厚，主要成分为肽聚糖，肽聚糖含量高，层数多（15～50 层），此外还有少量的磷壁酸，见图8-3。

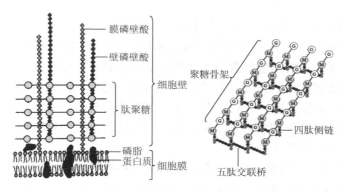

图 8-3　革兰氏阳性菌细胞壁及其肽聚糖的结构

（1）肽聚糖：革兰氏阳性菌的肽聚糖由聚糖骨架、四肽侧链和五肽交联桥三部分组成。聚糖骨架由 N-乙酰葡糖胺和 N-乙酰胞壁酸交替排列，经 β-1，4 糖苷键连接。组成四肽侧链的氨基酸依次为 L-丙氨酸、D-谷氨酸、L-赖氨酸和 D-丙氨酸。五肽交联桥是由五个甘氨酸组成的短肽。四肽侧链中的第三位 L-赖氨酸通过五肽交联桥连接到相邻四肽侧链的第四位 D-丙氨酸的羟基上，构成三维立体空间结构，该结构使肽聚糖具有一定的韧性和较大的机械强度。

（2）磷壁酸：磷壁酸是由核糖醇或甘油残基经磷酸二酯键连接而成的多聚物。按结合部位分壁磷壁酸和膜磷壁酸两种。磷壁酸是革兰氏阳性菌细胞壁特有的成分，与某些病原菌的致病性有关。

2）革兰氏阴性菌的细胞壁　细胞壁较薄，但结构比较复杂，除了含有很薄的肽聚糖层外，还有由脂蛋白、脂双层和脂多糖组成的外膜，见图 8-4。

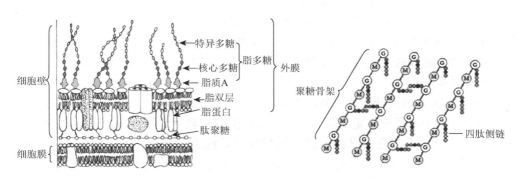

图 8-4　革兰氏阴性菌细胞壁及其肽聚糖的结构

（1）肽聚糖：革兰氏阴性菌的细胞壁中肽聚糖含量很低，只有 1～2 层。它的肽聚糖仅由聚糖骨架和四肽侧链两部分组成，没有五肽交联桥。四肽侧链的第三位 L-赖氨酸被二氨基庚二酸（diaminopimelic acid，DAP）所代替，并由此直接与相邻四肽侧链上第四位 D-丙氨酸交联，交联率低，因而只形成平面二维结构，结构较为疏松，对机械强度的抵抗力较弱。

（2）外膜：外膜是革兰氏阴性菌细胞壁的特有成分，可占革兰氏阴性菌细胞壁干重的 80%。从内到外依次由脂蛋白、脂双层和脂多糖三部分组成。脂多糖（lipopolysaccharide，LPS）位于外膜的最外层，通过疏水键附着于脂双层上。LPS 对人和动物具有毒性作用，可引起机体的发热反应，在革兰氏阴性菌致病中起重要作用，又称为内毒素（endotoxin）或热原，自内而外由脂质 A、核心多糖、特异多糖三个部分组成。

革兰氏阳性菌与革兰氏阴性菌细胞壁结构不同，导致两类细菌的染色性、抗原性、致病性和免疫性以及对抗生素的敏感性存在差异，从而在诊断方法及防治原则方面也不相同。青霉素可以抑制五肽交联桥的形成，使之不能合成完整的细胞壁；溶菌酶能破坏肽聚糖的聚糖骨架，引起细菌细胞裂解，达到杀菌作用。革兰氏阳性菌细胞壁的主要成分是肽聚糖，易受到溶菌酶和青霉素等抗菌物质的影响，而革兰氏阴性菌肽聚糖的含量少，且有外膜覆盖，因此对溶菌酶和青霉素有抵抗力。

3）细胞壁缺陷型细菌（细菌 L 型）　细菌在体内、外受到理化或生物因素影响，导致细胞壁的肽聚糖直接被破坏或合成受抑制，细菌在高渗环境下，可转化为细胞壁缺陷的细菌存活，称为细菌 L 型（bacterial L from）。L 型菌形态呈高度多形性，革兰氏染色呈阴性，在高渗环境中缓慢生长，2～7 d 形成"油煎蛋"状细小菌落。

2. 细胞膜　细胞膜是位于细胞壁内侧、紧包细胞质的一层半透膜，其主要功能有物质转运、生物合成、分泌和呼吸、信号转导等作用。部分细胞膜内陷、折叠、卷曲形成的囊状物称为中膜体（mesosome），多见于革兰氏阳性菌。中膜体的形成，有效地扩大了细胞膜的面积，相应地增加了酶的含量以及能量的产生，其功能类似于真核细胞的线粒体，故也称为拟线粒体（chondroid）。

3. 细胞质　细胞质是细胞膜所包裹的除核质外的全部物质，为无色、半透明的溶胶状物质。细胞质中含有多种酶系统，是细菌新陈代谢的主要场所。细胞质内还含有核糖体（ribosome）、质粒（plasmid）和胞质颗粒（cytoplasm granule）等多种重要结构。

1）核糖体　核糖体游离存在于细胞质中，由蛋白质和核糖体核酸所组成，是细菌蛋白质合成的场所。原核细胞与真核细胞的核糖体结构不同，细菌核糖体沉降系数为 70 S，由 50 S 的大亚基和 30 S 的小亚基组成；真核细胞核糖体蛋白的大亚基为 60 S，小亚基为 40 S，在合成蛋白质时组装成 80 S 的活性单位，完成蛋白质的合成。由于两者之间存在差异，许多能有效作用于细菌核糖体的抗生素对人体无害，因此，细菌的核糖体是一些抗生素作用的重要靶点。例如，链霉素或红霉素能分别与 30 S 亚基或 50 S 亚基结合，干扰蛋白质合成，从而杀死细菌，但对人的核糖体则无影响。

2）质粒　质粒是细菌染色体外的遗传物质，存在于细胞质中，为闭合环状的双链 DNA，携带遗传信息，控制着某些特定的遗传性状。质粒能自我复制，可随细菌分裂转移到子代细胞中，也能通过接合等方式在菌体间传递。质粒并不是细菌生长所必不可少的，可自行丢失或经人工处理而消失。医学上重要的质粒有耐药性 R 质粒，编码性菌毛的 F 质粒，促使大肠埃希菌产生细菌素的 Col 质粒等。

3）胞质颗粒　胞质颗粒是细菌细胞内的一些颗粒状内含物，多数为细菌贮备的营养物质，如多糖、脂类及偏磷酸盐等。不同的细菌有不同的胞质颗粒，当营养充足时，胞质颗粒较多，养料和能源短缺时，胞质颗粒减少或消失。有些细菌胞质中含有由 RNA 和多聚偏磷酸盐成分组成的胞质颗粒，经亚甲蓝染色，着色较深呈深蓝色，与菌体其他部分不同，故名为异染颗粒（metachromatic granule），如白喉棒状杆菌的异染颗粒常排列在菌体两端，在细菌鉴定中有一定意义。

4. 核质　核质无核膜、核仁，不是成形的核，多集中在细胞质的某一区域，又称拟核。虽然与真核生物的细胞核有较大的差异，但都是遗传的物质基础，主要是由一闭合环状双链 DNA 分子反复卷曲盘绕而成双螺旋结构。细菌的核质功能与真核细胞的染色体相似，故也称之为细菌的染色体，控制细菌的生长、繁殖、遗传、变异等多种遗传性状。

知识拓展

青霉素的研发过程

1928 年，英国科学家亚历山大·弗莱明（Alexander Fleming，1881—1955 年）无意间注意到金黄色葡萄球菌培养皿中有一团青绿色霉菌。显微镜观察发现：霉菌周围的葡萄球菌菌落已被溶解。这意味着霉菌的某种分泌物能抑制葡萄球菌。科学鉴定表明，该霉菌为青霉菌。因此，弗莱明将其分泌的抑菌物质称为青霉素。遗憾的是他一直未能找到提取高纯度青霉素的方法。他将青霉菌菌株一代代地培养。

1939 年弗莱明毫不犹豫地将菌种提供给准备系统研究青霉素的病理学家弗洛里和生物化学家钱恩。1941 年，弗洛里与钱恩实现对青霉素的分离与纯化。1942 年，美国制药企业开始对青霉素进行大批量生产。1945 年，弗莱明、弗洛里和钱恩因"发现青霉素及其临床效应"而共同荣获诺贝尔生理学或医学奖。

从青霉素研发过程，我们不难发现，一种新药研发的曲折与艰辛。医药工作者要有坚定的信念和顽强的毅力，要团结协助，迎难而上，勇敢向前，最终实现造福人类的理想。

（二）特殊结构

细菌的特殊结构包括荚膜（capsule）、鞭毛（flagellum）、菌毛（pilus）、芽孢（spore）等。

1. 荚膜　某些细菌在生长过程中合成并分泌至细胞壁外的一层黏液性物质，为多糖或蛋白的多聚体。凡边界清楚其厚度大于或等于 0.2 μm 者，称为荚膜；厚度小于 0.2 μm 者，称为微荚膜；边界不明显且易洗脱者，称为黏液层。荚膜用普通染色法不易着色，在显微镜下只能看到菌体周围有一层不着色的透明圈。荚膜具有抵抗宿主吞噬细胞的吞噬及消化作用，还能使细菌免受补体、溶菌酶等杀菌物质的损伤。此外，荚膜还有黏附、抗干燥、防止噬菌体吸附等作用，见图 8-5。

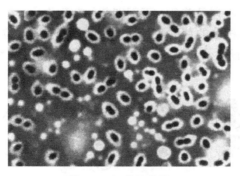

图 8-5　细菌的荚膜

2. 鞭毛　细胞壁表面附着的一根或数根细长弯曲的丝状物。按鞭毛生长的部位和数目不同可将有鞭毛的细菌分为四类：①单毛菌，菌体一端有一根鞭毛，如霍乱弧菌；②双毛菌，菌体两端各有一根鞭毛，如空肠弯曲菌；③丛毛菌，菌体一端或两端有一束鞭毛，如铜绿假单胞菌；④周毛菌，菌体四周遍布许多鞭毛，如伤寒沙门菌。鞭毛的化学组成是蛋白质，具有较强的免疫原性，又称鞭毛抗原。鞭毛抗原可用于鉴定细菌或进行细菌分类。鞭毛是细菌的运动器官，由于鞭毛运动活泼，当在半固体培养基中采用穿刺接种培养时，穿刺线的周围会出现云雾状扩散生长的现象，由此可判断某种细菌是否具有鞭毛，见图 8-6。

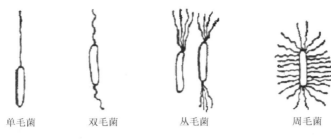

单毛菌　　　　　双毛菌　　　　丛毛菌　　　　　周毛菌

图 8-6　细菌鞭毛示意图

3. 菌毛　许多革兰氏阴性菌与少数革兰氏阳性菌表面有细、短、直的蛋白丝状物，称为菌毛。菌毛在普通光学显微镜下看不到，必须用电子显微镜观察。菌毛根据形态、分布和功能不同分为普通菌毛和性菌毛两种类型。

（1）普通菌毛。遍布菌体表面，数目可达数百根。具有普通菌毛的细菌，可吸附于多种哺乳动物的黏膜上皮细胞上，构成细菌的侵袭力，导致感染的发生。若菌毛消失，细菌的侵袭力也随之消失。

（2）性菌毛。仅见于少数革兰氏阴性菌，一个菌体仅 1～4 根，比普通菌毛长而粗，中空呈管状。性菌毛由 F 质粒（也称为致育质粒）编码，有 F 质粒的细菌具有致育（fertility）能力，称 F⁺菌或雄菌，无 F 质粒的细菌称 F⁻菌或雌菌，雄菌可通过性菌毛将遗传物质转移至此雌菌，此过程称为接合（conjugation）。细菌的致育性（编码性菌毛）、毒力、耐药性等性状可通过此种方式传递。此外，某些噬菌体可以性菌毛为受体感染宿主菌。

4. 芽孢　芽孢是某些细菌在一定条件下胞质脱水浓缩，在菌体内形成的一个具有多层膜结构、通透性低的圆形或椭圆形小体。芽孢不是细菌的繁殖体，而是休眠体，每个细菌只能形成一个芽孢，在适宜的条件下，一个芽孢只能重新萌发成为一个菌体。

芽孢折光性强，壁厚，不容易着色。不同细菌的芽孢大小、位置、形状不同，是鉴别细菌的指标之一。例如，破伤风梭菌的芽孢为圆形，比菌体直径宽，位于菌体的顶端，似"鼓槌"；炭疽芽孢杆菌的芽孢为卵圆形，比菌体直径窄，位于菌体的中央，见图 8-7。

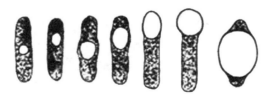

图 8-7　细菌芽孢的各种形态及位置

细菌芽孢并不直接引起疾病，只有在条件适宜时芽孢发芽成繁殖体，并大量繁殖可导致疾病。细菌芽孢对理化因素的抵抗力比细菌繁殖体强，一般细菌繁殖体在 80℃水中很快死亡，而有芽孢的细菌可耐 100℃沸水数小时。被炭疽芽孢杆菌芽孢污染的草原，其传染性可在自然界中存在数十年。若医疗器械、敷料等被其污染，用一般消毒灭菌方法不易杀死，杀灭芽孢最可靠的方法是高压蒸汽灭菌。进行消毒灭菌时，应以芽孢是否被杀死作为判断灭菌效果好坏的指标。

第二节　细菌的生理

细菌虽然个体微小，结构简单，但也有其独立的生命活动。研究细菌的生理活动，与医学、环境卫生、工农业生产等密切相关。

一、细菌的营养与生长繁殖

细菌在适宜的环境条件下，能够不断地从外界吸收所需要的各种营养物质，进行新陈代谢和生长繁殖。

（一）细菌生长繁殖的条件

细菌生长繁殖的条件主要包括营养物质、适宜的温度、合适的 pH 环境、气体条件等。

1. 营养物质　包括水、碳源、氮源、无机盐，某些细菌还需要生长因子。

2. 温度　各类细菌对温度的要求不一，大多数病原菌的最适生长温度为 37℃，与人体的体温相同，属于嗜温菌（10～45℃）。个别细菌属于嗜热菌（50～60℃）和嗜冷菌（10～20℃）。

3. 酸碱度　多数病原菌最适酸碱度为 pH 7.2～7.6。个别细菌在碱性条件下生长良好，如霍乱弧菌在 pH 8.4～9.2 时生长最好；也有的细菌在弱酸性条件下生长较好，如结核分枝杆菌在 pH 6.5～6.8 时最为适宜。

4. 气体　病原菌生长繁殖时需要的气体主要是 O_2 和 CO_2。有些细菌在初次分离培养时，需提供 5%～10% CO_2 才能生长。根据细菌生长与氧气的关系将其分为四种类型：①专性需氧菌，具有完善的呼吸酶系统，仅能在有氧环境下生长，如结核分枝杆菌、霍乱弧菌；②微需氧菌，在低氧压（5%～6%）生长最好，氧浓度大于 10% 对其有抑制作用，如空肠弯曲菌、幽门螺杆菌；③兼性厌氧菌，兼有需氧呼吸和无氧发酵两种功能，所以在有氧或无氧环境中都能生长，大多数病原菌属于此类；④专性厌氧菌，缺乏完善的呼吸酶系统，只能在无氧环境下生长，如破伤风梭菌、脆弱类杆菌。

（二）细菌繁殖的方式和速度

1. 繁殖方式　细菌以无性的二分裂方式繁殖，是由菌体细胞自身分裂完成。

2. 繁殖速度　多数细菌繁殖速度极快，每 20～30 min 分裂一次，也有少数细菌生长速度缓慢，如结核分枝杆菌需 18～20 h 才分裂一次。

3. 生长曲线　将一定数量的细菌接种于适宜生长繁殖的液体培养基中，连续定时取样检查活菌数，可发现其生长繁殖过程具有规律性。以培养时间为横坐标，培养物中活菌数的对数为纵坐标，可绘制出一条细菌生长曲线。根据这条生长曲线，细菌的群体生长繁殖可分为四期。

（1）迟缓期。细菌进入新环境后的短暂适应阶段。此期细菌体积增大，代谢活跃，但分裂缓慢，极少繁殖。迟缓期的长短随接种的菌种、菌龄及菌量而异，一般为最初培养的 1～4 h。

（2）对数期。此期活菌数以几何级数增长。对数期细菌的形态、染色性、生理特性等都较典型，对外界环境因素的作用敏感，是研究细菌的生物学性状及药物敏感性的理想时期。一般在细菌培养后的 8～18 h。

（3）稳定期。繁殖数与死亡数趋于平衡，活菌数保持相对稳定。此期细菌形态、染色性和生理性状常有改变。一些细菌的芽孢、外毒素和抗生素等代谢产物大都在稳定期产生。

（4）衰亡期。此期细菌死亡数越来越多，并超过活菌数。陈旧培养的细菌难以鉴定，见图 8-8。

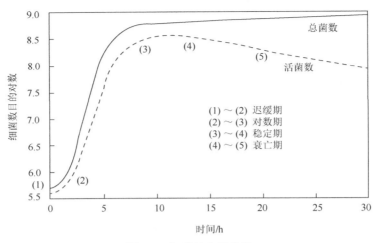

图 8-8　细菌的生长曲线

二、细菌的新陈代谢

细菌的新陈代谢包括分解代谢和合成代谢两方面。在代谢过程中能产生分解代谢产物和合成代谢产物。

1. 分解代谢产物

各种细菌所具有的酶不完全相同，分解营养物质的能力也不一致，利用生物化学方法来鉴别不同的细菌称为细菌的生化反应试验，常见的有以下几种。

（1）糖发酵试验。不同细菌分解糖类的能力和代谢产物不同。例如大肠埃希菌能发酵葡萄糖和乳糖；而伤寒沙门菌可发酵葡萄糖，但不能发酵乳糖。即使两种细菌均能发酵同一糖类，其结果也不完全相同，例如大肠埃希菌有甲酸脱氢酶，能将葡萄糖发酵生成的甲酸进一步分解为 CO_2 和 H_2，产酸并产气；而伤寒沙门菌缺乏该酶，发酵葡萄糖产酸不产气。

（2）伏-波试验（Voges-Proskauer test，VP 试验）。大肠埃希菌和产气肠杆菌均能发酵葡萄糖，两者不能区别，但产气肠杆菌能使丙酮酸脱羧生成中性的乙酰甲基甲醇，后者在碱性溶液中被氧化生成二乙酰，二乙酰与含胍基化合物反应生成红色化合物，为 VP 试验阳性。大肠埃希菌为 VP 试验阴性。

（3）甲基红试验（methyl red test）。产气肠杆菌分解葡萄糖产生丙酮酸，再经脱羧后生成中性的乙酰甲基甲醇，培养液 pH＞5.4，甲基红呈橘黄色，为阴性。大肠埃希菌分解葡萄糖产生丙酮酸，培养液 pH≤4.5，甲基红呈红色，为甲基红试验阳性。

（4）枸橼酸盐利用试验。如产气肠杆菌利用铵盐作为唯一氮源，并利用枸橼酸盐作为唯一碳源，因此可在枸橼酸盐培养基上生长，分解枸橼酸盐生成碳酸盐，分解铵盐生成氨，使培养基变成碱性，为该试验阳性。大肠埃希菌则为该试验阴性。

（5）吲哚试验（indole test）。如大肠埃希菌、变形杆菌、霍乱弧菌等能分解培养基中的色氨酸生成吲哚（靛基质），经与试剂中的对二甲基氨基苯甲醛作用，生成玫瑰吲哚而呈红色，为吲哚试验阳性。

（6）硫化氢试验。如沙门菌、变形杆菌等能分解培养基中的含硫氨基酸（如胱氨酸、甲硫氨酸）生成硫化氢，硫化氢遇铅或铁离子生成黑色的硫化物。

（7）尿素酶试验。变形杆菌有尿素酶，能分解培养基中的尿素产生氨，使培养基变成碱性，以酚红指示剂检测为红色，为尿素酶试验阳性。

吲哚（I）、甲基红（M）、VP（V）、枸橼酸盐利用（C）四种试验常用于鉴定肠道杆菌，称为IMViC 试验。例如大肠埃希菌对这四种试验的结果是"＋＋－－"，产气肠杆菌则为"－－＋＋"。

2. 合成代谢产物

（1）热原（pyrogen）或称致热原，多为革兰氏阴性菌的菌体成分脂多糖，注入人体或动物体内可引起发热反应，故称为热原，是引起输液反应的主要因素。热原耐高温，高压蒸汽灭菌（121 ℃、20 min）不能被破坏，250 ℃ 45 min 或 650 ℃ 1 min 才能使其破坏。用吸附剂和特殊石棉滤板可除去液体中大部分热原，蒸馏法效果最好。因此，制备生物制品或注射用制剂时应严格遵守无菌操作，防止细菌污染。

（2）毒素与侵袭性酶。根据毒素的特点可将其分为两种：一种为内毒素（endotoxin），是大多数革兰氏阴性菌细胞壁的脂多糖，当细菌裂解后释放出来；另一种为外毒素（exotoxin），是革兰氏阳性菌和少数革兰氏阴性菌在代谢过程中分泌到菌体外的蛋白质。二者对人均有毒性，尤以外毒素毒性更强。某些细菌还可产生具有侵袭性的酶类，促进细菌在体内的扩散并损伤组织，是重要的致病物质。如链球菌产生的透明质酸酶，产气荚膜梭菌的卵磷脂酶等。

（3）色素（pigment）一类为水溶性，能弥散到培养基或周围组织，如铜绿假单胞菌产生的色素使培养基或感染的脓汁呈绿色。另一类为脂溶性，不溶于水，只存在于菌体，如金黄色葡萄球菌的色素。

（4）抗生素（antibiotic）是由某些微生物产生的一类能抑制或杀死某些其他微生物或肿瘤细胞的物质。抗生素大多由放线菌和真菌产生，细菌产生的少，只有多黏菌素（polymyxin）、杆菌肽（bacitracin）等。

（5）细菌素（bacteriocin）作用范围狭窄，仅对与产生菌有亲缘关系的细菌有杀伤作用，如大肠埃希菌产生的细菌素称大肠菌素（colicin）。细菌素无治疗价值，但有型特异性，可用于细菌的分型鉴定和流行病学调查。

（6）维生素（vitamin），如人体肠道内大肠埃希菌合成的 B 族维生素和维生素 K 可被人体吸收和利用。

三、细菌的人工培养

根据细菌的生理需要和繁殖规律，可用人工方法为细菌提供营养物质和适宜的环境条件，使细菌在短时间内大量繁殖，称为细菌的人工培养。

1. 培养基

培养基是人工配制的适合细菌生长繁殖的营养基质。培养基按物理性状，可分为液体培养基、固体培养基（2%～3%琼脂）和半固体培养基（0.2%～0.5%琼脂）。液体培养基常用于大量繁殖细菌，固体培养基用于分离纯化细菌，半固体培养基常用于观察细菌的动力及保存菌种。按用途可分为基础培养基、营养培养基、鉴别培养基、选择培养基、厌氧培养基等。

2. 细菌在培养基中的生长现象

将细菌接种在培养基中，一般经 37℃培养 18～24 h 即可观察到细菌的生长现象。不同培养基中细菌生长的现象不同。

（1）固体培养基中的生长现象。将细菌用划线的方法接种于培养基表面，经过一段时间可形成肉眼可见的孤立的细菌集团，称为菌落。每个菌落是由一个细菌分裂繁殖堆积而成。许多菌落融合在一起时，称为菌苔。不同细菌的菌落形状、大小、颜色、透明度、光滑度、湿润性、黏稠度、边缘是否整齐、在血平板上是否溶血及产生的气味等不同，有助于识别或鉴定细菌。根据固体培养基上菌落数目，可计算标本中活菌数。

细菌的菌落一般分为三种：光滑型（S型）菌落表面光滑、湿润，边缘整齐，多数细菌的典型菌落是光滑型，其毒力较强；粗糙型（R型）菌落表面粗糙、干而有皱纹，边缘不整齐；还有一种为黏液型（M型）。

（2）半固体培养基中的生长现象。将细菌穿刺于半固体培养基中，有鞭毛的细菌能运动，生长时可使穿刺线模糊不清呈云雾状。无鞭毛的细菌不能运动，沿穿刺线生长形成线状，培养基透明。半固体培养基主要用于检测细菌的动力和保存菌种。

（3）液体培养基中的生长现象，可呈现三种状态，大多数细菌呈混浊生长；链球菌等少数细菌呈沉淀生长；结核分枝杆菌等专性需氧菌多在液体表面生长形成菌膜。

3. 人工培养细菌的用途及意义

（1）传染性疾病的病原学诊断。取患者标本，进行细菌分离培养、鉴定和药物敏感试验，是诊断传染性疾病最可靠的依据，同时也可指导临床治疗用药。

（2）细菌学研究。研究细菌的生理、遗传变异、致病性、免疫性和耐药性等，均需人工培养细菌。

（3）生物制品的制备。将分离培养出来的纯种细菌，制成诊断菌液、疫苗、类毒素、免疫血清或抗毒素等生物制品，用于传染病的诊断、预防和治疗。

第三节 消毒灭菌与生物安全

消毒（disinfection）指杀死物体上或环境中病原微生物，但不一定能杀死细菌芽孢或非病原微生物的方法。灭菌（sterilization）指杀灭物体上所有微生物（包括细菌芽孢在内的所有病原微生物和非病原微生物）的方法。防腐（antisepsis）指防止或抑制微生物生长繁殖的方法。用于防腐的化学药物称为防腐剂，许多药物在低浓度时只有抑菌作用，浓度增高或延长作用时间，则有杀菌作用。无菌（asepsis）指物体上没有活的微生物存在。无菌操作指防止微生物进入机体或其他物品的操作技术。进行外科手术、医疗操作、注射液的配制及微生物学实验过程等，均需进行严格的无菌操作。消毒与灭菌方法的选择，取决于多种因素，在实际工作中应根据消毒灭菌的对象和目的要求不同，以及条件的不同，选择合适方法，见表8-1。

表8-1 医学常用的灭菌、消毒方法

类别	名称	常用方法	用途
灭菌法	物理的方法	干烤灭菌	玻璃器皿、瓷器、玻璃注射器等
		高压蒸汽灭菌	培养基、生理盐水、手术敷料、试剂、金属、玻璃、橡胶、纸、纤维制品等
		射线灭菌	医用塑料制品、中草药及中成药的防霉变处理等
		烧灼灭菌	微生物学实验室的接种环等
		滤过除菌	血清、毒素、抗生素、空气等
消毒法	化学的方法	气体灭菌	导管、橡胶手套、内窥镜、绷带、缝线、手术器具等
		消毒剂	皮肤、黏膜、排泄物、器具、环境消毒等
	物理的方法	紫外线	空气

一、物理消毒灭菌法

用于消毒灭菌的物理学方法有热力、紫外线、辐射、超声波、滤过、干燥和低温等。

（一）热力灭菌法

高温对细菌具有明显的致死作用，因此最常用于消毒和灭菌。细菌芽孢对高温有很强的抵抗力，例如炭疽杆菌的芽孢，可耐受 5～10 min 煮沸，肉毒梭菌的芽孢则需煮沸 3～5 h 才死亡。热力灭菌法分为干热灭菌和湿热灭菌两大类，在同一温度下，后者的效力比前者大，其原因是：①湿热比干热穿透力强，能较快提高灭菌物品内部的温度；②湿热中细菌易吸收水分，使菌体蛋白质易于凝固变性；③湿热中的蒸汽有潜热效应存在，水由气态变为液态时释放出潜热，可迅速提高被灭菌物体的温度。

1. 干热灭菌法　干热的杀菌作用是通过脱水干燥使大分子变性。一般细菌繁殖体在干燥状态下，80～100℃经 1 h 可被杀死；芽孢则需要 160～170℃2 h 才死亡。

（1）焚烧。直接点燃或在焚烧炉内焚烧，是一种彻底的灭菌方法，但仅适用于废弃物品或动物尸体等。

（2）烧灼。直接用火焰灭菌，适用于微生物学实验室的接种环、试管管口等的灭菌。

（3）干烤。利用干烤箱灭菌，一般加热 160～170 ℃2 h。适用于高温下不变质、不损坏、不蒸发的物品，如玻璃器皿、瓷器、玻璃注射器等的灭菌。

（4）红外线。红外线是一种电磁波，以 1～10 μm 波长的热效应最强，但热效应只能在照射到的表面产生，因此不能使物体均匀加热。红外线的灭菌作用与干烤相似。此法多用于医疗器械的灭菌。

2. 湿热灭菌法　为最常用的消毒灭菌法。

（1）巴氏消毒法。此法由巴斯德创建，用于消毒牛乳、酒类，故而得名。方法有两种：加热至 61.1～62.8℃30 min 或 71.7℃15～30 s，现广泛采用后一种方法。

（2）煮沸法。在 101.325 kPa（1 个标准大气压）下，水的煮沸温度为 100℃，一般细菌的繁殖体 5 min 能被杀死，细菌芽孢需要煮沸 1～2 h 才被杀灭。此法常用于消毒食具、刀剪等。水中加入 2%碳酸氢钠，可提高沸点达 105℃，促进杀灭细菌的芽孢，又可防止金属器皿生锈。海拔高度影响水的沸点，高海拔用此方法消毒时，可按海拔每升高 300 m 增加 2 min 的标准来延长消毒时间。

（3）流通蒸汽消毒法。在 1 个标准大气压下 100℃的水蒸气进行消毒。细菌繁殖体 15～30 min 可被杀灭，但不能全部杀灭细菌芽孢。该法常用的器具是流通蒸汽灭菌器（Arnold steam sterilizer），我国的蒸笼具有相同的原理。

（4）间歇蒸汽灭菌法。利用反复多次的流动蒸汽间歇加热以达到灭菌的目的。将需灭菌物置于流通蒸汽灭菌器内，100℃加热 15～30 min，杀死其中的繁殖体，但尚有残存的芽孢。取出后放置于 37℃孵箱过夜，使芽孢发育成繁殖体，次日再蒸 1 次，如此连续 3 次以上，可达到灭菌的效果。此法适用于一些不耐高热的含糖、牛乳等培养基。若有些物质不耐 100℃，则可将温度减低至 75～80℃，每次加热时间延长至 30～60 min，次数增加至 3 次以上，也可达到灭菌的目的。

（5）高压蒸汽灭菌法是目前临床上最常用的灭菌方法。高压灭菌器（autoclave）是一个密闭、耐高压的蒸锅。灭菌的温度取决于蒸汽的压力，在 101.325 kPa（1 个标准大气压）下，蒸汽的温度是 100℃。如果蒸汽被限制在密闭的容器中，随着压力升高，蒸汽的温度也相应升高。

在 103.4 kPa（1.05 kg/cm^2）蒸汽压下，蒸汽温度达到 121.3 ℃，维持 15～20 min，可杀灭包括细菌芽孢在内的所有微生物。高压灭菌器就是根据这一原理制成的，常用于一般培养基、生理盐水、手术敷料、试剂、金属、橡胶、玻璃制品等耐高温、耐湿物品的灭菌。近年来，在此基础上研发了一种新型的预真空压力蒸汽灭菌器，灭菌速度快、省时节能，效果理想。

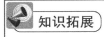 知识拓展

巴氏消毒法的由来

　　众所周知，法国是世界上的产酒大国。然而，19 世纪，"酒病"（酒变质）严重威胁法国葡萄酒的生产。1856 年，法国科学家路易斯·巴斯德（Louis Pasteur，1822—1895 年）应一家酿酒厂厂主请求，研究防止葡萄酒变酸的技术。他在显微镜下观察发现：葡萄酒和啤酒变酸后，酒液里会出现一根根细棍似的乳酸杆菌，就是这种细菌在营养丰富的葡萄酒里繁殖，使葡萄酒"变酸"。他把封闭的酒瓶泡在水里加热到不同的温度，试图杀死这些乳酸杆菌，而又不破坏酒的风味，经过反复多次的试验，他终于找到了一个简便有效的方法：只要把酒放在 56℃ 的环境里，保持半小时，就可杀死酒里的乳酸杆菌，这就是著名的"巴斯德杀菌法"（又称低温灭菌法），这个方法至今仍在使用。

（二）辐射杀菌法

辐射杀菌法分为两种，即非电离辐射（日光、紫外线等）和电离辐射（α、β、γ 和 X 射线）。

1. 紫外线（ultraviolet ray） 波长 240～300 nm 的紫外线具有杀菌作用，其中以 260～266 nm 最强，这与 DNA 的吸收光谱范围一致。紫外线主要作用于 DNA，使一条 DNA 链上两个相邻的胸腺嘧啶以共价键结合，形成二聚体，干扰 DNA 的复制与转录，导致细菌的变异或死亡，需要指出的是，紫外线不仅可杀灭 DNA 病毒，也能杀灭 RNA 病毒，如对 SARS-CoV 冠状病毒有灭活作用。紫外线穿透力较弱，普通玻璃、纸张、尘埃、水蒸气等均能阻挡紫外线，故一般只用于手术室、传染病房、无菌实验室等的空气消毒，或用于不耐热物品的表面消毒。杀菌波长的紫外线对人体皮肤、眼睛有损伤作用，使用时应注意防护。

2. 电离辐射 电离射线具有较高的能量和穿透力，对微生物有致死作用，包括高速电子、X 射线和 γ 射线等。在足够剂量时，对各种微生物均有致死作用，其机制是：①细胞分子产生诱发辐射，干扰 DNA 合成；②破坏细胞膜，引起酶系统紊乱；③水分子经辐射产生游离基和新分子，如过氧化氢作用于微生物，促进死亡，电离辐射常用于大量一次性医用塑料制品的消毒；也可用于食品、药品和生物制品的消毒或灭菌，而不破坏其营养成分。由于这种方法对真菌的杀灭很有效，所以在中草药、中成药的防霉变处理方面具有一定的使用价值。

3. 微波 微波是波长为 0.1～1 000 mm 的电磁波，可穿透玻璃、陶瓷和薄塑料等物质，但不能穿透金属表面。微波主要靠其热效应灭菌，因其热效应不均匀，灭菌效果也不可靠。微波主要用于食品、非金属器械、检验室用品、无菌室和餐具、药杯等用品的消毒。

（三）滤过除菌法

滤过除菌法是用物理阻留的方法除去液体或空气中的微生物，达到无菌目的。所用的器具是滤器（filter）。滤器含有微细小孔，只允许液体或气体通过，而大于孔径的微生物等颗粒不能通过。滤过法主要用于一些不耐高温灭菌的血清、毒素、抗生素以及空气等的除菌（但不

能除去更小的病毒、支原体和某些 L 型细菌）。滤器的种类很多，目前常用的有：①膜滤器，由硝酸纤维素膜制成，依孔径大小分为多种规格，用于除菌的滤膜孔径为 0.22 μm；②玻璃滤器，采用玻璃纤维细纱加热，压成圆板后将其固定在玻璃漏斗中。除菌时可选用 G5、G6 两种规格；③石棉过滤器（又称 Seitz 滤器），金属漏斗中含有石棉除菌滤板，其 EK 型号可用于除去一般细菌；④陶瓷滤器，陶瓷漏斗中含有除菌滤板。

（四）超声波消毒法

不被人耳感受的高于 20 kHz/s 的声波，称为超声波。超声波可裂解多数细菌，尤其是革兰氏阴性细菌对其更为敏感，但消毒不彻底，往往有残存者。目前超声波主要用于粉碎细胞，以提取细胞组分或制备抗原等，也可以用于器具、仪器的清洁和初步的消毒处理（超声波清洗仪）。超声波裂解细菌的机制主要是当它通过水时所产生的空化作用，在液体中造成压力改变，应力薄弱区形成许多小空腔，逐渐增大，最后崩解。崩解时的压力可高达 101 325 kPa（1 000 个标准大气压）。

二、化学消毒灭菌法

许多化学药物能影响细菌的化学组成、物理结构和生理活动，从而发挥防腐、消毒甚至灭菌的作用。消毒防腐药物一般都对人体组织有害，只能外用或用于环境的消毒。

化学消毒剂的杀菌机制主要有：①促进菌体蛋白质的变性或凝固，例如酚类（高浓度）、醇类、重金属盐类（高浓度）、酸碱类、醛类；②干扰细菌的酶系统和代谢，例如某些氧化剂、重金属盐类（低浓度）与细菌蛋白的-SH 基结合，使相关酶失去活性；③损伤细菌的细胞膜，例如酚类（低浓度）、表面活性剂、脂溶剂等，能降低细菌细胞膜和病毒包膜的表面张力并增加其通透性，胞外液体内渗，致使细菌破裂。

实际应用消毒剂（antiseptics）时，常采用联合应用的方法，如把使用消毒剂和冲洗、湿热、温度及隔离等物理方法联合应用。需要强调的是，化学消毒剂的应用要适度、适量，消毒时间不能过长。要注意消毒剂对人类的毒副作用、对环境的污染和对物体的腐蚀作用，使之既达到消毒目的，又不造成对环境污染和对人类健康的损害。

有的中草药具有消毒作用，如消毒药香、空气消毒香、苍术艾叶香、三木香等均为香剂，可用于空气消毒，防治感冒等。

常用化学消毒剂、防腐剂的种类、性质与用途，见表 8-2。

表 8-2 常用化学消毒剂、防腐剂的种类、性质与用途

类别	名称	常用浓度	作用特点	用途
醇类	乙醇	70%～75%	对分枝杆菌有强大迅速的杀灭作用	皮肤及物体表面消毒
表面活性剂	新洁尔灭	0.05%～0.1%	对球菌、肠道杆菌有较强杀灭作用，刺激性小，稳定	外科洗手及皮肤黏膜消毒；浸泡手术器械及食品生产用具
烷化剂	甲醛	10%	可有效杀灭芽孢、病毒，破坏细菌毒素；毒性强，有致癌作用	物品表面消毒；蒸汽可用于空气消毒
酚类	氯己定（洗必泰）	1）0.02%～0.05% 2）0.01%～0.025%	刺激性小，对人无毒副作用；抑菌作用强，可杀灭细菌繁殖体	1）术前洗手 2）腹腔、阴道、膀胱等内脏冲洗
	石炭酸	3%～5%	杀菌力强，对皮肤有刺激性	地面、家具、器皿表面消毒，物品表面消毒

类别	名称	常用浓度	作用特点	用途
重金属盐类	汞溴红	2%	杀菌力弱，无刺激性	皮肤黏膜及小创伤消毒
氧化剂	高锰酸钾	0.1%	强氧化剂，能杀灭细菌、病毒、真菌、原虫，去除吸虫囊蚴	皮肤黏膜消毒；蔬菜瓜果消毒
	过氧乙酸	0.2%～0.5%	高效广谱杀菌剂，原液对皮肤、金属有强烈腐蚀性	塑料、玻璃制品及玩具消毒
	碘酊	2.5%	皮肤刺激性强，涂后用乙醇擦拭	皮肤黏膜消毒
	碘伏	250～5 000 mg/mL	皮肤刺激性弱，涂后不用乙醇擦拭	皮肤黏膜消毒
	氯	0.2～0.5 mg/L	刺激性强	饮水及游泳池消毒
染料	甲基紫（龙胆紫）	2%～4%	有抑菌作用，对葡萄球菌作用强，浅表创伤消毒	皮肤浅创伤消毒
酸碱类	生石灰	1∶4 或 1∶8 配成糊状	杀菌力强，腐蚀性大	消毒排泄物及地面
	醋酸	5～10 mL/m³ 加等量水，加热使其蒸发	浓醋味	消毒房间，控制呼吸道感染

三、生物安全

生物安全（biosafety）是指避免危险生物因子造成实验室人员伤害，或避免危险生物因子污染环境、危害公众的综合措施，主要涉及病原生物实验室的生物安全及对突发性公共卫生事件的正确处理。重大传染病和生物安全风险是事关国家安全和发展、事关社会大局稳定的重大风险。

（一）病原微生物实验室生物安全

（1）病原微生物危害程度分类。根据病原微生物的传染性，对个体或群体的危害程度，将病原微生物分为四类：①第一类病原微生物，指能够引起人类或动物非常严重疾病的微生物，以及我国尚未发现或已经宣布消灭的微生物，目前这类病原微生物尚无疫苗可预防；②第二类病原微生物，指能够引起人类或动物严重疾病，比较容易直接或者间接在人与人、动物与人、动物与动物间传播的微生物，其中部分有疫苗可预防，第一类和第二类病原微生物又称为高致病性病原微生物；③第三类病原微生物，指能够引起人类或动物疾病，但一般情况下对人、动物或环境不构成严重危害，传播风险有限，实验室感染后很少引起严重疾病，且具备有效治疗和预防措施的微生物；④第四类病原微生物，指在通常情况下不会引起人类或动物疾病的微生物。

（2）病原微生物实验室的分级。根据实验室对病原微生物的生物安全防护等级（biological safety level，BSL）以及实验室生物安全国家标准，将病原微生物实验室分为四级：①一级，处理对象是对人体、动植物或环境危害较低，不具有对健康成人、动植物致病的致病因子，如大肠埃希菌等；②二级，处理对象是对人体、动植物或环境具有中等危害或具有潜在危险，对健康成人、动植物和环境不会造成严重危害的致病因子，如肝炎病毒、疱疹病毒、金黄色葡萄球菌、志贺菌、致病性大肠埃希菌等；③三级，处理对象是对人体、动植物或环境具有高度危险性，主要通过气溶胶使人类染上严重的甚至致命的疾病，或对动植物和环境具有高度危害的致病因子，如口蹄疫病毒、汉坦病毒、高致病性禽流感病毒、人类免疫缺陷病毒、乙型脑炎病毒、SARS 冠状病毒、SARS-CoV-2 冠状病毒、炭疽芽孢杆菌、结核分枝杆菌、霍乱弧菌等，对其通常有预防治疗措施；④四级，处理对象是对人体、动植物或环境具有高度危险性，通过气溶胶途径传播或传播途径不明或未知的危险的致病因子，如克里木-刚果出血热病毒、埃博拉病毒、马尔堡病毒、猴痘病毒等，对其尚无预防治疗措施。

（二）突发微生物危害事件的防控

常见的突发微生物危害事件包括传染性疾病的暴发、人畜共患病的暴发、生物恐怖袭击等。这类微生物感染具有发生突然、预测难、波及范围广、易造成社会的恐慌和混乱，以及给国家和人民带来严重损失等特点。如近年来出现的 SARS、MERS、禽流感、COVID-19 等传染病，曾引起公众的广泛关注。

对于突发微生物危害事件的防控主要有以下措施：①封闭被病原微生物污染的实验室或者可能造成病原微生物扩散的场所；②开展流行病学调查；③对患者进行隔离治疗，对相关人员进行医学检查；④对密切接触者进行医学观察；⑤进行现场消毒；⑥对染疫或者疑似染疫的动物采取隔离、扑杀等措施。

第四节　细菌的遗传与变异

细菌与其他生物一样，也具有遗传和变异的生命特征。细菌的子代与亲代生物学性状表现的相似性称为遗传（heredity）；而子代和亲代生物学性状的差异称为变异（variation）。遗传使细菌的种属性状相对稳定，变异使细菌产生变种和新种，促进了细菌的进化。

细菌的变异分为遗传性与非遗传性变异，前者是细菌的基因结构发生了改变，如基因突变或基因转移与重组等，故又称基因型变异；后者是细菌在一定的环境条件影响下产生的变异，其基因结构未改变，称为表型变异。

一、细菌遗传变异的物质基础

细菌遗传变异的物质基础是细菌染色体和染色体外的其他遗传物质如质粒、噬菌体、转座因子等。

（一）细菌染色体

细菌染色体是环状双螺旋 DNA 长链，缺乏组蛋白，在菌体内高度盘旋缠绕成丝团状，外无核膜包围。以大肠埃希菌为例，染色体长约 $1\,000\sim1\,400\,\mu m$，相当于菌体长的 $1\,000$ 倍。整个染色体约含 $4\,000\sim5\,000$ 个基因。

（二）质粒

质粒（plasmid）是细菌染色体以外的遗传物质，存在于细胞质中，是环状闭合的双链 DNA。细菌的质粒可自我复制、传给子代，几种质粒可共存于一个菌体，可自然丢失，也可通过接合或转导等方式转移至受体菌。细菌的质粒携带遗传信息，控制非细菌存活所必需的某些特定性状。医学上重要的质粒有：①F 质粒（fertility plasmid），编码细菌性菌毛，决定细菌致育性，有 F 质粒的细菌为雄性菌，没有的为雌性菌；②Vi 质粒（virulence plasmid），编码细菌毒力；③Col 质粒（colicinogenic plasmid），存在于大肠杆菌及其他革兰氏阴性杆菌，可编码产生细菌素；④R 质粒（resistance plasmid），带有耐药基因，可控制细菌产生灭活药物的酶，或降低细胞膜对药物的通透性；有的 R 质粒为接合性质粒，可借助性菌毛通过接合，在细菌间播散；⑤青霉素酶质粒，见于革兰氏阳性耐药性的葡萄球菌中，属于非传递性质粒，主要通过噬菌体携带此质粒转导进入敏感的细菌中进行播散。

（三）转座因子

转座因子是存在于细菌染色体或质粒 DNA 分子上的一段特异性核苷酸序列片段，它能在

DNA 分子中移动，不断改变它们在基因组的位置，能从一个基因组转移到另一基因组中。转座因子主要有三类。

1. 插入序列（insertion sequence，IS）　IS 是最小的转座因子，长度不超过 2 kb，不携带任何已知与插入功能无关的基因区域，往往是插入后与插入点附近的序列共同起作用。

2. 转座子（transposon，Tn）　Tn 长度一般超过 2 kb，除携带与转位有关的基因外，还携带耐药性基因、毒素基因及其他结构基因等。因此当 Tn 插入某一基因时，一方面可引起插入基因失活产生基因突变，另一方面可因带入耐药性基因而使细菌获得耐药性。转座子可能与细菌的多重耐药性有关。

3. 转座噬菌体（transposable phage）　转座噬菌体是具有转座功能的溶原性噬菌体。当整合到细菌染色体上，能改变溶原性细菌的某些生物学性状，如白喉棒状杆菌、肉毒梭菌等的外毒素就是由转座噬菌体的相应基因所编码的。当转座噬菌体从细菌染色体分离脱落时，可带有细菌的 DNA 片段，故它还可能在遗传物质转移过程中起载体作用。

（四）噬菌体

噬菌体（bacteriophage）是寄生于细菌的病毒，有宿主细胞的特异性，即某种菌的噬菌体仅能在该种菌内复制，能在敏感菌中增殖并裂解细菌的噬菌体称为毒性噬菌体。感染敏感细菌后不增殖，而是噬菌体的基因组整合于细菌的染色体中，并随细菌的繁殖传至子代，这样的噬菌体称为温和噬菌体。带有噬菌体基因组的细菌称为溶原性细菌，而整合于细菌染色体上的噬菌体则称为原噬菌体（prophage）。

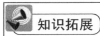　知识拓展

噬菌体展示技术

噬菌体展示技术（phage display technique）是一种强有力的基因表达筛选技术，1985 年首次由美国科学家乔治·史密斯（George Smith）提出。其基本原理是将外源蛋白的基因克隆到噬菌体的基因组 DNA 中，从而在噬菌体的表面表达特定的外源蛋白。到 2017 年为止，人们已开发出了单链丝状噬菌体展示系统、λ 噬菌体展示系统、T4 噬菌体展示系统等数种噬菌体展示系统。借助噬菌体展示肽库技术，已经成功分析了多种蛋白质抗原的表位（如 HIV、HBV、HCV 等），说明可以利用随机肽库鉴定抗原的线性和构象表位，简化了重组免疫原的克隆、鉴定和表达等过程。近年来，随着医学病毒引起的疾病增加，抗病毒多肽被认为是预防和治疗疾病极有希望的方法。

二、细菌变异的发生机制

遗传性变异是由基因结构发生改变所致，而非遗传性变异则是细菌在环境因素等影响下出现的变化。基因结构的改变主要通过基因突变、基因转移与重组两种方式实现。

（一）基因突变

突变（mutation）是细菌遗传物质的结构发生突然而稳定的改变，导致细菌性状的遗传性变异。若细菌 DNA 上核苷酸序列的改变仅为一个或几个碱基的置换、插入或丢失而引起较少的性状变异，称为小突变或点突变。若涉及大段的 DNA 发生改变，称为大突变或染色体畸变。在细菌生长繁殖过程中，突变经常自发发生，但自然突变率（$10^{-9} \sim 10^{-6}$）极低。

如果用高温、紫外线、X 射线、烷化剂、亚硝酸盐等理化因素去诱导细菌突变，可使突变率提高 10～1 000 倍。

（二）基因转移与重组

外源性的遗传物质由供体菌转入某受体菌细胞内的过程称为基因转移（gene transfer）。转移的基因与受体菌 DNA 整合在一起称为重组（recombination）。外源性遗传物质包括供体菌染色体 DNA 片段、质粒 DNA 及噬菌体基因等。细菌的基因转移与重组可通过转化、接合、转导、溶原性转换和细胞融合等方式进行。

1. 转化（transformation）　转化是供体菌裂解游离的 DNA 片段被受体菌直接摄取，使受体菌获得新的性状。例如，活的无荚膜的肺炎链球菌（IIR）从死的有荚膜的肺炎链球菌（IIIS）中获得了产生 IIIS 型菌荚膜的遗传物质，使活的 IIR 型菌转化为 IIIS 型菌，见图 8-9。

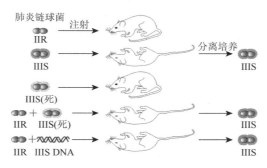

图 8-9　肺炎链球菌的转化试验

2. 接合（conjugation）　接合是细菌通过性菌毛相互连接沟通，将遗传物质（主要是质粒 DNA）从供体菌转移给受体菌的过程。

（1）F 质粒的接合。带有 F 质粒的雄菌，通过性菌毛将 F 质粒的一条 DNA 链传递给无性菌毛的雌菌，质粒 DNA 复制后，也具有了形成性菌毛的能力，转变为雄菌，见图 8-10。

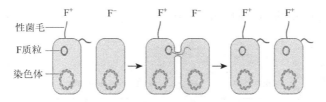

图 8-10　F 质粒接合转移模式图

（2）R 质粒的接合。R 质粒由抗药性转移因子（resistance transfer factor，RTF）和抗药性决定因子（resistance determining factor）两部分组成。RTF 的功能与 F 质粒相似，可编码性菌毛的产生和通过接合转移。抗药性决定因子能编码对抗菌药物的耐药性。这两部分可以单独存在，也可结合在一起成为复合物，但必须结合在一起时，才能将耐药性转移给其他细菌。

3. 转导（transduction）　转导是以转导噬菌体为载体，将供体菌的一段 DNA 转移到受体菌内，使受体菌获得新的性状。根据转导基因片段的范围可分为以下两种转导。

（1）普遍性转导（generalized transduction）。前噬菌体从溶原菌染色体上脱离，进行增殖，在裂解期的后期，噬菌体 DNA 已大量复制，在噬菌体 DNA 装入外壳蛋白组成新的噬菌体时，在 $10^5 \sim 10^7$ 次装配中会发生一次装配错误，误将细菌 DNA 片段装入噬菌体的头部，成为一个转导噬菌体。转导噬菌体能以正常方式感染另一宿主菌，并将其头部的染色体注入受体菌内。因被包装的 DNA 可以是供体菌染色体上的任何部分，故称为普遍性转导，见图 8-11。

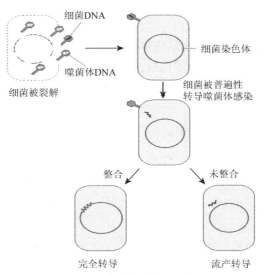

图 8-11　普遍性转导模式图

（2）局限性转导（restricted transduction）所转导的只限于供体菌染色体上特定的基因。如大肠埃希菌 K12 的 λ 噬菌体在溶原期整合在细菌染色体的半乳糖操纵子（gal）和生物素基因（bio）之间，当噬菌体 DNA（λ）从细菌染色体上分离时发生偏差，噬菌体将其本身 DNA 上的一段留在细菌染色体上，却带走了细菌 DNA 上 λ 两侧的 gal 或 bio 基因。这样的噬菌体基因转导并整合到受体菌中，使受体菌获得供体菌的某些遗传性状，见图 8-12。由于所转导的只限于供体菌 DNA 上个别的特定基因（如 gal 或 bio），故称局限性转导。

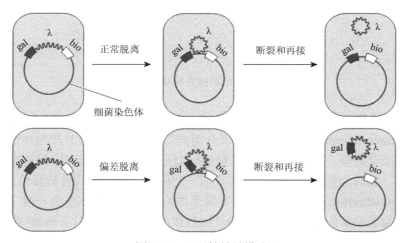

图 8-12　局限性转导模式图

4. 溶原性转换（lysogenic conversion）　　溶原性细菌因染色体上整合有前噬菌体而获得新的遗传性状称为溶原性转换。溶原性转换可使某些细菌发生毒力变异或抗原性变异。例如，不产生毒素的白喉棒状杆菌被 β-棒状杆菌噬菌体感染成为溶原性细菌时，宿主菌便可产生白喉毒素。

三、细菌变异的医学意义

（一）在诊断、治疗和预防方面的应用

细菌的变异可发生在形态结构、生化反应、抗原性和毒力等方面，造成性状不典型，常给细菌鉴定工作带来困难。例如，细菌失去细胞壁形成的 L 型细菌，用常规方法分离培养呈阴性，所以要充分了解细菌的变异现象和规律，才能正确诊断细菌感染性疾病。

由于抗生素的广泛应用，临床分离的细菌中耐药菌株日益增多，更发现有对多种抗生素多重耐药的菌株，给疾病治疗造成很大困难。为此，对临床分离的致病菌，必须在细菌药物敏感试验的指导下正确选择用药，不能滥用抗生素。为提高抗生素的疗效，防止耐药菌株的扩散，应考虑合理的联合用药原则，尤其在治疗慢性感染性疾病需长期用药时，除联合使用抗生素外，还可考虑使用免疫调节剂。

筛选或诱导减毒变异株制备减毒活疫苗用于人工自动免疫，是提高人群免疫力、预防传染病发生的有效措施。

（二）在测定致癌物质中的应用

肿瘤的发生一般认为是细胞内遗传物质的改变所致，因此凡能诱导细菌基因突变的物质都可能是致癌物质。Ames 试验就是根据能导致细菌基因突变的物质均为可疑致癌物的原理设计的。选用鼠伤寒沙门菌的组氨酸营养缺陷型（his⁻）作试验菌，以被检测的可疑化学物质作诱变剂。his⁻菌在组氨酸缺乏的培养基上不能生长，若发生突变成为 his⁺菌则能生长。比较含有被检物的试验平板与无检物的对照平板，凡能提高突变率、诱导菌落生长较多者，提示被检物有致癌的可能。

（三）在流行病学中的应用

近年来的分子生物学分析方法已被用于流行病学调查。如用质粒指纹图（plasmid fingerprinting，PFP）的方法将不同来源细菌所携带的质粒 DNA、毒力基因或耐药性基因等，经同一种限制性内切酶切割后进行琼脂糖凝胶电泳，比较所产生片段的数目和大小是否相同或相近，确定引起某种传染病暴发的流行菌株或相关基因的来源，也可用于调查医院内感染的各种细菌的某种耐药质粒的传播扩散情况。

（四）在基因工程中的应用

基因工程是根据遗传变异中细菌可因基因转移和重组而获得新性状的原理设计的。基因工程的主要步骤是：①从供体细胞（细菌或其他生物细胞）的 DNA 上切取一段需要表达的基因，即所谓目的基因；②将目的基因结合在合适的载体（质粒或噬菌体）上；③通过载体将目的基因转移到工程菌（受体菌）内，随着细菌的大量繁殖表达出大量的目的基因产物。目前通过基因工程已能使工程菌大量生产胰岛素、干扰素、生长激素、IL-2 等细胞因子和乙型肝炎疫苗等生物制品，并已探索用基因工程技术治疗基因缺陷性疾病等。今后，基因工程在医学领域和生命科学中必将得到更广泛的应用。

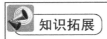

超 级 细 菌

超级细菌泛指临床上对多种抗生素具有耐药性的"多重耐药性细菌"。不同时期出现的菌株不同。目前引起特别关注的超级细菌主要有抗甲氧西林金黄色葡萄球菌（MRSA）、耐多药肺炎链球菌（MDRSP）、万古霉素耐药肠球菌（VRE）、多重耐药结核杆菌（MDR-TB）、多重耐药鲍曼不动杆菌（MDR-AB）以及携带有 NDM-1 耐药基因的大肠埃希菌和肺炎克雷伯菌。其中，肺炎克雷伯菌对 16 种抗生素的耐药性高达 52%～100%；携带 NDM-1 基因的超级细菌也曾引起一些国家或地区感染流行，其耐药谱也较广。超级细菌产生的原因有内因、外因两种因素：①内因，是指遗传因素，如某些细菌固有的耐药性及染色体的突变、耐药性质粒的传递等；②外因，包括医疗过程中的滥用抗生素、动物饲料中滥加抗生素以及消毒剂的使用不合理等。滥用抗生素是"超级细菌"出现的主要根源，合理使用抗生素与提高机体免疫力是预防其感染的重要措施。

第五节　细菌的感染

细菌感染（bacterial infection）是指细菌侵入宿主机体，与机体相互作用引起的不同程度的病理过程，能使宿主致病的细菌称为致病菌或病原菌，不能造成宿主感染的细菌称为非致病菌。有些细菌在正常情况下并不致病，但在某些特殊条件下可以致病，这类菌称为条件致病菌或机会致病菌。致病菌入侵机体后，感染的发生，与致病菌的致病性、宿主的免疫防御功能及环境等因素密切相关。

一、正常微生物群与机会致病菌

（一）正常微生物群

正常人体的体表以及与外界相通的腔道中寄居着不同种类和数量的微生物群，当人体免疫功能正常时，这些微生物对人体是无害的，称为正常微生物群，也可称为正常菌群（normal flora）。人体各部位常见的正常微生物群，见表 8-3。

表 8-3　人体常见的正常微生物群

部位	主要菌类
皮肤	葡萄球菌、类白喉棒状杆菌、铜绿假单胞菌、丙酸杆菌、白色念珠菌、非致病性分枝杆菌
口腔	葡萄球菌、甲型和丙型链球菌、肺炎链球菌、奈瑟菌、乳杆菌、类白喉棒状杆菌、放线菌、螺旋体、白色念珠菌、梭菌
鼻咽腔	葡萄球菌、甲型和丙型链球菌、肺炎链球菌、奈瑟菌、类杆菌
外耳道	葡萄球菌、类白喉棒状杆菌、铜绿假单胞菌、非致病性分枝杆菌
眼结膜	葡萄球菌、干燥棒状杆菌、奈瑟菌
胃	一般无菌
肠道	大肠埃希菌、产气肠杆菌、变形杆菌、铜绿假单胞菌、葡萄球菌、肠球菌、类杆菌、产气荚膜梭菌、破伤风梭菌、双歧杆菌、真细菌、乳杆菌、白色念珠菌
尿道	葡萄球菌、类白喉棒状杆菌、非致病性分枝杆菌
阴道	乳杆菌、大肠埃希菌、类白喉棒状杆菌、白色念珠菌

正常微生物群对维持机体微生态平衡起重要作用,在正常条件下,正常微生物群不但对人不致病,有些还起着有益的生理作用,主要表现为:①生物拮抗,正常微生物群通过受体、营养和空间竞争及产生有害代谢产物等方式抵抗外来致病菌,使之不能定植或被杀死;②营养作用,正常微生物群参与宿主的物质代谢、营养转化和合成,如肠道中的大肠埃希菌能合成维生素 K,可供宿主吸收利用;③免疫作用,正常微生物群能促进宿主免疫器官的发育,刺激免疫系统产生具有一定保护力的免疫应答;④抗衰老作用,肠道正常微生物群中的双歧杆菌、乳杆菌和肠球菌可产生超氧化物歧化酶(superoxide dismutase,SOD),SOD 能保护细胞免受活性氧的损伤,具有抗衰老作用;⑤抗肿瘤作用,肠道内正常微生物群能将机体内某些致癌物质转化成无害物质,还可通过促进宿主的非特异免疫功能抑制肿瘤的生长。

（二）机会致病菌

正常微生物群与宿主间的生态平衡在某些情况下可被打破,使原来不致病的正常微生物群变成致病菌,称为机会致病菌(opportunistic pathogen)。这种特定的条件主要有下列几种:①寄居部位的改变,例如,大肠埃希菌从原寄居的肠道进入泌尿道,或手术时通过切口进入腹腔、血流等,引起相应部位的感染;②免疫功能低下,应用大剂量皮质激素、抗肿瘤药物或放射治疗等,可造成免疫功能降低,引发内源性感染;③菌群失调(dysbacteriosis)是宿主某部位寄居的正常微生物群中各菌种发生较大幅度的变化。由此产生的病症,称为二重感染或菌群失调症。菌群失调时,往往可引起二重感染或重叠感染(superinfection)。原因是长期或大量应用抗菌药物后,大多数正常微生物群被杀或抑制,而原处于劣势的菌群或外来耐药菌趁机大量繁殖而致病。对于已发生二重感染或重叠感染者,应立即停用原抗菌药物,并对患者标本中分离的细菌做药敏试验,选用合适的药物进行治疗。

（三）医院内感染

患者在医院诊治期间感染了其他传染性疾病或医院工作人员在诊治或护理患者过程中受到感染,通称医院内感染。患者在住院期间受到感染,出院后发病者,也属于医院内感染。常见的类型有四种:①交叉感染,在医院内从其他个体获得的感染;②环境感染,接触被污染物品、药物、病房环境等而获得的感染;③医源性感染,在诊治过程中因使用消毒不严格的医疗器械引起的感染;④自身感染,由于自身免疫功能降低、正常微生物群寄居部位改变等因素的影响,导致机会致病菌引起的感染。

医院内感染分外源性感染及内源性感染两种。外源性医院内感染是指患者受医院内非自身的微生物侵袭而发生的感染,主要通过接触传播、空气传播和使用血液制品、药物等方式传染。外源性感染的感染源主要有患者、带菌者、医院的环境等。内源性医院内感染是因患者免疫力低下或长期使用抗生素、激素、免疫抑制剂或接受介入性医疗后,引起自身寄居的正常微生物群转变成机会致病菌而导致的感染。机会致病菌及自身携带的各种病原菌是内源性医院内感染的感染源。

二、细菌致病机制

细菌能引起感染的性能称为致病性或病原性,是细菌的重要特征之一。如鼠疫杆菌引起鼠疫,结核分枝杆菌引起结核。致病性强弱程度以毒力(virulence)表示,不同种类细菌的毒力不同,细菌的毒力常用半数致死量(median lethal dose,LD50)或半数感染量(infectious dose 50%,ID50)表示,其含义是在单位时间内,通过一定途径,导致一定体重的某种实验动物半数死亡或被感染的细菌数或毒素剂量。各种致病菌的致病性强弱程度不一，并可随不同宿主而异，即使同种细菌也常因菌型、菌株的不同有一定毒力差异。致病菌的致病作用，与其毒力强弱、侵入宿主的菌量，以及侵入部位是否合适等都有着密切的关系。

（一）细菌的毒力

构成细菌毒力的物质基础是侵袭力和毒素，但有些致病菌的毒力物质迄今尚未探明。

1. 侵袭力　致病菌能突破宿主皮肤、黏膜生理屏障，进入机体并在体内定植、繁殖和扩散的能力，称为侵袭力（invasiveness）。侵袭力与菌体表面结构和侵袭性酶的作用密切相关。

1）菌体表面结构　①荚膜、微荚膜。有些细菌具有荚膜，如肺炎链球菌、炭疽芽孢杆菌等。有些细菌表面有类似荚膜的物质，称微荚膜，如 A 群链球菌的 M 蛋白、伤寒沙门氏菌的 Vi 抗原及大肠埃希菌的 K 抗原等。荚膜及微荚膜本身没有毒性，但它们具有抗吞噬和保护菌体免受相应抗体和补体的作用，使致病菌能在宿主体内大量繁殖，产生病变。如有荚膜的肺炎链球菌只需几个可杀死 1 只小鼠，而失去荚膜的肺炎链球菌则需几亿个才能杀死 1 只小鼠。因此，有荚膜和微荚膜的细菌致病能力强。②菌毛等黏附因子。具有黏附作用的细胞结构称为黏附因子或黏附素。普通菌毛可使细菌黏附于宿主体表或黏膜上皮细胞表面，并能抵抗黏液的冲刷、呼吸道上皮细胞纤毛运动及肠蠕动等作用，使细菌在局部定居、繁殖、释放毒素引起疾病。黏附作用具有组织特异性，如志贺菌黏附于肠黏膜、淋病奈瑟菌黏附于泌尿生殖道黏膜等。革兰氏阴性菌的黏附因子通常为菌毛，如志贺菌、淋病奈瑟菌的菌毛；革兰氏阳性菌的黏附因子是菌体表面的毛发样突出物，如 A 群链球菌的脂磷壁酸。

2）侵袭性酶　侵袭性酶是指某些病原菌在代谢过程中产生的与致病作用有关的酶。一般不具有毒性，但在感染过程中可以协助致病菌抗吞噬或向四周扩散。如大多数致病性金黄色葡萄球菌能产生一种血浆凝固酶（游离血浆凝固酶），能加速人或兔血浆的凝固，保护病原菌不被吞噬或免受抗体等分子的作用；A 群链球菌产生的透明质酸酶、链激酶和链球菌 DNA 酶，能降解细胞间质透明质酸、溶解纤维蛋白、液化脓液中的 DNA 等，利于细菌在组织中扩散。

2. 毒素　细菌毒素（bacterial toxin）是细菌合成地对组织细胞有损害作用的物质，按其来源、性质和作用等不同，可分为外毒素（exotoxin）和内毒素（endotoxin）两种。

1）外毒素　主要由革兰氏阳性菌和部分革兰氏阴性菌产生并释放到菌体外的毒性蛋白质。产生菌主要是革兰氏阳性菌中的破伤风梭菌、肉毒梭菌、白喉杆菌、产气荚膜梭菌、A 群链球菌、金黄色葡萄球菌等。某些革兰氏阴性菌中的痢疾志贺菌、鼠疫耶尔森菌、霍乱弧菌、肠产毒性大肠埃希菌、铜绿假单胞菌等也能产生外毒素。大多数外毒素是在菌细胞内合成后分泌至细胞外，也有存在于菌体内，待细菌溶解后才释放出来的，如痢疾志贺和肠产毒性大肠埃希菌等。

多数外毒素化学成分是蛋白质，不耐热，例如，白喉外毒素在 58～60℃经 1～2 h，破伤风外毒素在 60℃经 20 min 可被破坏，具有良好的抗原性，在 0.3%～0.4% 甲醛液作用下，经一定时间，可以脱去毒性，但仍保留免疫原性称为类毒素（toxoid）。类毒素注入机体后，可刺激机体产生抗毒素，用于传染病的防治。

多数外毒素的分子结构由 A 和 B 两种亚单位组成。A 亚单位是外毒素活性部分，决定其毒性效应。B 亚单位无毒，能与宿主靶细胞表面的特殊受体结合，介导 A 亚单位进入靶细胞。外毒素的毒性强。1 mg 纯化的肉毒毒素能杀死 2 亿只小鼠，是目前已知的最强的毒素。不同细菌产生的外毒素，对机体的组织器官具有选择作用，可引起特殊的病变。

2）内毒素　内毒素由革兰氏阴性菌细胞壁中的脂多糖（LPS）组成，只有当细菌死亡裂解或用人工方法破坏菌体后才释放出来。内毒素耐热，加热 100℃经 1 h 不被破坏；需加热至 160℃经 2~4 h，或用强碱、强酸、强氧化剂加温煮沸 30 min 才灭活，不能用甲醛液脱毒成类毒素。内毒素注入机体可产生相应抗体，但中和作用较弱。

脂质 A 是内毒素的主要毒性组分。不同革兰氏阴性菌的脂质 A 结构虽有差异，但基本相似。因此，不同革兰氏阴性菌感染时，由内毒素引起的毒性作用大致相同。主要表现为以下几种。

（1）发热反应：极微量（1 ng/kg）内毒素就能引起人体体温上升，并维持 4 h 左右。其机制是内毒素作用于巨噬细胞等，使之产生 IL-1、IL-6 和 TNF-α 这些具有内源性致热原的细胞因子。它们再作用于机体下丘脑体温调节中枢，引起发热。

（2）白细胞反应：注射内毒素后，血循环中的中性粒细胞数骤减，系与其移动并黏附至组织毛细血管有关。1~2 h 后，LPS 诱生的中性粒细胞释放因子刺激骨髓释放中性粒细胞进入血流，使数量显著增加，但伤寒沙门菌内毒素是例外，始终使血循环中的白细胞总数减少，机制尚不清楚。

（3）内毒素血症与内毒素休克：当血液中细菌或病灶内细菌释放大量内毒素入血时，可导致内毒素血症（endotoxemia）。内毒素作用于巨噬细胞、中性粒细胞、内皮细胞、血小板、补体系统、凝血系统等并诱生 TNF-α、IL-1、IL-6、IL-8、组胺、5-羟色胺、前列腺素、激肽等生物活性物质，使小血管功能紊乱而造成微循环障碍，表现为微循环衰竭和低血压、组织器官毛细血管灌注不足、缺氧、酸中毒等。严重时则导致以微循环衰竭和低血压为特征的内毒素休克。

（4）弥散性血管内凝血（disseminated intravascular coagulation，DIC）：内毒素能活化凝血系统的 XII 因子，当凝血作用开始后，使纤维蛋白原转变为纤维蛋白，造成 DIC；由于血小板与纤维蛋白原大量消耗，以及内毒素活化胞浆素原为胞浆素，分解纤维蛋白，进而产生出血倾向。

外毒素与内毒素的主要区别，见表 8-4。

表 8-4　外毒素与内毒素的主要区别

区别要点	外毒素	内毒素
来源	革兰氏阳性菌与部分革兰氏阴性菌	革兰氏阴性菌
存在部分	从活菌分泌出，少数菌崩解后释出	细胞壁组分，菌裂解后释出
化学成分	蛋白质	脂多糖
稳定性	60~80℃，30 min 被破坏	160℃，2~4 h 被破坏
毒性作用	强，对组织器官有选择性毒害效应，引起特殊临床表现	较弱，各菌的毒性效应大致相同，引起发热、白细胞反应、微循环障碍、休克、DIC 等
抗原性	强，刺激机体产生抗毒素；甲醛液处理脱毒形成类毒素	弱，刺激机体产生的中和抗体作用弱；甲醛液处理不形成类毒素

（二）细菌侵入的数量

感染的发生，除与致病菌的毒力有关外，还需有足够的数量。一般而言，细菌毒力越强，引起感染所需的菌量越小；反之则菌量越大。例如鼠疫耶尔森菌毒力强，进入无特异性免疫力的机体中，几个细菌即能引起鼠疫；而沙门菌的毒力弱，引起食物中毒必须食入较大数量的细菌，才能引起急性胃肠炎。

（三）细菌侵入的部位

有了一定的毒力物质和足够数量的致病菌，若侵入易感机体的部位不适宜，仍不能引起感染。例如伤寒沙门菌必须经口进入，而脑膜炎奈瑟菌应通过呼吸道吸入。也有一些致病菌的适宜侵入部位有多处，例如结核分枝杆菌可经呼吸道、消化道、皮肤创伤等形成感染。各种致病菌都有其特定的侵入部位，这与致病菌需要特定的生长繁殖的微环境有关。

三、感染的途径与类型

（一）感染的来源

感染来源于宿主体外的称外源性感染（exogenous infection）；感染来自患者自身体内或体表的称为内源性感染（endogenous infection）。

1. 外源性感染

1）患者　大多数人类感染是通过人与人之间的传播。患者在疾病潜伏期一直到病后一段恢复期内，都有可能将致病菌传播给周围其他人。对患者及早作出诊断并采取防治措施，是控制和消灭传染病的根本措施之一。

2）带菌者　携带某些致病菌但未出现临床症状的健康人或恢复期传染病患者均为重要的传染源，因其不出现临床症状，不易被人们察觉，故危害性重于患者。

3）患病和带菌动物　有些细菌是人畜共患病的致病菌，因而患病或带菌动物的致病菌也可传播给人类。例如鼠疫耶尔森菌、炭疽芽孢杆菌、布鲁氏菌、牛分枝杆菌，以及引起食物中毒的沙门菌等。

2. 内源性感染　致病菌大多是体内正常微生物群，少数是以潜伏状态存在于体内的致病菌。内源性感染具有条件依赖性。当大量使用抗生素导致菌群失调或其他原因引起免疫功能低下时常诱发感染。婴幼儿、老年人、晚期癌症患者和器官移植患者均易发生内源性感染。

（二）感染的传播途径

病原微生物离开感染源后，经不同方式到达另一易感者的途径，称为传播途径。主要指外源性感染途径，不包括内源性感染。病原微生物可通过一种或数种途径传播，常见的传播途径有以下几种。

1. 呼吸道感染　致病菌从患者或带菌者的痰液、唾沫等散布到周围空气中，经呼吸道途径感染他人。例如咳嗽、喷嚏、大声说话时喷出的飞沫，含有大量细菌。此外，亦可通过吸入沾有病菌的尘埃而引起。呼吸道感染的疾病有肺结核、白喉、百日咳、军团病等。

2. 消化道感染　消化道感染主要是因食物和饮用水被患者或带菌者的粪便污染后摄入消化道所致。水、手指和苍蝇等昆虫是消化道传染病传播的重要媒介。常见的疾病有伤寒、菌痢、霍乱、食物中毒等。

3. 创伤感染　皮肤、黏膜的细小破损，致病性葡萄球菌、链球菌等常可侵入机体引起化脓性感染。在泥土、人类和动物粪便中，可有破伤风梭菌、产气荚膜梭菌等芽孢存在。这些芽孢若进入深部伤口，微环境适宜时就会发芽、繁殖，产生外毒素而致病。

4. 接触感染　淋病奈瑟球菌、梅毒螺旋体、麻风分枝杆菌、钩端螺旋体等，可通过人-人或动物-人的密切接触而感染。其方式可为直接接触，或通过用具等间接感染。

5. 节肢动物叮咬感染　有些传染病是通过吸血昆虫传播的。例如人类鼠疫由鼠蚤传播，恙虫病由恙螨幼虫传播等。

6. 多途径感染　有些致病菌的传播可有呼吸道、消化道、皮肤创伤等多种途径。例如结核分枝杆菌、炭疽芽孢杆菌等。

（三）感染的类型

感染的发生、发展和结局是宿主机体的免疫力和病原菌的致病作用相互作用的复杂过程。根据两者力量对比，感染类型可分为隐性感染（covert infection）、潜伏性感染（latent infection）、显性感染（apparent infection）和带菌状态（carrier state）等。这几种类型并非一成不变，随着两方力量的增减，可移行、转化或交替出现动态变化。

1. 隐性感染　当宿主的抗感染免疫力较强或侵入的病菌数量不多、毒力较弱时，感染后对机体损害较轻，不出现或出现不明显临床症状称为隐性感染，或称亚临床感染（subclinical infection）。隐性感染后，机体常可获得足够的特异性免疫力，能抗御相同致病菌再次感染。在一般传染病流行中，约90%以上的人是隐性感染者，如结核、白喉、伤寒等。

2. 潜伏性感染　当宿主与致病菌在相互作用过程中暂时处于平衡状态时，致病菌潜伏在病灶内或某些特殊组织中，一般不出现在血液、分泌物或排泄物中。一旦机体免疫力下降，潜伏的致病菌大量繁殖，使疾病复发。例如结核分枝杆菌有潜伏性感染。

3. 显性感染　当宿主抗感染的免疫力较弱，或侵入的致病菌数量较多、毒力较强时，以致机体的组织细胞受到不同程度的损害，生理功能也发生改变，并出现一系列的临床症状和体征，称为显性感染。显性感染若是由体外具有传染性的致病菌所引起，并出现一系列临床症状则统称为传染病，而内源性感染所致的疾病一般不属于传染病。

显性感染按临床上病情缓急不同，分为：①急性感染（acute infection）。发作突然，病程较短，一般是数日至数周。病愈后，致病菌从宿主体内消失。急性感染的致病菌有脑膜炎奈瑟菌、霍乱弧菌、肠产毒性大肠埃希菌等。②慢性感染（chronic infection）。病程缓慢，常持续数月至数年。胞内菌往往引起慢性感染，例如结核分枝杆菌、麻风分枝杆菌。

按感染的部位不同，显性感染分为：①局部感染（local infection）。致病菌侵入宿主后，局限在一定部位生长繁殖引起病变的一种感染类型。例如化脓性球菌所致的疖、痈等。②全身性感染（systemic infection）。感染发生后，致病菌或其毒性代谢产物向全身播散引起全身性症状的一种感染类型。全身感染临床上常见以下几种情况。

毒血症（toxemia）：致病菌侵入宿主后，只在机体局部生长繁殖，病菌不进入血循环，但其产生的外毒素入血。外毒素经血循环到达易感的组织和细胞，引起特殊的毒性症状，如白喉、破伤风等。

内毒素血症（endotoxemia）：革兰氏阴性菌侵入血流，并在其中大量繁殖、崩解后释放出大量内毒素；也可由病灶内大量革兰氏阴性菌死亡、释放的内毒素入血所致。在严重革兰氏阴性菌感染时，常发生内毒素血症。

菌血症（bacteremia）：致病菌由局部侵入血流，但未在血流中生长繁殖，只是短暂地通过血循环到达体内适宜部位后再进行繁殖而致病。例如伤寒早期有菌血症期。

败血症（septicemia）：致病菌侵入血流后，在其中大量繁殖并产生毒性产物，引起全身性中毒症状，例如高热、皮肤和黏膜瘀斑、肝脾肿大等。如炭疽芽孢杆菌所致的败血症。

脓毒血症（pyemia）：指化脓性致病菌侵入血流后，在其中大量繁殖，并通过血流扩散至宿主的其他组织或器官，产生新的化脓性病灶。例如金黄色葡萄球菌的脓毒血症，常导致多发性肝脓肿、皮下脓肿和肾脓肿等。

4. 带菌状态　有时致病菌在显性或隐性感染后并未立即消失，在体内继续留存一定时间，并不断向外排菌，与机体免疫力处于相对平衡状态，称为带菌状态。处于带菌状态的人称为带菌者（carrier）。例如伤寒、白喉等病后常可出现带菌状态。由于带菌者无临床症状，不易被发现，而成为疾病重要的传染源，因此，及时发现带菌者并对其进行隔离治疗，对于控制和消灭传染病的流行具有重要意义。

【复习思考题】

（1）简述革兰氏阳性菌与革兰氏阴性菌细胞壁的主要区别。

（2）细菌的特殊结构包括哪些？各有何生物学功能或意义？

（3）细菌的合成代谢产物有哪些？

（4）细菌的生长曲线分几期？各有何特点？

（5）常用的物理消毒灭菌方法有哪些？各适用于哪些物品的消毒灭菌？

（6）与细菌致病性相关的因素有哪些？构成细菌侵袭力的物质基础是什么？

（7）何谓正常微生物群？二重感染及其发生机制如何？

（8）致病菌引起的人体全身感染，临床常见哪几种情况？各有何特点？

第九章　细菌学各论

【导学】

1. 掌握　常见致病菌的生物学特性、致病物质和所致疾病。
2. 熟悉　常见致病菌的微生物学检查法和防治原则。
3. 了解　常见致病菌的流行情况。

第一节　病原性球菌

球菌（coccus）种类繁多，是细菌中的一个大类。对人有致病性的称为病原性球菌。因其主要引起化脓性炎症，故又称化脓性球菌（pyogenic coccus）。根据革兰氏染色性不同，球菌分为革兰氏阳性（G^+）球菌和革兰氏阴性（G^-）球菌两类。前者包括葡萄球菌、链球菌等；后者包括脑膜炎奈瑟菌、淋病奈瑟球菌等。

一、葡萄球菌属

葡萄球菌属（*Staphylococcus*）的细菌因常堆聚成葡萄串状而得名。广泛分布于自然界、人和动物的体表以及与外界相通的腔道中。多数为不致病的腐生或寄生菌，少数有致病性，其中金黄色葡萄球菌是最常见的化脓性球菌，能引起皮肤黏膜、多种组织器官的化脓性炎症；有的菌株还可引起食物中毒、烫伤样皮肤综合征、毒性休克综合征等疾病。有些人的皮肤和鼻咽部可带有致病菌株，医务人员的带菌率可高达70%以上，多为耐药菌株，是医院内交叉感染的重要传染源。

（一）生物学性状

1. 形态与染色　革兰氏染色阳性，直径 0.5～1.0 μm，球形或略呈椭圆形，常呈葡萄串状排列。无鞭毛，无芽孢，体外培养时一般不形成荚膜，体内可形成荚膜。

2. 培养特性　营养要求不高，在普通培养基上生长良好，兼性厌氧或需氧。最适生长温度为37℃。最适 pH 为7.4。在肉汤培养基中经 37℃孵育 24 h，呈均匀混浊生长，管底稍有沉淀。在普通琼脂平板上孵育 24～48 h 后，形成圆形、隆起、表面光滑、湿润、边缘整齐、不透明的菌落。在室温下长时间培养可产生脂溶性色素，使菌落着色。菌落因菌种不同而出现金黄色、白色或柠檬色，培养基不变色。在血琼脂平板上，致病性葡萄球菌菌落周围形成明显的透明溶血环。葡萄球菌耐盐性强，在含 10%～15%NaCl 培养基中仍能生长，故可用高盐培养基分离菌种。

3. 生化反应　触酶试验阳性。多数菌株能分解葡萄糖、麦芽糖和蔗糖，产酸不产气。金黄色葡萄球菌能分解甘露醇，是鉴别致病性葡萄球菌的重要指标。

4. 抗原结构　已发现的抗原在 30 种以上，较重要的有以下几种。

（1）葡萄球菌 A 蛋白（staphylococcal protein A，SPA）存在于细胞壁的一种表面蛋白。90%

以上的金黄色葡萄球菌菌株有此抗原，但不同菌株间含量差异悬殊。SPA 可与人及多种哺乳动物 IgG1、IgG2 和 IgG4 的 Fc 段发生非特异性结合，通过与吞噬细胞争夺 Fc 段，有效地降低抗体介导的调理作用，从而具有抗吞噬作用。而结合后的 IgG 分子的 Fab 段仍能同相应抗原分子发生特异性结合。因此采用含 SPA 的葡萄球菌作为载体，结合特异性抗体后，可开展简易、快速的协同凝集试验（coagglutination test），广泛应用于多种微生物抗原的检测。SPA 与 IgG 结合后的复合物还具有促细胞分裂、引起超敏反应、损伤血小板等多种生物学活性。

（2）多糖抗原（polysaccharide antigen，PA）具有种特异性，是存在于细胞壁上的一种半抗原。A 群多糖抗原常见于金黄色葡萄球菌，化学组成为磷壁酸中的 N-乙酰葡糖胺核糖醇残基。B 群多糖抗原常见于表皮葡萄球菌，化学组成为磷壁酸中的 N-乙酰葡糖胺甘油残基。

（3）荚膜多糖。宿主体内的大多数金黄色葡萄球菌表面存在荚膜多糖抗原。荚膜能抑制中性粒细胞的趋化与吞噬作用，并有利于细菌黏附到细胞或生物合成材料表面（如生物瓣膜、导管等）。

5. 分类 根据色素、生化反应的不同，可将常见的葡萄球菌分为金黄色葡萄球菌（*S. aureus*）、表皮葡萄球菌（*S. epidermidis*）和腐生葡萄球菌（*S. saprophyticus*）3 种，见表 9-1。金黄色葡萄球菌多为致病菌，表皮葡萄球菌偶尔可致病，腐生葡萄球菌一般不致病。

表 9-1　3 种葡萄球菌的主要生物学性状

种类	金黄色葡萄球菌	表皮葡萄球菌	腐生葡萄球菌
菌落色素	金黄色	白色	柠檬色
α 溶素	+	−	−
凝固酶	+	−	−
发酵甘露醇	+	−	−
A 蛋白	+	−	−

6. 抵抗力 葡萄球菌在无芽孢菌中抵抗力最强，耐干燥，在干燥脓汁、痰液中存活 2～3 个月；耐热，60℃1h 或 80℃30 min 才被杀死；耐盐，在含 10%～15% NaCl 的培养基中仍能生长；对碱性染料敏感，1：100 000～200 000 的龙胆紫溶液可抑制其生长，过去常用 2%～4%的龙胆紫治疗皮肤黏膜的感染；对多种抗菌药物易产生耐药性，且耐药株逐年增加，如耐甲氧西林金黄色葡萄球菌已经成为医院内感染最常见的致病菌。

（二）致病性与免疫性

1. 致病物质

金黄色葡萄球菌的磷壁酸具有黏附作用，荚膜具有抗吞噬作用，同时还能产生血浆凝固酶、葡萄球菌溶素、杀白细胞素、肠毒素等致病物质。

（1）血浆凝固酶。致病菌株大多数能产生凝固酶（coagulase）。凝固酶有两种：①游离凝固酶，是分泌至细菌体外的蛋白质，可被人或兔血浆中的协同因子激活，成为凝血酶样物质，从而使液态的纤维蛋白原变为固态的纤维蛋白，使血浆凝固；②结合凝固酶，结合在菌体表面，能与血浆中的纤维蛋白原结合，使纤维蛋白原变成纤维蛋白，引起菌体快速凝集呈颗粒状，可用玻片法检测。凝固酶使周围血液或血浆中的纤维蛋白等沉积于菌体表面，阻碍体内吞噬细胞的吞噬，亦可保护细菌不受血清中杀菌物质的破坏，与葡萄球菌的致病性关系密切。此外，病灶周围有纤维蛋白的沉积，细菌不易向外扩散，使感染病灶易于局限化和形成血栓。非致病菌株一般不产生血浆凝固酶，故可以此酶鉴别葡萄球菌有无致病性。

（2）葡萄球菌溶素。致病菌株产生的葡萄球菌溶素（staphylolysin）可损伤细胞膜。按其抗原性不同，可分为 α、β、γ、δ 等。对人类有致病作用的主要是 α 溶素。α 溶素除对多种哺乳动物红细胞有溶解作用外，对白细胞、血小板、肝细胞、成纤维细胞、血管平滑肌细胞等均有损伤作用，可引起组织坏死。其损伤机制可能是毒素分子插入细胞膜的疏水区，从而破坏细胞膜的完整性，导致细胞溶解。α 溶素是外毒素，具有良好的抗原性，经甲醛脱毒后可制成类毒素，用于制备预防金黄色葡萄球菌感染的人工主动免疫制剂。

（3）杀白细胞素。大多数致病性葡萄球菌能产生杀白细胞素（leukocidin）。此毒素只攻击细胞膜上有其相应受体的中性粒细胞和巨噬细胞。杀白细胞素由 F 和 S 两种蛋白质组成，可分别与细胞膜上卵磷脂受体和神经节苷脂 GM1 受体结合，改变细胞膜的结构，增加通透性，从而造成中性粒细胞和巨噬细胞的死亡，死亡细胞可形成脓栓。

（4）肠毒素。临床分离的金黄色葡萄球菌中约 30%～50% 的菌株可产生肠毒素（enterotoxin），为一组热稳定的可溶性蛋白质，100℃、30 min 不被破坏，并能抵抗胃肠液中蛋白酶的水解作用。当产毒菌株污染食物后，在合适温度下，经 8～10 h 即可产生大量肠毒素。肠毒素作用于肠道神经细胞受体，刺激呕吐中枢，引起呕吐为主要症状的食物中毒。近年来，发现肠毒素作为超抗原能激活 T 细胞释放大量细胞因子而致病。

此外，某些金黄色葡萄球菌还能产生表皮剥脱毒素（exfoliatin），又称表皮溶解毒素（epidermolytic toxin）、毒性休克综合征毒素–1（toxic shock syndrome toxin-1，TSST-1）及其他毒性物质。

2. 所致疾病

1）化脓性疾病　葡萄球菌可通过多种途径侵入机体引起皮肤或器官的感染，甚至全身化脓感染。局部感染主要由金黄色葡萄球菌引起的皮肤软组织感染，如疖、痈、毛囊炎、蜂窝组织炎、伤口化脓等。此外还可引起气管炎、肺炎、脓胸、中耳炎等内脏器官感染和全身感染（如败血症、脓毒血症等）。

2）毒素性疾病（由金黄色葡萄球菌产生的外毒素引起）。

（1）食物中毒。进食含葡萄球菌肠毒素食物后 1～6 h 即可出现症状，先有恶心、呕吐、上腹痛，继以腹泻。大多数病人于 1～2 d 内恢复，预后良好。

（2）烫伤样皮肤综合征。由表皮剥脱毒素引起，多见于婴幼儿和免疫力低下的成年人。患者皮肤呈弥漫性红斑，起皱，继而形成水疱，最后表皮上层大片脱落。若得不到及时治疗，病死率可达 20%。

（3）毒性休克综合征。由 TSST-1 引起，表现为高热、低血压、呕吐、腹泻、弥漫性红疹伴脱屑，严重时还出现心、肾衰竭，甚至可发生休克。

3. 免疫性　人类对葡萄球菌有一定的天然免疫力，只有当皮肤黏膜损伤或机体免疫力降低时，才易引起感染。病后能获得一定免疫力，但不能防止再次感染。

（三）微生物学检查

1. 标本　不同病型采取不同标本。化脓性病灶采取脓汁、渗出液；败血症采取血液；食物中毒则分别采集剩余食物、病人呕吐物和粪便等；脑膜炎采取脑脊液。

2. 直接涂片镜检　将标本涂片，革兰氏染色后镜检。一般根据细菌形态、排列方式和染色性可作出初步诊断。

3. 分离培养和鉴定　将标本接种至血琼脂平板（血液标本需先经肉汤培养基增菌后再接种至血琼脂平板），37℃孵育18～24 h后挑选可疑菌落行涂片染色镜检及必要的鉴别试验。致病性葡萄球菌鉴定的主要依据是：①菌落一般呈金黄色，菌落周围有透明溶血环；②凝固酶与耐热核酸酶阳性；③发酵甘露醇。由于凝固酶阴性菌株有时也能致病，故最后判定时应结合临床病症。

4. 药敏试验　金黄色葡萄球菌容易产生耐药性变异，故临床分离的菌株，必须做药敏试验，找到敏感药物。

5. 肠毒素检查　取食物中毒患者标本，用 ELISA 法检测葡萄球菌肠毒素，简便、快速，有高度敏感性和特异性。目前也可用特异的 DNA 基因探针杂交技术检测葡萄球菌是否为产肠毒素菌株。

（四）防治原则

注意个人卫生，及时处理皮肤黏膜损伤；严格无菌操作，做好消毒隔离，防止医源性感染；加强对饮食行业及药品生产部门的卫生管理，防止金黄色葡萄球菌污染食物与药品。由于抗生素的广泛应用，耐药株日益增多，必须根据药物敏感试验结果，选用敏感抗菌药物进行治疗。反复发作疖病的患者，可试用自身疫苗疗法。金银花、连翘、黄芩、黄连、蒲公英、败酱草、厚朴等多种中药有较好的疗效。

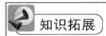 知识拓展

凝固酶阴性葡萄球菌

凝固酶阴性葡萄球菌（coagulase-negative staphylococcus，CNS）是人体皮肤、黏膜的正常菌群，目前已发现的 CNS 有表皮葡萄球菌、腐生葡萄球菌等十余种。近年发现，CNS 可以作为"机会致病菌"引起多种疾病。CNS 不产生凝固酶和 α 溶素，其致病物质与其产生的黏质、β 溶素和 δ 溶素有关。黏质具有较强的黏附性，可促进生物膜的形成，从而保护细菌免受宿主免疫系统的攻击和抗生素的渗透。

常见的 CNS 引起的感染有：①泌尿系统感染。CNS 引起的尿路感染仅次于大肠杆菌，可引起急性膀胱炎等。常见的有表皮葡萄球菌、溶血葡萄球菌。②败血症，多为新生儿败血症。仅次于大肠杆菌、金黄色葡萄球菌。常见的有表皮葡萄球菌、溶血葡萄球菌等。③术后感染。CNS 是引起外科感染的常见病原菌。植入性医疗器械特别适合 CNS 的黏附和生长，因此术后感染常发生于心脏起搏器植入、人工心瓣膜或人工关节置换、动脉插管等情况。

二、链球菌属

链球菌属（*Streptococcus*）广泛分布于自然界、人及动物粪便和健康人鼻咽部，大多数不致病。少数链球菌为致病性链球菌，如可引起化脓性炎症、猩红热等疾病的化脓性链球菌和引起细菌性肺炎的肺炎链球菌。

（一）生物学性状

1. 形态与染色　革兰氏染色阳性，直径 0.6～1.0 μm，球形或椭圆形，呈链状排列，长短不一。无芽孢，无鞭毛。多数菌株在培养早期（2～4 h）形成透明质酸荚膜，继续培养细菌产

生透明质酸酶，使荚膜消失。肺炎链球菌菌体呈矛头状，多成双排列，宽端相对，尖端向外，在痰和脓汁中呈单个或短链状，在体内或含血清的培养基中能形成荚膜。肺炎链球菌能产生自溶酶，破坏细胞壁而使细菌溶解，故孵育时间超过 48 h，菌落中央下陷呈"脐窝状"。肺炎链球菌胆汁溶菌试验阳性，菊糖发酵试验阳性，可与甲型溶血性链球菌鉴别。

2. 培养特性　多数为兼性厌氧菌。营养要求较高，在含血液、血清、葡萄糖的培养基上生长良好。在血清肉汤培养基中易形成长链，管底呈絮状沉淀。在血琼脂平板上，形成灰白色、表面光滑、边缘整齐、直径 0.5～0.75 mm、透明或半透明的细小菌落。不同种类的链球菌菌落周围可发生不同的溶血现象。

3. 生化反应　分解葡萄糖，产酸不产气。链球菌不产生触酶，可与葡萄球菌鉴别。一般不分解菊糖，不被胆汁溶解，可与肺炎链球菌鉴别。

4. 抗原结构　有多糖抗原（C 抗原）和蛋白质抗原（表面抗原）。多糖抗原系群特异性抗原，是细胞壁的多糖组分。蛋白质抗原具有型特异性，位于 C 抗原外层，包括 M 蛋白抗原、T 蛋白抗原等。M 蛋白具有抗补体介导的调理作用及抵抗中性粒细胞的吞噬作用。此外，M 蛋白与心肌、肾小球基底膜有共同抗原，可导致超敏反应性疾病的发生。

5. 分类　链球菌的分类，常用下列两种方法。

（1）根据溶血现象分类。根据链球菌在血琼脂平板上的溶血现象分三类：①甲型溶血性链球菌（α-hemolytic streptococcus），又称草绿色链球菌。其菌落周围有 1～2 mm 宽的草绿色溶血环，其中的红细胞并未完全溶解，称甲型溶血或 α 溶血。此类链球菌多为机会致病菌。②乙型溶血性链球菌（β-hemolytic streptococcus），又称为溶血性链球菌。其菌落周围可形成 2～4 mm 宽、界限分明、完全透明的无色溶血环，其中的红细胞完全溶解，称乙型溶血或 β 溶血。溶血性链球菌致病力强，常引起人类和动物的多种疾病。③丙型溶血性链球菌（γ-hemolytic streptococcus），又称不溶血性链球菌，一般不致病，常存在于乳类和粪便中。其菌落周围无溶血环。

（2）根据抗原结构分类：①根据多糖抗原不同，将链球菌分为 20 个血清群（A～H，K～V）。对人致病的链球菌 90%属于 A 群，B、C、D、G 群偶见。②A 群链球菌有 M、T、R 和 S 等不同性质的蛋白质抗原，与致病性有关的是 M 抗原。根据 M 抗原不同，A 群链球菌可分为约 150 个型；B 群分 4 个型；C 群分 13 个型等。对人类致病的 A 群链球菌多表现为乙型溶血。

6. 抵抗力　一般链球菌在 60℃即可被杀死。对常用消毒剂敏感。在干燥尘埃中生存数月。对青霉素、红霉素都很敏感，青霉素是首选药物，极少发现耐药株。

（二）致病性及免疫性

1. 化脓性链球菌（S. pyogenes）　属于 A 群链球菌，占人类链球菌感染的 90%。

1）致病物质

（1）菌体表面结构。脂磷壁酸与 M 蛋白构成菌毛样结构，介导链球菌的黏附。M 蛋白具有抗吞噬作用，并可与血清补体系统的 H 因子结合，通过 H 因子对 C3b 的降解来抑制由 C3b 介导的调理吞噬作用。此外，M 蛋白与心肌存在共同抗原，故与超敏反应性疾病如风湿热的发生有关。

（2）链球菌溶血素（streptolysin）分链球菌溶血素 O（SLO）和链球菌溶血素 S（SLS）两种。

SLO 为含有-SH 基的蛋白质，对 O_2 敏感，遇 O_2 时-SH 基被氧化为-S-S-基，失去溶血活性，若加入还原剂，溶血作用可以逆转。对红细胞溶解作用强，对中性粒细胞、血小板、巨噬细胞、神经细胞等也有破坏作用，并能引起心肌损伤，加重病毒性心肌炎的病变。SLO 抗原性强，

85%～90%链球菌感染的患者，于感染后 2～3 周至病愈后数月至 1 年内可检出 SLO 抗体。风湿热病人血清中的 SLO 抗体显著增高，活动性病例升高更为显著，一般其效价在 1:400 以上。因此，测定 SLO 抗体含量，可作为链球菌新近感染指标之一或风湿热及其活动性的辅助诊断。

SLS 是小分子糖肽，无免疫原性，对 O_2 稳定。链球菌在血琼脂平板上菌落周围的 β 溶血环由 SLS 所致。SLS 对热和酸敏感，不易保存，对白细胞、血小板和多种组织细胞有破坏作用。

（3）致热外毒素（pyrogenic exotoxin）又称红疹毒素或猩红热毒素，是引起人类猩红热的主要毒性物质，有致热性、致死性及细胞毒作用，为蛋白质，有 A、B、C 三种血清型，较耐热，96℃45 min 才能完全灭活，抗原性强，具有超抗原生物学活性。

（4）侵袭性酶有多种侵袭性酶以不同作用方式，促进细菌在组织间扩散。①透明质酸酶（hyaluronidase），能分解细胞间质的透明质酸，便于细菌在组织中扩散。②链激酶（streptokinase，SK），能使血液中纤维蛋白溶酶原变成纤维蛋白溶酶，溶解血块或阻止血浆凝固，有利于细菌在组织中扩散。③链球菌 DNA 酶（streptodornase，SD）又称链道酶，能降解脓液中具有高度黏稠性的 DNA，使脓液稀薄，利于细菌扩散。由于侵袭性酶的作用，链球菌感染的炎症病灶与正常组织界限不清，脓汁稀薄带血，有明显的扩散倾向。菌体可侵入血流，导致败血症。

2）所致疾病

（1）化脓性感染：①经破损皮肤感染，可引起皮肤及皮下组织感染，如痈、脓疱疮、蜂窝组织炎、淋巴管炎、淋巴结炎、丹毒等。②经呼吸道感染，可引起扁桃体炎、咽炎、咽峡炎、鼻窦炎、肺炎，并可扩散引起中耳炎、脑膜炎等。③经产道感染引起产褥热。④亚急性细菌性心内膜炎，多由甲型溶血性链球菌引起。

（2）毒素性疾病主要是猩红热，为一种急性呼吸道传染病，常见于儿童，由产生致热外毒素的 A 群链球菌菌株引起。临床表现主要为发热、咽峡炎、全身弥漫性红疹及疹退后明显的皮肤脱屑等。少数病人可因超敏反应出现心、肾损伤。

（3）超敏反应性疾病：①急性肾小球肾炎。常见于儿童和青少年，多数由 A 群 12 型链球菌引起。发生机理是菌体的 M 蛋白与相应抗体结合，形成中等大小的可溶性免疫复合物，沉积于肾小球基底膜，通过 III 型超敏反应造成损伤。此外，M 蛋白与肾小球基底膜有共同抗原，产生的抗体可通过 II 型超敏反应损伤基底膜，引起肾炎。②风湿热。可由多种型别的 A 群链球菌引起，发病机制尚不完全清楚，可能是免疫复合物沉积于心瓣膜所致 III 型超敏反应以及 M 蛋白与心肌有共同抗原所致的 II 型超敏反应。表现为多发性关节炎、心肌炎、心内膜炎等。

3）免疫性　A 群链球菌感染后，血清中出现多种抗体。抗 M 蛋白抗体于链球菌感染后的数周至数月内可在患者血清中测出，一般存在 1～2 年，有的甚至长达 10～30 年。患过猩红热后所产生的致热外毒素抗体，能建立牢固的同型抗毒素免疫。链球菌因其型别多，各型间无交叉免疫力，故常可反复感染。

2. 肺炎链球菌（S. pneumoniae）

1）致病物质

（1）荚膜是肺炎链球菌的主要毒力因子，具有抗吞噬作用。有荚膜的菌毒力强，当失去荚膜时，其毒力减弱或消失。

（2）肺炎链球菌溶血素 O 对 O_2 敏感，可溶解羊、兔、马和人的红细胞。此外，还可激活补体经典途径，引起发热、炎症及组织损伤等。

（3）脂磷壁酸在肺炎链球菌黏附到肺上皮细胞或血管内皮细胞的表面时起重要作用。

（4）神经氨酸酶能分解细胞膜和糖脂的 N-乙酰神经氨酸，与肺炎链球菌在鼻咽部和支气管黏膜上的定植、繁殖和扩散有关。

2）所致疾病　肺炎链球菌仅在感染、营养不良和抵抗力下降等因素致呼吸道异常或受损伤时才引起感染，主要引起人类大叶性肺炎，其次为支气管炎。肺炎后可继发胸膜炎、脓胸，也可引起中耳炎、乳突炎、败血症和脑膜炎等。

3）免疫性　感染肺炎链球菌后，机体产生的荚膜多糖型特异抗体有保护作用，可建立较牢固的型特异性免疫。

（三）微生物学检查法

1. 标本　不同疾病，采集不同标本。如创伤感染取脓汁，肺炎患者取痰液，咽喉、鼻腔等病灶的棉拭子，败血症取血液等。风湿热患者可取血清做抗链球菌溶血素 O（ASO）抗体测定。

2. 直接涂片镜检　脓汁标本可直接涂片行革兰氏染色后镜检，发现革兰氏阳性、典型链状排列的球菌时，可初步诊断为化脓性链球菌。革兰氏阳性、有荚膜的双球菌，可初步诊断为肺炎链球菌。

3. 分离培养与鉴定　脓汁或棉拭子直接接种血琼脂平板，血液标本应先增菌后再划线接种血平板作分离培养。根据菌体形态、染色性及菌落特点、溶血性等进行鉴定。肺炎球菌可用胆汁溶菌试验、菊糖发酵试验鉴别。

4. 血清学试验　抗链球菌溶血素 O 试验（antistreptolysin O test，ASO test），简称抗 O 试验，常用于风湿热的辅助诊断。活动性风湿热患者血清中抗 O 抗体一般超过 400 单位。

（四）防治原则

链球菌感染主要通过飞沫传播，应对病人和带菌者及时治疗，以减少传染源。此外，还应注意对空气、器械和敷料等消毒。对急性咽喉炎和扁桃体炎患者，尤其是儿童，必须彻底治疗，以防止急性肾小球肾炎、风湿热及亚急性细菌性心内膜炎的发生。治疗首选青霉素 G。预防感冒、避免链球菌感染，对减少风湿热和肾小球肾炎等超敏反应性疾病的发生有较好的效果。预防肺炎链球菌感染可应用多价肺炎球菌荚膜多糖疫苗。青霉素为治疗首选药物，近年来，肺炎链球菌耐药现象越来越严重，治疗前应做常规药物敏感试验。

三、奈瑟菌属

奈瑟菌属（*Neisseria*）是一群革兰氏阴性双球菌。有荚膜和菌毛，无鞭毛，无芽孢，专性需氧。人类是奈瑟菌属细菌的自然宿主，对人致病的只有脑膜炎奈瑟菌和淋病奈瑟球菌。

（一）脑膜炎奈瑟菌（*Neisseria intracellularis*）

脑膜炎奈瑟菌俗称脑膜炎球菌，是引起流行性脑脊髓膜炎（流脑）的病原菌。

1. 生物学性状

1）形态与染色　肾形或豆形，革兰氏阴性双球菌，两菌的接触面较平坦或略向内陷，直径 0.6～0.8 μm。在病人脑脊液中，多位于中性粒细胞内。新分离菌株大多有荚膜和菌毛。

2）培养特性　营养要求高，需在含血清、血液等培养基中才能生长。常用经 80℃以上加热的血琼脂培养基（巧克力色血琼脂平板）培养。专性需氧，在 5%CO$_2$ 条件下生长更佳。最适生长温度为 37℃，低于 30℃不生长，最适 pH 为 7.4～7.6。孵育 24 h 后形成直径 1.0～1.5 mm 的无色、圆形、光滑、透明、似露滴状的菌落，可产生自溶酶，人工培养超过 48 h，细菌常死亡。

3）生化反应　大多数脑膜炎奈瑟菌分解葡萄糖和麦芽糖，产酸不产气。氧化酶和触酶试验阳性。

4）抗原结构与分类　脑膜炎奈瑟菌的主要表层抗原有三种。

（1）荚膜多糖抗原：具有群特异性。目前国外已分成 A、B、C、D、H、I、K、X、Y、Z、29E、W135 和 L 等 13 个血清群，对人致病多属 A、B、C 群，C 群致病力最强。我国 95%以上为 A 群。

（2）外膜蛋白抗原：具有型特异性。根据细菌外膜蛋白组分的不同，脑膜炎奈瑟菌的各血清群又可分为若干血清型。

（3）脂寡糖抗原：作用与 LPS 相似，具有抗原性，是脑膜炎奈瑟菌的主要致病物质。

5）抵抗力　抵抗力很弱。对干燥、热力、消毒剂等均敏感。在室温中 3 h 即死亡，55℃ 5 min 内被破坏，对青霉素敏感。

2. 致病性与免疫性　致病物质有荚膜、菌毛和内毒素，其中内毒素是主要的致病物质，可引起血管坏死性出血。本菌是流脑的病原菌，传染源是病人或带菌者，6 个月至 2 岁儿童因免疫力较低易感。病菌主要经飞沫侵入人体鼻咽部，当机体免疫力较弱时，细菌侵入血流引起败血症，出现发热、恶心和出血性皮疹等。极少数患者，病原菌可突破血脑屏障，到达脑脊髓膜，引起化脓性脑脊髓膜炎，出现剧烈头痛、喷射状呕吐、颈项强直等脑膜刺激症状，或皮肤瘀斑、内毒素休克、DIC 等。机体对脑膜炎奈瑟菌的免疫主要是体液免疫，血清中特异的 IgA、IgG、IgM 和 IgE 抗体水平在感染 2 周后明显上升。

3. 微生物学检查　可采取病人的脑脊液、血液或瘀斑刺破取其渗出液直接涂片镜检，发现中性粒细胞内、外有 G⁻双球菌，可作初步诊断。血液或脑脊液先接种至含血清培养基增菌后，在巧克力色血琼脂平板分离培养，挑可疑菌落作生化反应。由于脑膜炎奈瑟菌对低温和干燥极敏感，又可产生自溶酶，因此在临床标本采集和送检过程中要注意保暖、保湿，最好做床边接种，并及时送检。患者血清中有可溶性抗原存在，可用对流免疫电泳、SPA 协同凝集、ELISA 等方法对病人脑脊髓和血清中的可溶性抗原进行快速检测。

4. 防治原则　要早期隔离治疗病人，消除传染源。治疗首选青霉素和磺胺类药。我国已推广应用脑膜炎球菌荚膜多糖疫苗对儿童进行特异性免疫接种，保护率在 90%以上。

（二）淋病奈瑟球菌

淋病奈瑟球菌（*Neisseria gonorrhoeae*）俗称淋球菌，是引起人类淋菌性尿道炎（淋病）病原菌。淋病是我国目前发病率最高的性传播疾病（sexually transmitted disease，STD）。

1. 生物学性状　为革兰氏阴性双球菌，单个菌体呈肾形，直径 0.6～0.8 μm，两菌接触面平坦，似一对咖啡豆。无芽孢、无鞭毛，新分离出的菌株多数有荚膜和菌毛。脓汁标本中，淋病奈瑟球菌多位于中性粒细胞内。专性需氧，初次分离培养时，须供给 5%CO_2。营养要求高，巧克力色血琼脂平板是最适宜的培养基。最适生长温度为 35～36℃，最适 pH 为 7.5。抵抗力极弱，对热、冷、干燥和消毒剂极度敏感。

2. 致病性及免疫性　致病物质有菌毛、外膜蛋白、脂寡糖抗原和 IgA 蛋白酶等。菌毛有利于细菌黏附在柱状上皮细胞（泌尿生殖道、眼结膜）表面；外膜蛋白可破坏膜结构完整性，引起中性粒细胞的细胞膜损伤，可介导细菌与靶细胞的黏附，还可阻止吞噬溶酶体的形成；脂寡糖抗原与 LPS 相似，具有内毒素毒性，与局部炎症的形成有关；IgA 蛋白酶能破坏黏膜表面存在的特异性 IgA1，有利于细菌黏附。

淋病奈瑟球菌唯一的宿主是人，主要通过性接触传播，也可通过污染的毛巾、寝具、浴池间接传播。在成人，主要引起泌尿生殖系统化脓性炎症，表现为尿频、尿痛、尿道流脓、宫颈可见脓性分泌物等，如不及时治疗，可引起慢性感染、不育症或宫外孕等。淋球菌也可通过产道感染新生儿，引起淋菌性结膜炎。眼部有大量脓性分泌物生成，又称脓漏眼。人类对淋病奈瑟球菌的感染无天然抵抗力，再感染和慢性患者普遍存在。

3. 微生物学检查　检查标本为泌尿生殖道脓性分泌物或子宫颈口表面分泌物。由于淋病奈瑟球菌抵抗力弱，有自溶性，标本采集后应注意保暖保湿，立即送检。标本可直接染色镜检，在中性粒细胞内发现革兰氏阴性双球菌，有诊断价值。分离培养常用巧克力色血琼脂平板，以氧化酶试验、糖发酵试验等确证，也可采用协同凝集试验、PCR 技术等进行快速诊断。

4. 防治原则　开展性病防治知识教育是预防淋病的重要措施。婴儿出生时，不论母亲有无淋病，都应以 1%硝酸银或其他银盐溶液滴入两眼，以预防新生儿淋菌性结膜炎的发生。目前尚无有效的疫苗供特异性预防。

对患者要早期发现，及时治疗。由于耐药菌株不断增加，特别是多重耐药的淋病奈瑟菌给防治淋病带来困难。为此，应结合药物敏感试验结果，合理选择药物治疗。除了对淋病患者及时彻底治疗外，还应治疗淋病患者的性接触者。

第二节　肠 道 杆 菌

肠杆菌科（Enterobacteriaceae）细菌是一大群寄居在人类和动物肠道中的革兰氏阴性杆菌，广泛分布于土壤、水和腐物中，多为正常菌群，但当宿主抵抗力下降或寄生部位发生改变时，也可引起疾病。如大肠埃希菌、变形杆菌等；少数是病原菌如伤寒沙门菌、志贺菌、致病性大肠埃希菌等，引起肠道传染病。

根据生化反应、抗原构造、DNA 同源性、种和型特异性噬菌体裂解性研究，肠杆菌科目前至少有 44 个菌属，170 个菌种。其中部分与医学关系密切，见表 9-2。

表 9-2　肠杆菌科中与医学有关的细菌

菌属	代表菌	菌属	代表菌
埃希菌属	大肠埃希菌	肠杆菌属	产气杆菌
志贺菌属	痢疾志贺菌	变形杆菌属	普通变形杆菌
沙门菌属	伤寒沙门菌	沙雷菌属	灵杆菌
克雷伯菌属	肺炎杆菌	耶尔森菌属	鼠疫耶尔森菌
枸橼酸菌属	弗劳地枸橼酸杆菌	摩根菌属	摩氏摩根菌

肠道杆菌的共同特点：

1. 形态与结构　为（0.3～1.0）μm×（1.0～6.0）μm 中等大小的革兰氏阴性杆菌。多数有鞭毛和菌毛，少数有荚膜，无芽孢。

2. 培养　兼性厌氧菌，营养要求不高。在普通培养基上生长良好，液体培养基中呈均匀混浊生长，固体平板上以光滑型菌落为主。

3. 生化反应　活泼，能分解多种糖类和蛋白质，形成不同的代谢产物，常用于区别菌属和菌种。根据乳糖发酵试验初步鉴定肠道致病菌和非致病菌，前者一般不分解乳糖，后者多数分解乳糖。可用含胆盐培养基分离肠道沙门菌和志贺菌。

4. 抗原结构　较为复杂，可用于肠杆菌科的血清学分类。

（1）菌体抗原（O抗原）即细胞壁脂多糖层中的特异多糖，耐热（100℃ 20 min不灭活）。O抗原的特异性取决于特异多糖的种类和其糖残基排列顺序；产生IgM类抗体，抗原-抗体呈颗粒型凝集。有O抗原的菌落呈光滑（S）型，在人工培养基上多次传代后，易失去O抗原，菌落变为粗糙（R）型。菌落发生"S-R"变异后，毒力减弱。

（2）鞭毛抗原（H抗原）为鞭毛蛋白，不耐热，加热60℃30 min即被破坏。H抗原的特异性取决于多肽链上的氨基酸排列顺序和空间结构；产生IgG类抗体，抗原-抗体呈絮状凝集。失去鞭毛，则暴露O抗原，为"H-O"变异，细菌动力随之消失。

（3）荚膜抗原分布在O抗原外的多糖，可阻止O抗原凝集；不耐热，加热60℃30 min可灭活。重要的表面抗原有沙门氏菌的Vi抗原；大肠埃希菌K抗原，类似细菌荚膜，具有抗吞噬功能。

（4）菌毛抗原为菌毛蛋白，可阻止O抗原凝集；因其不耐热，可加热除去。

5. 抵抗力　不强，60℃ 30 min即死亡，对化学消毒剂敏感，但在自然界生存能力强，在水或冰中可生存数月。胆盐、煌绿等染料对非致病性肠杆菌科细菌有抑制作用，用于制备选择培养基分离病原菌。

6. 变异　肠杆菌科细菌极易出现变异，如毒力变异；S-R菌落变异；H-O抗原变异；生化反应特性改变；最常见的是耐药性变异（如志贺氏菌）。

一、埃希菌属

埃希菌属（*Escherichia*）是人类和动物肠道的正常菌群。常见的有大肠埃希菌（*E.coli*），简称大肠杆菌，婴儿出生数小时后进入肠道，并终生相伴。该菌能利用肠道内食物残渣合成维生素B和维生素K，供宿主吸收；一般不致病，其分解代谢产物和大肠菌素能抑制致病菌生长；其生命活动能刺激肠道淋巴结的发育，促进SIgA的分泌，但当宿主抵抗力下降或细菌移居肠道外，可引起肠道外感染。某些型别的大肠埃希菌为致病菌。

在卫生学上，大肠埃希菌常被作为粪便污染的检测指标。

（一）生物学性状

1. 形态与染色　中等大小的革兰氏阴性杆菌。无芽孢，多数有鞭毛和菌毛，少数有微荚膜。

2. 培养　兼性厌氧菌，营养要求不高。在普通培养基上生长良好。

3. 生化反应　活泼，能发酵乳糖等多种糖类，产酸产气。典型大肠埃希菌的IMViC试验[包括吲哚试验（I），甲基红试验（M），VP试验（Vi），枸橼酸盐利用试验（C）四项]结果为＋＋－－。

4. 抗原结构　有O、H、K抗原。O抗原有170种以上；H抗原有60余种；K抗原超过100种，又分L、A、B三型。大肠埃希菌血清型的表示方式按O：K：H排列，如O111：K58(B4)：H2。

5. 抵抗力　耐低温，胆盐、煌绿对其有明显抑制作用。对氯霉素、庆大霉素敏感，易产生耐药性。

（二）致病性

1. 致病物质　黏附素（菌毛等结构）具有高度特异性，能使细菌紧密黏附在小肠和泌尿道细胞上，K抗原有抗吞噬的作用。大肠埃希菌能产生多种类型的外毒素（肠毒素、溶血素等）在致病中起重要作用。此外，内毒素、Ⅲ型分泌系统等也与致病有关。

2. 所致疾病

1）肠外感染 多数大肠埃希菌作为机会致病菌可引起肠外感染。以泌尿系统感染最常见，如尿道炎、膀胱炎、肾盂肾炎。机体免疫力低下、外伤或细菌移位到组织器官时可引起腹膜炎、肺炎、胆囊炎、脑膜炎、败血症等。

2）肠道感染 某些血清型大肠埃希菌（称致病性大肠杆菌）可引起腹泻，为外源性感染。主要有 5 种类型，见表 9-3。

表 9-3 引起腹泻的大肠埃希菌的种类和致病机制

大肠埃希菌	致病部位	所致疾病	致病机制
ETEC	小肠	旅行者及婴幼儿腹泻，水样便、恶心、呕吐、低热	质粒介导 ST 和 LT 肠毒素，大量分泌液体和电解质
EIEC	大肠	成人和儿童菌痢样腹泻，水样便、少量血便、腹痛、发热	侵袭和破坏结肠黏膜上皮细胞，形成溃疡
EPEC	小肠	婴幼儿腹泻，水样便、恶心、呕吐、发热、无血便	黏附和破坏小肠黏膜上皮细胞
EHEC	大肠	出血性结肠炎，剧烈腹痛、水样便、大量血便、低热或无热，并发 HUS	溶原性噬菌体编码志贺菌样毒素，中断蛋白质合成
EAEC	小肠	婴幼儿持续性腹泻，水样便、呕吐、脱水、低热	聚集性黏附，阻止液体吸收

（1）肠产毒性大肠埃希菌（enterotoxigenic *E.coli*，ETEC）是婴幼儿和旅游者腹泻的重要病原菌。ETEC 产生的肠毒素由质粒基因编码，分为两种。①不耐热肠毒素（heat-labile enterotoxin，LT）：65℃30 min 可被破坏。LT 的氨基酸组成与霍乱肠毒素有 75%的同源性，其致病机理也与霍乱肠毒素相似。LT 由 1 个 A 亚单位和 5 个 B 亚单位构成。B 亚单位与肠道细胞表面受体 GM1 神经节苷脂结合，使 A 亚单位穿过细胞膜后激活腺苷酸环化酶，使 ATP 变为 cAMP，胞内 cAMP 升高，水、钠、氯和碳酸氢钾过度分泌至肠腔导致腹泻。②耐热肠毒素（heat-stable enterotoxin，ST）：100℃20 min 不被灭活。作用于鸟苷酸环化酶，使细胞内 cGMP 升高，肠液分泌增加，引起腹泻。日腹泻可达 7～12 次，可持续 3～4 d，伴有腹痛、恶心、低热等症状。

（2）肠侵袭性大肠埃希菌（enteroinvasive *E. coli*，EIEC）不产生肠毒素，但携带与编码志贺菌侵袭力高度同源的大质粒，能编码外膜蛋白插入上皮细胞膜。EIEC 侵袭结肠黏膜上皮细胞，并在其中生长繁殖、扩散并释出内毒素破坏细胞形成炎症和溃疡，患者出现发热、腹痛、腹泻、脓血便，并伴有里急后重。主要症状、生化反应及抗原结构均类似于志贺菌，易误诊为志贺菌。

（3）肠致病性大肠埃希菌（enteropathogenic *E. coli*，EPEC）引起婴儿腹泻。EPEC 不产生肠毒素，无侵袭力，主要黏附在十二指肠、空肠回肠上段大量繁殖。EPEC 能黏附于微绒毛，破坏刷状缘微绒毛细胞，使肠黏膜上皮细胞结构和吸收功能受损，导致严重腹泻，故又称为黏附性大肠埃希菌。

（4）肠出血性大肠埃希菌（enterohemor-rhagic *E. coli*，EHEC）以 5 岁以下儿童易感，引起出血性结肠炎，暴发性流行为主。最常见的流行株为 O157：H7。EHEC 进入肠道与肠上皮细胞结合，产生志贺样毒素（verotoxin），导致血性腹泻。约 10%小于 10 岁患儿可并发急性肾衰竭、溶血性尿毒症综合征（haemolytic uremic syndrome，HUS）、血栓性血小板减少性紫癜等。

（5）肠集聚性大肠埃希菌（enteroaggre-gative *E.coli*，EAEC）引起婴幼儿持续性腹泻，伴有脱水。细菌无侵袭力，由质粒编码的菌毛黏附于小肠上皮细胞，阻止液体吸收，引起腹泻。

（三）微生物学检查

1. 临床标本检查

1）肠外感染　根据不同疾病取不同的标本，如中段尿、血液、脑脊液、脓汁等。尿路感染除检测大肠埃希菌外，还应计数细菌总数，当尿液含菌量大于或等于 $10^5/mL$ 时，才有诊断价值。

2）肠内感染　腹泻采集粪便，直接接种到选择培养基分离培养，血液标本需先经肉汤培养基增菌，再接种于血琼脂培养基和选择培养基，37℃孵育 18～24 h 后，挑取可疑菌落，涂片染色镜检，并通过生化反应和血清学试验，对病原性大肠埃希菌鉴定血清型，也可用 DNA 探针或 PCR 法检测。

2. 卫生学检查　大肠埃希菌随粪便排出后，易污染环境、水源和食品，故饮水、食品、药品等的卫生学检查常以细菌总数和大肠菌群数作为指标。

1）细菌总数　检测每毫升或每克样品中所含细菌总数。将检测样品稀释后倾注培养，37℃，24～48 h 后，计菌落数。

2）大肠菌群数　大肠菌群数是指 1 000 mL 样品中检出的大肠菌群数。大肠菌群是指 37℃、24 h 内发酵乳糖产酸产气的肠道杆菌，包括埃希菌属、枸橼酸杆菌属、克雷伯菌属及肠杆菌属等。我国《生活饮用水卫生标准》（GB5749—2006）规定 100 mL 饮用水中不得检出大肠菌群；《碳酸饮料卫生标准》（GB2759.2—2003）大肠菌群为每 100 mL 小于或等于 6；口服药不得检出大肠埃希菌。

（四）防治原则

加强饮食卫生检查，实施严格的消毒措施，避免与患者密切接触，改善公共卫生条件。另外，尿道插管和膀胱镜检查应严格无菌操作，防止医源性传染。治疗用磺胺、链霉素、卡那霉素、诺氟沙星等，但易产生耐药性。因此应根据药敏试验结果选药，使用 ST 与 LT 亚单位交联的人用疫苗可预防人类 ETEC 感染。

二、志贺菌属

志贺菌属（*Shigella*）是引起人类细菌性痢疾的病原菌，俗称痢疾杆菌（dysentery bacterium），主要流行于发展中国家。

（一）生物学性状

1. 形态与结构　革兰氏阴性短小杆菌，有菌毛，无芽孢，无荚膜，无鞭毛。

2. 培养与生化反应　营养要求不高，普通培养基上生长良好，可分解葡萄糖，产酸不产气；不发酵乳糖，但宋内志贺菌个别菌株可迟缓发酵乳糖（3～5 d）；不产生 H_2S，可与沙门菌区别。甘露醇发酵可用于菌群鉴别。

3. 抗原结构和分类　有 O 抗原和 K 抗原。O 抗原有群、型特异性，将志贺菌分为 4 群 40 多个血清型（包括亚型）：A 群为痢疾志贺菌；B 群为福氏志贺菌；C 群为鲍氏志贺菌；D 群为宋氏志贺菌。在我国常见的菌痢病原菌为福氏志贺菌和宋氏志贺菌。

4. 抵抗力　宋氏志贺菌对外界环境的抵抗力最强，鲍氏、福氏志贺菌次之，痢疾志贺菌最弱。在污染食品及瓜果、蔬菜上，志贺菌可生存 10 d 左右。在适宜温度下，可在水和食品中繁殖，引起暴发流行，加热 60℃15 min 或阳光照射 30 min 均能杀菌。对酸敏感，在粪便中如有其他产酸菌即可使志贺菌在数小时死亡，因此，粪检必须及时，否则不易检出。对许多消毒剂敏感，如 1%石炭酸或新洁尔灭均能杀死志贺菌。

5. 变异　志贺菌易发生变异：S-R 菌落变异、耐药性变异、营养缺陷型变异，如链霉素依赖株（Sd 株），毒力弱，可制成活疫苗。

（二）致病性与免疫性

1. 致病物质　主要是侵袭力和内毒素，有的细菌可产生外毒素。

1）侵袭力　菌毛能黏附于回肠末端和结肠黏膜的上皮细胞。继而通过 III 型分泌系统向上皮细胞和巨噬细胞分泌 4 种蛋白质（IpaA，IpaB，IpaC，IpaD），这些蛋白质诱导细胞膜凹陷，导致细菌内吞。志贺菌能溶解吞噬小泡，进入细胞质内生长繁殖。

2）内毒素　志贺菌各菌株都有强烈的内毒素。细菌溶解后释放内毒素，破坏肠黏膜，使其通透性增高，进一步促进内毒素的吸收，引起发热、神智障碍，甚至中毒性休克等症状。内毒素破坏肠黏膜上皮细胞，形成炎症、溃疡、出血，呈现典型的脓血黏液便。内毒素刺激肠壁自主神经，导致肠功能紊乱，肠蠕动失调和痉挛，出现腹痛、腹泻、里急后重等症状。

3）外毒素　由痢疾志贺菌产生的一种外毒素称为志贺毒素（shiga toxin, ST），由位于染色体上的 stxA 和 stxB 基因编码。ST 能引起 Vero 细胞病变，故又称为 Vero 毒素（Vero toxin, VT）。ST 由 A 亚单位和 B 亚单位组成。B 亚单位与肠壁上的受体（Gb3）结合，把 A 亚单位导入细胞内，作用于核糖体阻断宿主细胞蛋白质的合成，导致细胞死亡。ST 有三种生物学活性：①神经毒性：可破坏中枢神经系统，引起麻痹；②细胞毒性：能损伤肝细胞和肠黏膜细胞，使其变性坏死；③肠毒性：类似霍乱肠毒素，在疾病早期导致水样腹泻。

2. 所致疾病　志贺菌引起细菌性痢疾（简称菌痢）。病人或带菌者为传染源，粪-口途径传播。细菌在局部繁殖，不入血。潜伏期一般 1～3 d。由于菌群和人体反应性不同，临床症状亦不同。一般有三种情况：①急性菌痢（类似中医的"湿热痢"）有发热、腹痛、里急后重、黏液脓血便等典型症状。②慢性菌痢。若急性菌痢治疗不彻底或机体抵抗力低而转为慢性，病程 2 个月以上。③中毒性痢疾（类似中医的"疫毒痢"）常见于小儿，肠道症状不典型，以高热、休克、意识障碍等全身中毒症状为主，死亡率高。

菌痢的主要传染源有三种：恢复期带菌者、慢性带菌者和无症状带菌者。

3. 免疫性　志贺菌感染主要为消化道黏膜局部免疫，可产生 SIgA。病后免疫力不牢固。

（三）微生物学检查

1. 标本　取黏液便或脓血便立即送检。若不能及时送检，则保存于 30%的甘油缓冲盐水或专门运送培养基中。中毒性菌痢可取肛拭。

2. 分离鉴定　标本接种于鉴别培养基，并用生化反应和血清凝集试验确定菌群和菌型。

3. 毒力试验　用 Senery 试验测定其侵袭力，取受试菌 18～24 h 的固体培养物，以生理盐水制成 9×10^8 CFU/mL 菌悬液，接种于豚鼠眼结膜囊内。若发生角膜结膜炎，则 Senery 试验阳性，表明受试菌有侵袭力。志贺菌 ST 的测定，可用 HeLa 细胞或 Vero 细胞，也可用 PCR 技术直接检测该菌的产毒基因（stxA、stxB）。

4. 快速诊断

1）免疫荧光菌球法　将标本接种于含有荧光素标记的志贺菌免疫血清液体培养基中，37℃培养 4～8 h。若标本中存在相应型别的志贺菌，则与荧光抗体凝集成荧光菌球，在荧光显微镜下易被检出。

2）协同凝集试验 将志贺菌的 IgG 抗体与葡萄球菌 A 蛋白结合成诊断试剂，检测志贺菌的可溶性抗原。

3）分子生物学方法 PCR 技术直接检测基因。

（四）防治原则

及时诊断隔离治疗病人和带菌者，消灭传染源并注意饮食和饮水卫生。特异性预防主要采取口服减毒活疫苗。治疗可用磺胺类药或小檗碱、呋喃唑酮等，但应做药物敏感试验，以防耐药菌株产生。

三、沙门菌属

沙门菌属（*Salmonella*）是革兰氏阴性杆菌，形态结构、生化反应和抗原结构相似。共有 2 000 多个血清型，仅少数对人致病。可引起肠热症、食物中毒、败血症等。

（一）生物学性状

1. 形态与结构 革兰氏阴性杆菌，中等大小，大小（2～3）μm×（0.7～1.5）μm。无芽孢，无荚膜，大多数有周身鞭毛及菌毛。

2. 培养与生化反应 兼性厌氧菌、营养要求不高，在普通琼脂培养基上形成中等大小、圆形、无色半透明的 S 型菌落。不分解乳糖和蔗糖，但能发酵葡萄糖、麦芽糖和甘露糖，除伤寒沙门菌只产酸不产气，其他沙门菌均产酸产气。生化反应对沙门菌属鉴定具有重要意义。

3. 抗原结构 复杂。有 O、H、Vi 抗原，少数菌还有表面抗原。

（1）菌体抗原（O 抗原）即细胞壁脂多糖，刺激机体产生 IgM 类抗体。

（2）鞭毛抗原（H 抗原）蛋白质，不耐热，60℃ 15 min 后灭活，可暴露 O 抗原。刺激机体产生 IgG 类抗体。

（3）Vi 抗原又称毒力抗原，有抗吞噬作用。可抑制 O 抗原凝集。体内有菌才产生 Vi 抗体，菌清除后，抗体亦消失，故 Vi 抗体检测用于诊断伤寒带菌者。

4. 抵抗力 对理化因素抵抗力不强，60℃ 15 min 可被杀死。对一般消毒剂敏感，75%乙醇或 5%石炭酸中 5 min 可被杀死。但在水中能存活 2～3 周，粪便中存活 2～3 个月，冰冻土壤中可过冬。对胆盐、煌绿等耐受性较其他肠道菌强，故用作沙门菌选择培养基的成分。

5. 变异 主要有 S-R、H-O 抗原变异等。近年，发现耐药性变异在增加。

（二）致病性与免疫性

1. 致病物质 沙门菌有较强的内毒素和一定的侵袭力，有些菌株能产生肠毒素。

（1）侵袭力。侵袭素（invasin）是沙门菌染色体基因编码的蛋白质，介导细菌的黏附与侵入。O 抗原和 Vi 抗原有抗吞噬和抗胞内消化作用；耐酸应答基因（acid tolerance response gene）使细菌获得在酸性条件下生存的能力。过氧化氢酶和超氧化物歧化酶能中和活性氧基团，保护细菌免受胞内氧化杀菌，形成胞内菌。

（2）内毒素可引起发热，白细胞减少，刺激肠黏膜炎症反应等。大剂量导致中毒或休克。

（3）肠毒素少数沙门菌如鼠伤寒沙门菌可产生类似产毒性大肠杆菌的肠毒素，导致腹泻。

2. 所致疾病 传染源为病人和带菌者。常因食用带菌动物的肉、乳、蛋或被沙门菌污染的食物、水而感染。水源被粪便污染是造成暴发流行的主要原因，分为以下 3 种类型。

（1）肠热症 包括伤寒沙门菌引起的伤寒，以及甲型副伤寒沙门菌、肖氏沙门菌、希氏沙门菌引起的副伤寒。伤寒和副伤寒临床症状相似，副伤寒的病情较轻，病程较短。

细菌经消化道进入小肠，经 M 细胞，被巨噬细胞吞噬，并在细胞内寄生，此阶段病人无症状。细菌经淋巴液到达肠系膜淋巴结大量繁殖后，经胸导管入血，引起第一次菌血症。细菌随血流进入肝、脾、肾、骨髓、胆囊等器官，病人出现发热、乏力、全身酸痛等前驱症状（相当于病程第 1 周）。细菌在上述器官繁殖后，再次入血造成第二次菌血症，并释放大量内毒素，引起病人持续高热（39℃以上，约 7～10 d），同时出现神情淡漠、相对缓脉、肝脾肿大、胸腹部有玫瑰疹、外周血白细胞明显下降等全身中毒症状。胆囊内细菌可随胆汁进入肠道，一部分随粪便排出体外（粪便检出率高）。另一部分再次侵入肠壁淋巴组织，引起局部超敏反应，导致局部溃疡和坏死，严重者出现肠出血、肠穿孔等并发症。肾脏中的细菌随尿排出（尿检出率高）。血、骨髓检出率仍高（相当于病程的 2～3 周）。若无并发症，自第 3～4 周后病情开始好转。第 4 周特异性免疫功能建立，病人逐渐恢复。部分病人细菌存留在胆囊或尿道，并不断排出污染环境，成为重要的传染源。

（2）胃肠炎（食物中毒）是最常见的沙门菌感染，多为集体食物中毒。因摄入被大量鼠伤寒沙门菌、肠炎沙门菌、猪霍乱沙门菌、希氏沙门菌等污染的食物引起，潜伏期 6～24 h。随后出现发热、恶心、呕吐、腹痛、水样便，偶有黏液或脓性腹泻，2～3 d 可自愈，不易形成带菌者。

（3）败血症多见于儿童和免疫力低下的成人，以猪霍乱沙门菌、希氏沙门菌、鼠伤寒沙门菌、肠炎沙门菌等常见。细菌侵入血液，出现高热、寒战、厌食和贫血等，可导致脑膜炎、骨髓炎、胆囊炎、心内膜炎等。肠道症状不明显，粪便培养阴性，血培养阳性。

3. 免疫性　伤寒病后可获得牢固免疫力，一般不再感染，以细胞免疫为主。对存在于血流和细胞外的沙门菌，体液免疫的特异性抗体有辅助杀菌作用。胃肠炎的免疫主要靠炎症反应和局部产生 SIgA 的作用。

（三）微生物学检查

1. 标本　急性胃肠炎取可疑食物、粪便、呕吐物。败血症取血液。伤寒根据病程不同采集不同标本，第 1 周取血液，第 2 周起取粪便和尿液，全程可取骨髓，见图 9-1。副伤寒病程较短，因此采集标本时间可相应提前。

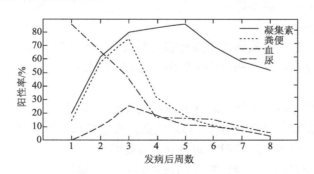

图 9-1　伤寒病人不同病程各种标本检查阳性率

2. 分离培养与鉴定　血液和骨髓需增菌后接种于血琼脂培养基；粪便和尿液沉淀直接接种于鉴别培养基并结合生化及血清学试验鉴定。

3. 肥达试验（Widal test）　用已知的伤寒沙门菌 O 抗原和 H 抗原以及甲型副伤寒沙门菌、肖氏沙门菌和希氏沙门菌 H 抗原与病人血清做试管定量凝集实验，以测定病人血清中的相应抗体及其效价，作为伤寒与副伤寒的诊断参考。肥达试验结果必须结合临床表现、病程、病史等分析判断。

（1）诊断标准：因隐性感染或过去预防注射，正常人血清中含有少量抗体。一般伤寒沙门菌O抗体效价大于或等于1∶80，H抗体效价大于或等于1∶160，引起副伤寒的沙门菌H抗体效价大于或等于1∶80时才有诊断价值。

（2）动态观察：病程第一周末即有抗体出现，第二周后逐渐增加，可在病程中逐周复查。效价逐次递增或恢复期效价比初次增高4倍及以上，才有诊断意义。

（3）O抗体和H抗体的诊断意义：O抗体（IgM），出现早，消失快，不易受非特异性刺激产生；H抗体（IgG），出现晚，消失慢，容易受非特异性刺激产生。若O和H效价均超过正常值，则伤寒可能性大；若两者均低，患伤寒与副伤寒的可能性小；若O高H低，可能是感染早期或其他沙门菌（如肠炎沙门菌）的交叉感染；若O低H高，可能是曾经感染（或预防接种）或非特异性回忆反应。

4. 带菌者检查　先用血清学方法检测可疑者血清中Vi抗体效价，若Vi抗体效价大于或等于1∶10时，再反复取粪便等标本进行病原菌分离培养，以确定是否为带菌者。

（四）防治原则

加强饮水、食品等的卫生监督管理，切断传播途径。伤寒沙门菌Ty21a活疫苗效果较好，副作用小，使用方便，可与霍乱活疫苗制成二价联合疫苗口服，安全可行。伤寒Vi多糖疫苗，效果也较为理想，有效期至少3年。治疗可选氯霉素、氨苄西林、环丙沙星等。

第三节　弧　菌　属

弧菌属（*Vibrio*）细菌种类多，分布广泛，尤其以水中最为常见，形状短小，大小约0.5 μm×（1～5）μm，因弯曲如弧而得名。分散排列，偶尔互相连接成S状或螺旋状。革兰氏染色阴性，无芽孢，菌体一端有单鞭毛，运动活泼。需氧或兼性厌氧，分解葡萄糖，产酸不产气，氧化酶阳性，赖氨酸脱羧酶阳性，精氨酸双水解酶阴性，嗜碱，耐盐，不耐酸。DNA中的G＋C物质的量含量为40%～50%。

在本属细菌中，引起人类疾病的主要有霍乱弧菌、副溶血性弧菌，分别导致霍乱和食物中毒。不凝集弧菌可引起霍乱样疾病或轻度腹泻，还有一些弧菌能引起动物的疾病，如梅氏弧菌能引起鸡霍乱病。

根据各种弧菌对甘露糖、蔗糖、阿拉伯胶糖的发酵作用不同，将弧菌分为8群。弧菌具有不耐热的鞭毛（H）抗原和耐热的菌体（O）抗原。鞭毛抗原特异性低，为弧菌属成员共有。菌体抗原特异性高，按菌体抗原特异性的差异，可将弧菌分为6群，其中霍乱弧菌的古典生物型（classical biotype）和埃尔托生物型（El Tor biotype）同属第I群。凡不被第I群抗血清凝集的弧菌均属II～VI群。这些弧菌称为不凝集弧菌。

一、霍乱弧菌

霍乱弧菌（*V. cholerae*）引起烈性传染病霍乱。我国将其列为甲类传染病。自1817年以来，全球已发生过7次世界性霍乱大流行。前6次由O1群霍乱弧菌古典生物型引起，均起源于孟加拉盆地。1961 年开始的第 7 次大流行由霍乱弧菌 El Tor 生物型引起。1992 年以来在印度、孟加拉国等国家暴发的霍乱，由新的流行株 O139 群所致。目前在世界各地均有该群流行和散发病例的报告。

（一）生物学性状

1. 形态与结构　形态短小，菌体大小为（1.5～2.0）μm×（0.3～0.4）μm，弯曲呈弧状或逗点状；无芽孢，有菌毛，部分菌株有荚膜，在菌体一端有 1 根鞭毛，其长度可达菌体长度的 4～5 倍，运动极为活泼。若直接用病人的"米泔水"样粪便做悬滴观察，可见细菌排列呈鱼群状，如流星样穿梭运动。

2. 培养特性　营养要求不高。耐碱不耐酸，在 pH 8.8～9.2 的碱性蛋白胨水或碱性琼脂平板上生长良好，可用碱性蛋白胨水作为选择培养基。

3. 抗原结构与分型　有耐热的 O 抗原和不耐热的 H 抗原。H 抗原无特异性，意义不大。O 抗原为群特异性和型特异性抗原，是霍乱弧菌分群和分型的基础。根据 O 抗原不同分群，已发现超过 200 个血清群，其中 O1 群和 O139 群可引起霍乱，其余血清群可引起人类胃肠炎等疾病。O1 群霍乱弧菌菌体抗原由 3 种抗原因子 A、B、C 组成，依据其抗原性的不同可分为 3 个血清型，即小川型、稻叶型和彦岛型，见表 9-4。

表 9-4　霍乱弧菌 O1 群血清分型

型别	别名	O 抗原成分	流行概率
原型	稻叶型	AC	常见
异型	小川型	AB	常见
中间型	彦岛型	ABC	极少见

依据表型差异，O1 群的每个血清型分为两个生物型，即古典生物型和 El Tor 生物型。O139 群的抗原与 O1 群之间无交叉，序列分析 O139 群无 O1 群的 O 抗原基因，有一个编码与 O1 群不同的脂多糖抗原和荚膜抗原。

4. 抵抗力　不强。对干燥、热、日光及消毒剂敏感。55℃15 min，或 100℃1～2 min 即可杀死。不耐酸，在正常胃酸中只能存活 4 min。对含氯消毒剂敏感，用漂白粉处理患者的排泄物或呕吐物 1 h 可达到消毒的目的。对链霉素、氯霉素、四环素等抗生素敏感。霍乱弧菌在河水、井水及海水中可存活 1～3 周，有时还可越冬。

（二）致病性与免疫性

1. 致病物质

（1）侵袭力。霍乱弧菌进入小肠后，通过鞭毛运动，穿过肠黏膜表面黏液层，通过普通菌毛黏附于肠壁上皮细胞刷状缘的微绒毛上。研究发现辅助定植因子基因编码黏附素，毒素共调节菌毛 A（toxin coregulated pilus A，Tcp A）编码菌毛蛋白中一个重要亚基，与霍乱弧菌的侵袭力有关。实验研究发现 Tcp A 失活后，变异株即失去定植功能和致泻特性。

（2）霍乱肠毒素（cholera endotoxin）为最主要的致病物质，是目前已知的致泻毒素中最为强烈的毒素，是肠毒素的典型代表。不耐热，56℃ 30 min，即可破坏其活性。由 1 个 A 亚单位和 5 个 B 亚单位组成。A 亚单位由 A1 和 A2 借二硫键连接而成，具有肠毒素的生物活性。A1 为毒素活性部分。A2 可与 B 亚单位连接。B 亚单位能与小肠黏膜上皮细胞上 GM1 神经节苷脂受体结合，引起肠毒素变构，使 A 亚单位穿过细胞膜，A1 与 A2 间的二硫键断裂，A1 活化而具有酶活性。A1 催化 G 蛋白上 Gs 亚单位活化，进一步激活腺苷酸环化酶，使细胞内 cAMP 水平升高，抑制内皮细胞对 Na^+ 和 Cl^- 的吸收，并主动分泌 Cl^-、HCO_3^-，由于大量电解质分泌至肠腔，导致肠腔内渗透压增加，大量水分由细胞内进入肠腔，引起严重的腹泻和呕吐。

2. 所致疾病　霍乱是烈性消化道传染病，是甲类传染病。传染源为患者和带菌者。传播途径主要通过污染的水源或食物经口进入机体导致感染。胃酸水平的高低是该菌是否引起感染的重要原因。在正常胃酸条件下，少量霍乱弧菌易被杀死，但当胃酸分泌减少或被高度稀释时，菌量在 $10^3 \sim 10^5$ 时即可引起感染。病菌到达小肠后，黏附于肠黏膜表面，并迅速繁殖产生肠毒素而致病，病人出现"米泔样"腹泻。致死原因主要是严重脱水引起内环境紊乱，发生酸中毒，最终导致肾功能衰竭和休克而死亡。如未经治疗处理，死亡率高达 50%～75%。如及时补充大量液体和电解质，死亡率可降至 1%。O139 群霍乱弧菌感染比 O1 群严重，死亡率高。病愈后，部分患者在两周内短期带菌，个别患者病后可带菌长达数月至数年，病菌主要存在于胆囊中。

3. 免疫性　免疫力牢固。体液免疫为主，血液和肠腔中可出现特异性抗体，包括抗菌抗体、抗毒素抗体。抗肠毒素抗体主要针对霍乱毒素 B 亚单位，结合 B 亚单位后，阻断霍乱肠毒素与小肠上皮细胞受体作用。抗菌抗体主要针对 O 抗原，肠黏膜表面的 SIgA 可凝集肠黏膜表面的细菌，使其失去动力，并抑制其繁殖。SIgA 与菌毛等黏附因子结合，可阻止霍乱弧菌的黏附。

虽然 O139 群与 O1 群霍乱弧菌产生的肠毒素在抗原性上相同，但人群中过去已获得对 O1 群霍乱弧菌的免疫力对 O139 群无交叉保护作用。

（三）微生物学检查

发现可疑病人后须专项检查，尽早确诊，快速隔离治疗，及时作出疫情报告。

1. 直接涂片　取患者粪便、肛拭、呕吐物直接镜检，悬滴法观察动力，涂片染色可见呈"鱼群"状排列的革兰氏阴性弧菌。

2. 分离培养　标本及时接种到碱性蛋白胨水，37℃孵育 6～8 h 后镜检并用含有硫代硫酸盐、枸橼酸盐、胆盐及蔗糖的可选择性抑制其他肠道杆菌的 TCBS 培养基分离培养。霍乱弧菌因分解蔗糖呈黄色菌落。挑选可疑菌落作生化反应，并与 O1 群及 O139 群抗血清作凝集反应鉴定细菌。

3. 快速诊断　免疫荧光菌球法是将标本接种于含有霍乱弧菌荧光抗体的碱性蛋白胨水中，37℃孵育 3～6 h，然后用荧光显微镜观察有无发荧光的菌球；也可用 SPA 协同凝集，检测标本中有无霍乱弧菌的可溶性抗原。

（四）防治原则

加强卫生管理，以防为主，改良水源。特异性预防可通过接种死菌苗、重组疫苗、混合疫苗等增强免疫力。

治疗主要是严格隔离患者，迅速补充水和电解质纠正酸中毒，并辅以抗菌治疗及对症处理，如四环素、诺氟沙星、红霉素等。

二、副溶血性弧菌

副溶血性弧菌（*V. parahaemolyticus*），一种嗜盐弧菌，存在于近海岸的海水、海底沉积物以及鱼类、贝类之中；具有致病性的菌株能引起人类食物中毒，使人或家兔红细胞发生溶血；神奈川试验阳性；对酸敏感，一般在食醋中 5 min 死亡；不耐热，56℃30 min 即死亡。人常因进食未煮熟的污染本菌的海产品或盐渍食物（蔬菜、肉类、蛋等）而受感染。预防措施主要是加强饮食卫生。可用氯霉素等抗生素治疗。

第四节 厌 氧 细 菌

厌氧细菌（*anaerobic bacteria*）是一大群必须在无氧环境才能生长的细菌，分为有芽孢的厌氧芽孢梭菌和无芽孢厌氧菌两大类。厌氧芽孢梭菌广泛分布于自然界土壤、水中，也可存在于动物及人体肠道中，多数为腐生菌，少数为致病菌，如破伤风梭菌、产气荚膜梭菌和肉毒梭菌。无芽孢厌氧菌与需氧菌、兼性厌氧菌共同构成人体的正常菌群，分布于皮肤、口腔、胃肠道和泌尿生殖道等。在某些情况下，无芽孢厌氧菌作为机会致病菌可导致内源性感染。近年来，随着厌氧分离培养技术的发展，成功分离的厌氧菌种类逐渐增多。

一、厌氧芽孢梭菌属

厌氧芽孢梭菌属（*Clostridium*）为革兰氏染色阳性大杆菌，能形成芽孢，芽孢的直径大多比菌体宽，使菌体膨大呈梭形。目前梭菌属有 227 个种，多数为土壤中的腐生菌，少数为致病菌。在适宜条件下，芽孢发芽形成繁殖体，产生强烈的外毒素和酶，引起人类或动物疾病，如破伤风、气性坏疽、肉毒中毒等。厌氧芽孢梭菌对热、干燥和消毒剂均有强大的抵抗力。

（一）破伤风梭菌

破伤风梭菌（*C.tetani*）是破伤风的病原菌，多存在于土壤、人和动物肠道内。当创口被污染、分娩时使用不洁器械剪脐带时，本菌可侵入创口引起外源性感染。发病后机体强直性痉挛、抽搐，严重者可因窒息或呼吸衰竭死亡。

1. 生物学性状

1）形态与染色 菌体细长呈杆状，大小为（0.5～2）μm×（2～18）μm，具有周身鞭毛，无荚膜，芽孢呈球形，位于菌体顶端，直径比菌体宽，使菌体呈鼓槌状，是本菌的典型形态特征。革兰氏染色阳性。

2）培养特性 为专性厌氧菌，代谢不活跃，不分解糖类和蛋白质，在血琼脂平板上 37℃培养 48 h 后可见薄膜状爬行生长物，伴有 β 溶血环。在疱肉培养基中培养，呈均匀浑浊生长，肉渣部分消化呈微黑色，有腐败臭味。

3）抵抗力 芽孢抵抗力强，在土壤中可存活数十年，煮沸 1 h 或高压蒸汽 121℃15～30 min 被破坏。

2. 致病性与免疫性

破伤风梭菌芽孢由伤口侵入机体，无侵袭力，芽孢发芽形成繁殖体后仅在局部繁殖，通过分泌外毒素致病。

1）致病条件 本菌属专性厌氧菌，伤口局部形成厌氧微环境是感染的重要条件：窄而深的伤口，混有泥土或异物污染；大面积创伤、烧伤所致大量组织坏死，局部组织缺血、缺氧；同时伴有需氧菌或兼性厌氧菌混合感染等因素。

2）致病物质 破伤风梭菌能释放强烈的外毒素，包括破伤风痉挛毒素（tetanospasmin）和破伤风溶血素（tetanolysin）。其中破伤风痉挛毒素是主要致病物质。

（1）破伤风痉挛毒素是一种神经毒素，为蛋白质，不耐热，65℃30 min 即被破坏，可被肠道的蛋白酶破坏，故口服无致病作用。该毒素的毒性极强，仅次于肉毒毒素，小鼠经腹腔注射的半数致死量为 0.015 ng，对人的致死量小于 1 μg。

破伤风痉挛毒素对脑干神经细胞和脊髓前角细胞有高度亲和力。细菌侵入伤口后在局部繁殖，所释放的毒素经局部神经细胞扩散或经血液、淋巴液到达中枢神经系统。痉挛毒素可阻止抑制性神经介质的释放，导致肌肉运动失调。

破伤风梭菌最初合成和分泌的破伤风痉挛毒素为一条相对分子量约 150 kDa 的多肽，释放到菌体外立即被细菌分泌的蛋白酶裂解为两条肽链，一条相对分子量约为 50 kDa 的轻链（A链）和一条 100 kDa 的重链（B 链），两条链由二硫键连接。轻链为毒素的毒性部分，重链发挥结合神经细胞和转运毒素分子的作用。破伤风梭菌侵入伤口，在局部繁殖并释放痉挛毒素，毒素被裂解为重链和轻链，重链的羧基端识别神经肌肉接头处神经节苷脂受体，并与之结合，此受体位于运动神经元细胞膜表面，经细胞内吞作用，毒素被细胞膜包裹形成酸性小泡，从外周神经末梢沿轴突逆行向上，到达脊髓前角运动神经元的细胞体。小泡中的毒素通过跨突触运动（trans-synaptic movement）经突触后膜→突触间隙→突触前膜，汇集于抑制性神经末梢的囊泡内。重链 N 端介导膜转位，使轻链进入神经细胞胞质中，而轻链具有锌内肽酶（zinc endopeptidase）活性，可裂解储存有抑制性神经介质（γ-氨基丁酸、甘氨酸）的囊泡上膜蛋白的特异性肽键，使囊泡膜蛋白发生改变，从而阻止抑制性神经介质的释放。

在正常的生理状态下，当神经冲动传入，肢体的一侧屈肌运动神经元兴奋，同时冲动传递至抑制性神经元，使其释放 γ-氨基丁酸和甘氨酸等抑制性神经介质，抑制同侧伸肌的运动神经元，使屈肌收缩时伸肌自然舒张，肢体协调运动。另外，屈肌运动神经元的冲动沿轴突传递时，又经轴突侧支兴奋闰绍细胞（Renshaw cell），使其释放抑制性神经介质，反馈调节屈肌神经元，防止其过度兴奋。破伤风痉挛毒素阻止抑制性神经介质的释放，使运动神经元持续兴奋导致骨骼肌强烈痉挛，见图 9-2。肌肉活动的兴奋与抑制失调，引起伸肌、屈肌同时强烈收缩，出现破伤风特有的牙关紧闭、角弓反张等体征。

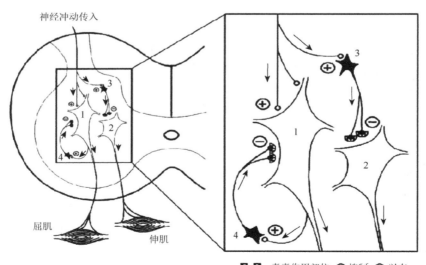

图 9-2　破伤风痉挛毒素的作用机制

1. 屈肌运动神经元 2. 同侧伸肌运动神经元 3. 抑制性神经元 4. 闰绍细胞

（2）破伤风溶血素对氧敏感，功能和抗原性与链球菌溶血素 O 相似，但在破伤风病中的致病作用尚不清楚。

3）所致疾病

（1）外伤性破伤风。潜伏期几天至数周，平均 7～14 d，与原发感染部位到中枢神经系统的距离相关。早期症状为流涎、出汗、肌肉痛和易激动等，破伤风发作的典型表现为咀嚼肌痉挛造成的牙关紧闭、苦笑面容，颈部、背部肌肉持续性痉挛引起角弓反张。患者面部发绀、呼吸困难，大汗淋漓，严重者可因窒息或呼吸衰竭死亡。

（2）新生儿破伤风又称脐风、七日风。因分娩时断脐不洁或手术器械灭菌不严等引起，病死率高。

4）免疫性　主要是抗毒素发挥中和作用。破伤风痉挛毒素毒性很强，极微量毒素即可致死，因此获得有效免疫的途径是人工免疫，破伤风痉挛毒素经 0.4%甲醛作用 4 周后，失去毒性但仍保留其抗原性成为类毒素，人工注射类毒素进行主动免疫可预防破伤风。体内产生的抗毒素或人工注射抗毒素可与游离的痉挛毒素结合，阻断毒素与易感细胞结合，但对已结合的毒素无中和作用。患病后不易产生牢固免疫力，故病愈后仍应进行人工主动免疫。

3. 微生物学检查法　根据典型症状体征和创伤病史可作出诊断，病菌分离培养阳性率低，故一般不采集标本培养。

4. 防治原则

1）非特异性防治　迅速对伤口进行清创、扩创，用 3%过氧化氢或 1∶1 000 高锰酸钾冲洗伤口，防止厌氧微环境形成。

2）特异性预防　采用注射破伤风类毒素进行主动免疫，目前我国常规采用含有白喉类毒素、百日咳菌苗、破伤风类毒素的百白破三联疫苗对 3～6 个月的婴儿进行计划免疫，可同时获得对这三种常见病的免疫力。

3）特异性治疗　应用抗毒素和抗生素进行治疗，伤口污染严重又未经过基础免疫者，可立即注射精制破伤风抗毒素（tetanus antitoxin，TAT）进行被动免疫，可同时注射类毒素进行主动免疫，维持血清中的抗毒素水平。对已发病者应早期、足量使用人破伤风免疫球蛋白（human tetanus immunoglobulin）或 TAT。TAT 是马血清纯化制剂，因此注射前应先做皮试，过敏者可采用脱敏注射法或使用人破伤风免疫球蛋白。

（二）产气荚膜梭菌

产气荚膜梭菌（C.per-fringens）广泛分布于土壤、人和动物肠道中的厌氧芽孢梭菌，可引起人和动物多种疾病，如气性坏疽和食物中毒等。

1. 生物学性状

1）形态与染色　革兰氏阳性粗大杆菌，大小为（0.6～2.4）μm×（3～19）μm；芽孢呈椭圆形，位于次极端；在体内不形成芽孢，体外培养时芽孢少见，须在无糖培养基中才能生成芽孢；有明显的荚膜，无鞭毛。

2）培养特性　厌氧，但不如破伤风梭菌严格，繁殖快，在最适宜温度 42℃时繁殖周期仅为 8 min。在血琼脂平板上形成中等大小的光滑菌落，多数菌株有双层溶血环，内环是由 θ 毒素作用的完全溶血，外环为 α 毒素作用的不完全溶血。在蛋黄琼脂平板上，细菌的 α 毒素（卵磷脂酶）可分解蛋黄中的卵磷脂，导致菌落周围产生乳白色浑浊圈，称为 Nagler 反应。若在培养基中加入 α 毒素的抗体，中和 α 毒素，则无乳白色浑浊圈产生，此方法可用于鉴定细菌是否产生卵磷脂酶。产气荚膜梭菌代谢十分活跃，可分解多种糖类，产酸产气。在疱肉培养基中分解肉渣中的糖类产生大量气体。在牛乳培养基中分解乳糖产酸，凝固酪蛋白并生成大量 H_2 和 CO_2，将凝固的酪蛋白冲成蜂窝状，大量气体将覆盖在液体上的凡士林层向上推挤，气势凶猛，称为汹涌发酵（stormy fermentation）。

3）分型　根据产气荚膜梭菌的 4 种主要毒素（α、β、ε、ι）的抗原性差异，将产气荚膜梭菌分为 A、B、C、D、E 五种血清型，其中对人致病的主要是 A 型。A 型属人和动物肠道的正常菌群，可引起气性坏疽和食物中毒，C 型可引起坏死型肠炎，B～E 型主要寄生于动物肠道内。

2. 致病性

1）致病物质　产气荚膜梭菌可产生多种外毒素和侵袭性酶，并具有荚膜，因此侵袭力强。各种毒素的特性见表 9-5。

表 9-5　产气荚膜梭菌产生的主要与次要毒素及其特性

毒素		生物学作用	细菌的分型				
			A	B	C	D	E
主要	α 毒素	卵磷脂酶、溶血和坏死作用	+	+	+	+	+
	β 毒素	组织坏死作用	−	+	+	−	−
	ε 毒素	增加胃肠壁通透性	−	−	−	+	−
	ι 毒素	皮肤坏死、增加血管通透性	−	−	−	−	+
次要	δ 毒素	溶血素		±			
	θ 毒素	溶血素、溶细胞	±	+	+	+	+
	κ 毒素	胶原酶、明胶酶、坏死作用	+	+	+	+	+
	λ 毒素	蛋白酶	−	+	−	+	+
	μ 毒素	透明质酸酶	±	±	±	±	+
	ν 毒素	DNA 酶	±	+	+	±	±
	神经氨酸酶	改变神经节苷脂受体	+	+	+	+	+
其他	肠毒素	增加肠黏膜细胞通透性	+	nt	+	+	nt

＋表示大多数菌株产生，±表示某些菌株产生，−表示不产生，nt 表示未研究

外毒素有十余种，其中 α 毒素最重要，各型菌均能产生，A 型产量最大。α 毒素为蛋白质，是一种可分解卵磷脂的卵磷脂酶。人和动物的细胞膜是磷脂和蛋白质的复合物，可被卵磷脂酶破坏，因此 α 毒素能溶解红细胞、白细胞、血小板和组织细胞的细胞膜，引起溶血、组织坏死、血管内皮细胞损伤，导致血小板聚集、血栓形成。同时血管通透性增高，造成局部水肿，水肿和血栓进一步加重局部组织缺血、缺氧。α 毒素同时作用于心脏、肝脏，在气性坏疽的形成中起主要作用。

侵袭性酶可溶解组织，促进细菌和毒素迅速扩散。胶原酶分解肌肉和皮下的胶原组织，DNA 酶使细胞核 DNA 解聚，透明质酸酶分解细胞间质中的透明质酸，使组织液化坏死，出现中毒症状。

A 型和少数 C、D 型菌株还可产生肠毒素，肠毒素与小肠上皮细胞受体结合，改变细胞膜通透性，引起腹泻。主要作用于回肠，其次为空肠。近年来发现，肠毒素可作为超抗原，大量激活外周 T 细胞并释放淋巴因子参与致病。

2）所致疾病

（1）气性坏疽。60%～80%由 A 型引起，除产气荚膜梭菌外，也可由其他梭菌引起。致病条件与破伤风梭菌相同，多见于战伤或创口污染的大面积开放性骨折等。

潜伏期短，一般仅 8～48 h。本菌繁殖快，可产生大量毒素和侵袭性酶，并具有荚膜，其荚膜具有抗吞噬作用，因此侵袭力强。细菌产生的卵磷脂酶、胶原酶、DNA 酶等可溶解组织，促进细菌迅速扩散至周围正常组织中，发酵肌肉和组织中的糖类产生大量气体，造成气肿。同时细菌产生多种外毒素溶解细胞，增加血管壁通透性，形成水肿，进而挤压软组织和血管，阻碍血液循环，导致组织坏死。

患者局部组织剧烈胀痛，水气夹杂，触摸有捻发感，组织迅速坏死、分泌物恶臭，细菌一般不入血，大量毒素和坏死组织的毒性产物吸收入血，可引起毒血症、休克等。死亡率高达 40%～100%。

（2）食物中毒。某些 A 型菌株能产生肠毒素，不耐热，100℃立即被破坏，食入被大量产气荚膜梭菌污染（10^8～10^9 繁殖体）的食物后，可引起食物中毒。潜伏期约 10 h，症状主要为腹痛、腹胀、水样腹泻等，通常无发热、无恶心呕吐，1～2 d 自愈。

（3）坏死性肠炎。由 C 型菌株污染食物引起，为 β 毒素致病，发病急，有腹痛、腹泻、血便，可并发腹膜炎，周围循环衰竭，病死率高达 40%。

3. 微生物学检查

气性坏疽起病急，后果严重，应早诊断、早治疗。

（1）直接涂片镜检是极有价值的快速诊断法，取创口深部组织涂片染色，镜检见有荚膜的革兰氏阳性粗大杆菌，常伴有其他杂菌，白细胞少且形态不典型，具有以上特点即可报告初步结果。

（2）分离培养。取坏死组织制成悬液，接种于血琼脂平板、牛奶培养基或疱肉培养基中，厌氧培养，观察生长情况，取培养物涂片镜检，或用生化反应鉴定。

（3）动物实验。取细菌培养液 0.5～1 mL 给小鼠或家兔静脉注射，10 min 后杀死动物，37℃培养 5～8 h。若动物躯体膨胀，则立即解剖取肝或腹腔渗出液涂片镜检并分离培养。

4. 防治原则

1）预防　及时对伤口进行清创、扩创，局部用 H_2O_2，防止伤口形成厌氧微环境。

2）治疗　感染局部尽早手术切除并清除坏死组织，必要时截肢防止扩散。早期可应用多价抗毒素，配合大剂量抗生素治疗，可使用高压氧治疗气性坏疽。

（三）肉毒梭菌

肉毒梭菌（*C.botulinum*）主要分布于土壤和动物粪便中。本菌可产生剧毒的肉毒毒素，经消化道或创口吸收，引起食物中毒和婴儿肉毒症。

1. 生物学性状

1）形态与染色　革兰氏阳性短粗杆菌。大小为（4～6）μm×（1～1.2）μm，周身鞭毛，无荚膜。芽孢椭圆形，粗于菌体，位于次极端，细菌呈网球拍状。

2）培养特性　为专性厌氧菌，在普通培养基上生长，可产生酯酶，在卵黄培养基上生长，菌落周围出现浑浊圈。

3）分组　按遗传特性将肉毒梭菌分为 I～IV 四组，根据毒素的抗原性差异分为 A、B、C、D、E、F、G 七个血清型，其中 C 型毒素在目前已知的所有毒素中毒性最强。I、II 组菌可引起人类疾病，I 组更多见，主要产生 A、B、E 型毒素，我国报告大多为 A 型。

4）抵抗力　肉毒梭菌的芽孢抵抗力强，经湿热 121.3℃30 min 或干热 180℃2 h 杀死。肉毒毒素对酸和蛋白酶的抵抗力强，胃酸作用 24 h 不被破坏，可被胃肠吸收。肉毒毒素不耐热，100℃1 min 即被破坏。

2. 致病性

1）致病物质　肉毒毒素是已知的毒性最强的神经毒素，毒性比氰化钾强 1 万倍，纯结晶的肉毒毒素 1 mg 可杀死 2 亿只小鼠，对人的致死量为 0.1 μg。肉毒毒素被胃肠道吸收入血后，作用于外周神经-肌肉接头处，阻止乙酰胆碱释放，影响运动神经冲动的传递，导致肌肉松弛性麻痹。

2）所致疾病

（1）食物中毒。肉毒杆菌芽孢污染的食品，厌氧条件下发芽繁殖、产生毒素，被误食可发生单纯毒素性中毒。多见于罐头、香肠、腊肉、发酵的豆制品或面制品。潜伏期短，临床表现为运动神经末梢麻痹，开始为眼肌麻痹，可出现复视、斜视、眼睑下垂，然后咽部肌肉麻痹造成吞咽、咀嚼困难、口齿不清，进一步发展为膈肌麻痹、呼吸困难，严重者因呼吸衰竭或心力衰竭而死亡，患者不发热、神志清楚、无胃肠道症状。

（2）婴儿肉毒症。因婴儿肠道内缺乏拮抗肉毒梭菌的正常菌群，食用被肉毒梭菌芽孢污染的食物（如蜂蜜）后，芽孢在肠道内发芽，菌体生长繁殖产生神经毒素，毒素被吸收后致病。临床表现为便秘、啼哭、吮乳无力、吞咽困难、眼睑下垂、全身肌张力减退，严重者因呼吸肌麻痹而猝死。主要见于 1 岁以下儿童。

3. 微生物学检查法

1）分离培养与鉴定　从粪便和可疑食物中检出产毒的肉毒梭菌具有诊断意义。将标本 80℃加热 10 min 杀死细菌繁殖体，再进行厌氧培养分离本菌。

2）毒素检测　取粪便、可疑食物、病人血清等标本检测毒素活性，用标本培养液或食物悬液的上清液分两组进行小鼠腹腔注射，其中一组混合肉毒毒素多价抗毒素，单纯培养液或上清液注射小鼠 2 d 内死亡，混合抗毒素的培养液注射小鼠存活表明培养液中含肉毒毒素。

4. 防治原则　加强食品卫生管理，低温保存食品，抑制芽孢发芽，食用前 80℃加热 20 min 以破坏毒素。感染者应迅速注射多价抗毒素，同时加强护理和对症治疗。

（四）艰难梭菌

艰难梭菌（*C.difficile*）是人类肠道的正常菌群，若长期使用抗生素（氨苄西森、红霉素等），可导致肠道内菌群失调，使耐药的艰难梭菌趁机大量繁殖而致病，引起抗生素相关性腹泻（antibiotic-associated diarrhea）和假膜性小肠结肠炎（pseudomembranous enterocolitis，PMC）等疾病。

1. 生物学性状

艰难梭菌为革兰氏阳性粗大杆菌，大小为（3.0～16.9）μm×（0.5～1.9）μm；有鞭毛；芽孢呈卵圆形，位于菌体次极端，直径宽于菌体；是严格的专性厌氧菌，分离困难。

2. 致病性

艰难梭菌可产生两种毒素：毒素 A 和毒素 B。毒素 A 为肠毒素，能趋化中性粒细胞浸润回肠肠壁，释放细胞因子，导致肠腔内聚集大量液体、肠壁出血、坏死；毒素 B 为细胞毒素，解聚细胞肌动蛋白，破坏细胞骨架，使肠壁细胞坏死。机体长期使用抗生素，抑制肠道内正常菌群（如双歧杆菌、乳酸杆菌等）生长，艰难梭菌因耐药大量繁殖并释放毒素，引起内源性感染，即二重感染（又称菌群失调症）。临床常见使用氨苄西林、克林霉素等抗生素 5～10 d 后出现水样腹泻，即抗生素相关性腹泻。部分患者出现发热、白细胞增多等全身中毒症状，可见血水样腹泻，并排出假膜，即假膜性肠炎。临床治疗应立即停用抗生素，改用对本菌敏感的万古霉素或甲硝唑等。

二、无芽孢厌氧菌

无芽孢厌氧菌是一大类寄生于人和动物体内的正常菌群，包括革兰氏阳性和革兰氏阴性的球菌和杆菌。在人体正常菌群中，无芽孢厌氧菌占绝对优势，是其他非厌氧菌的 10～1 000 倍，对维持人体微生态平衡和内环境稳定起重要作用。在某些情况下，厌氧菌成为机会致病菌引起内源性感染。与人类疾病相关的无芽孢厌氧菌，见表 9-6。

表 9-6　与人类疾病相关的无芽孢厌氧菌

染色	形态	常见菌属	分布部位
阴性	杆菌	类杆菌属（Bacteroides）	口腔、肠道
		普雷沃菌属（Prevotella）	口腔
		卟啉单胞菌属（Porphyromonas）	口腔、肠道
		梭杆菌属（Fusobacterium）	口腔、肠道
	球菌	韦荣菌属（Veillonella）	口腔
阳性	杆菌	丙酸杆菌属（Propionibacterium）	皮肤
		双歧杆菌属（Bifidobacterium）	肠道
		真杆菌属（Eubacterium）	肠道
		放线菌属（Actinomyces）	呼吸道、肠道
	球菌	消化链球菌属（Peptostreptococcus）	阴道

（一）主要种类及其特征

1. 革兰氏阴性厌氧杆菌　与人类疾病相关的有类杆菌属、普雷沃菌属。

1）类杆菌属　脆弱拟杆菌（B. fragilis）最重要，在临床无芽孢厌氧菌感染中占首位，菌体两端钝圆而浓染，中间不着色或染色较浅，似空泡状，有荚膜。有时菌体呈细丝状或弯曲状，有时菌体染色淡，一端着色较深，形似芽孢。在血琼脂平板上厌氧培养 24～48 h，可以形成微凸、圆形的光滑菌落，通常无溶血环。该菌为肠道的正常菌群，主要引起腹腔脓肿、败血症等。

2）普雷沃菌属　产黑色素类杆菌（B.melaninogenicus）最多见，小球杆菌，有荚膜、菌毛；专性厌氧，在血平板上培养 5～7 d，菌落转为黑色；寄居于人的口腔、上呼吸道、肠道。

2. 革兰氏阴性厌氧球菌　其中韦荣菌属最重要，直径 0.3～0.5μm，成对或短链排列，主要寄居于口腔、上呼吸道，占临床厌氧菌分离株的 1%，多见于混合感染。

3. 革兰氏阳性厌氧杆菌

1）丙酸杆菌属　小杆菌，呈链状或成簇排列，无鞭毛、无荚膜，可发酵糖类产酸，培养 2～5 d 可见菌落；寄居于人和动物肠道、皮肤；痤疮丙酸杆菌最常见，可引起皮肤痤疮病。

2）双歧杆菌属　双歧杆菌长短不一，呈多形性，如杆状、弯曲形、棒状等，一端或两端有分叉，无荚膜和鞭毛，严格厌氧，耐酸。在母乳喂养的婴儿粪便当中，双歧杆菌占细菌总数的 98%，为 $10^{11}\sim10^{12}$ 个/g（湿便），随年龄增长比例逐渐降低，至中年保持恒定水平，为 $10^9\sim10^{10}$ 个/g，到老年比例降低，为 $10^7\sim10^9$ 个/g。该菌主要寄居于肠道，在肠黏膜表面形成菌膜，发挥生物屏障作用，抵抗病原菌寄生；该菌代谢可产生大量醋酸和乳酸，降低肠道内 pH 值，发挥生物拮抗作用，抑制外源性病原菌生长；该菌降解结肠中腐败菌代谢产生的亚硝酸等潜在致癌物；该菌可合成多种酶和 B 族维生素，改善脂类及维生素代谢，促进蛋白质消化和吸收。因此双歧杆菌作为微生态制剂被广泛使用，如被加入奶制品、饮料或药物中。另外，齿双歧杆菌（B.dentium）与龋齿和牙周炎有关，其致病机制尚不明确。

4. 革兰氏阳性厌氧球菌　与人类疾病相关的有消化链球菌属，主要寄居于阴道，占临床厌氧菌分离株的 20%，仅次于脆弱类杆菌，大多数为混合感染。

（二）致病性

1. 致病条件　无芽孢厌氧菌属正常菌群，当寄居部位改变、宿主免疫力下降或菌群失调，以及局部供血障碍形成厌氧微环境等情况下可引起内源性感染。

2. 致病物质　无芽孢厌氧菌可通过荚膜和菌毛等吸附和侵入上皮细胞和各种组织。同时可产生多种毒素、胞外酶等促进细菌的定居和扩散。

3. 感染特征

（1）多呈慢性过程的内源性感染，可遍及全身；

（2）无特定病型，多为化脓性感染，也可侵入血流引起败血症；

（3）分泌物或脓液黏稠，或呈黑色、乳白色浑浊或血色，有恶臭或有气体；

（4）取分泌物、脓液等标本直接涂片可见细菌，但普通培养无细菌生长；

（5）使用氨基糖甙类抗生素治疗无效。

4. 所致疾病　无芽孢厌氧菌感染无特定病型，多为局部化脓性感染，也可侵入血流引起败血症，多呈慢性过程，可遍及全身。常见无芽孢厌氧菌疾病类型，见表 9-7。

表 9-7　常见无芽孢厌氧菌疾病类型

感染部位	所致疾病	常见菌种
血液系统	败血症	脆弱类杆菌、消化链球菌等
中枢神经系统	脑脓肿、脑膜炎、硬脑膜下脓肿、血栓性静脉炎等	脆弱类杆菌、产黑色素类杆菌、坏死梭杆菌、消化链球菌等
呼吸系统	肺脓肿、吸入性肺炎、坏死性肺炎、脓胸等	普雷沃菌属、坏死梭杆菌、脆弱类杆菌、消化链球菌等
心血管系统	感染性心内膜炎等	消化链球菌、脆弱类杆菌等
口腔	牙龈炎、牙周炎、坏疽性口腔炎等	消化链球菌、产黑色素类杆菌等
腹腔和会阴部	腹膜炎、肝脓肿	脆弱类杆菌、消化链球菌、产气荚膜梭菌等
女性生殖道和盆腔	盆腔脓肿、输卵管卵巢脓肿、子宫内膜炎、产褥期败血症等	消化链球菌、普雷沃菌属、紫单胞菌等

（三）微生物学检查

1. 标本采取　标本采集时注意避免正常菌群的污染，从感染深部吸取渗出物或脓液，或手术切除组织标本。厌氧菌对氧敏感，暴露于空气中易死亡，标本采集后应立即排除空气后无菌接种于厌氧标本瓶中，迅速送检并进行厌氧培养。

2. 直接涂片镜检　脓液或穿刺液直接涂片、革兰氏染色，观察细菌形态。

3. 分离培养与鉴定　分离培养与鉴定是证实厌氧菌感染的关键步骤，最常用的培养基是牛心脑浸液血平板。送检标本应立即在厌氧环境中接种，置于 37℃厌氧培养 2～3 d，将菌落接种于两个血平板，分别置于有氧和无氧环境中培养，两种环境均能生长为兼性厌氧菌，仅在厌氧环境中生长的是专性厌氧菌。生化反应可鉴定菌种。

（四）防治原则

避免正常菌群侵入非正常寄生部位，及时清创引流防止创伤局部出现微厌氧环境。95%临床厌氧菌对氯霉素、亚胺硫霉素、氨苄西林、甲硝唑、头孢西丁等药物敏感。革兰氏阳性厌氧菌对万古霉素敏感。某些重要部位的感染，如骨髓炎、脑脓肿、心内膜炎等需进行药敏试验。

第五节　分枝杆菌

分枝杆菌属（*Mycobacterium*）是一类细长、略弯曲、呈分枝状排列的杆菌。因细胞壁含有大量脂质（主要是分枝菌酸）不易着色，若经加温或延长染色时间而着色后，能抵抗盐酸乙醇的脱色，故又称抗酸杆菌。种类颇多，引起人类致病的主要有结核分枝杆菌和麻风分枝杆菌，所致感染多为慢性感染并伴有肉芽肿。

一、结核分枝杆菌

结核分枝杆菌（*M.tuberculosis*），俗称结核杆菌，是引起结核病的病原菌，可侵犯全身各组织器官，以肺部感染最多见。结核病仍是当今重要的传染病，随着卡介苗、抗结核疗法和卫生条件的改善，结核病的发病率和死亡率得到控制，但近年来，由于耐药菌株的出现、艾滋病、吸毒、免疫抑制剂的应用等原因，结核病的发病率呈上升趋势。在我国肺结核的发病率和死亡人数占传染病的首位。

（一）生物学性状

1. 形态与染色　菌体细长略弯，大小（1～4）μm×0.4 μm，有荚膜，无鞭毛，无芽孢。细胞壁含有大量脂质，主要成分为分枝菌酸。革兰氏染色不易着色，抗酸染色阳性，常用齐-尼（Ziehl-Neelsen，Z-N）抗酸染色法染色，结核杆菌被染成红色，非抗酸菌和背景呈蓝色。

2. 培养特性　营养要求高，专性需氧。最适温度为 37℃，最适 pH 值为 6.5～6.8。常用罗氏培养基培养，内含蛋黄、甘油、马铃薯等物质用以合成其细胞壁的脂质成分，胆盐、孔雀绿用以抑制杂菌生长。生长缓慢，分裂一代需 18～24 h；在固体培养基上 3～4 周方可见菌落。菌落干燥、坚硬，表面颗粒状呈菜花样，乳白色或米黄色。

3. 抵抗力　细胞壁中含有大量脂质，可防止菌体水分丢失，因而对干燥、酸碱和染料有较强的抵抗力。在干燥痰液内可存活 6～8 个月；常用酸碱处理痰液标本，可杀死杂菌和消化黏稠物质；对孔雀绿具有抵抗力，培养基中加入孔雀绿，可抑制杂菌生长，便于分离或长期培养。结核杆菌对乙醇、湿热和紫外线敏感。在 75%乙醇中 2 min 死亡；液体巴氏消毒或煮沸可杀死，可用于餐具、盆具的消毒；阳光暴晒数小时可被杀死，可用于衣服、被褥的消毒。

4. 变异性　①形态变异。抗结核药如异烟肼可抑制分枝菌酸的合成，使细菌变为 L 型，呈现多形性，抗酸性消失，使标本染色镜检容易漏诊。②毒力变异。结核杆菌经长期人工培养可发生毒力变异。1908 年，Calmette 和 Guerin 将有毒力的牛结核分枝杆菌接种在含甘油、胆汁、马铃薯的培养基中，历经 13 年 230 次的传代获得了减毒菌株，即卡介苗（Bacillus Calmette-Guérin vaccine，BCG vaccine），目前广泛用于结核病预防。③耐药性变异。长期使用抗结核药易产生耐药性。近年来，世界各地耐药性菌株逐年增多，且出现了多重耐药，给治疗带来了困难，为遏制细菌耐药性的产生，临床主张联合用药。

（二）致病性和免疫性

1. 致病物质　结核分枝杆菌无侵袭性酶，不产生内毒素和外毒素，致病物质主要是细胞壁中的大量脂质。脂质可分为：①索状因子（cord factor）是分枝菌酸与海藻糖结合的一种糖脂，可损伤线粒体，影响细胞呼吸，抑制白细胞游走，引起慢性肉芽肿；②磷脂（phospholipid）能刺激单核细胞增生，抑制蛋白酶分解，形成结核结节和干酪样坏死；③硫酸脑苷脂可抑制溶酶体与吞噬体融合，使细菌在吞噬细胞内长期存活；④蜡质 D（wax-D）是一种肽糖脂和分枝菌酸的复合物，可激发机体产生迟发型超敏反应。结核分枝杆菌含有多种蛋白质，最重要的是结核菌素，与蜡质 D 结合引起较强的迟发型超敏反应。此外，多糖能引起局部病灶细胞浸润，核酸能刺激机体产生特异性细胞免疫，荚膜能与巨噬细胞表面的补体受体结合，介导细菌的黏附和入侵，可抑制吞噬体与溶酶体的融合，对分枝杆菌有一定保护作用等。

2. 所致疾病　结核分枝杆菌主要通过呼吸道感染，也可通过消化道或损伤的皮肤黏膜侵入机体，引起相应的脏器结核，如脑、肾、骨、关节、生殖器官等结核感染，但以肺结核最多见。肺结核分为以下两类：①原发感染，首次感染，多见于儿童。结核分枝杆菌通过呼吸道易进入肺泡，被巨噬细胞吞噬后，菌体细胞壁的脂质成分抑制吞噬体与溶酶体结合，使得巨噬细胞的吞噬杀伤功能被抑制，细菌在吞噬细胞内大量生长繁殖直至细胞死亡崩解，释放出的结核分枝杆菌再被吞噬细胞吞噬，如此反复形成肺泡炎症称为原发灶。原发灶内的结核分枝杆菌经淋巴管扩散，引起淋巴管炎和肺门淋巴结肿大，X 线胸片显示哑铃状阴影，称为原发复合征。3～6 周后，机体产生特异性细胞免疫，病灶中心可出现干酪样坏死，形成慢性肉芽肿。90%原发感染患者的病灶局部肉芽肿逐渐消退，纤维化、钙化，不治而愈，但病灶中少量结核分枝杆菌可能长期潜伏，一方面不断刺激机体强化抗结核免疫力，另一方面成为以后内源性感染的来源。极少数免疫力低下者，经淋巴、血液循环播散至其他部位，发生全身粟粒性结核或结核性脑膜炎等肺外结核。②继发感染，又称原发后感染，大多为内源性感染，多见于成年人。其特点为局限性病灶，易发生慢性肉芽肿，形成结核结节（结核病的特征性病理改变）。结节可发生纤维化、钙化后痊愈；或结核结节发生干酪样坏死、液化，形成空洞破溃进入支气管，导致大量结核杆菌随痰排出体外，即开放性肺结核，其传染性很强。

3. 免疫性

1）免疫机制　人体对结核分枝杆菌有较强的免疫力。结核杆菌是胞内菌，抗结核免疫主要是细胞免疫。结核分枝杆菌的免疫性与致病性均与其感染后诱发机体产生的由 T 淋巴细胞介导的两种免疫应答反应相关，即细胞免疫和迟发型超敏反应。当被结核分枝杆菌致敏的 T 淋巴细胞再次接触该菌或其相应抗原时，可释放多种细胞因子，如 IL-2、IL-6、IFN-γ、TNF-α 等，能激活巨噬细胞，促进细胞内溶酶体含量增加、酶活性增高，使活化的巨噬细胞吞噬能力增强，可杀死病灶中结核分枝杆菌，充分发挥细胞免疫作用。同时结核分枝杆菌的蛋白质与蜡质 D

共同刺激 T 淋巴细胞，引发迟发型超敏反应，造成以单核细胞浸润为主的炎症反应，故发生干酪样坏死，甚至液化形成空洞。抗结核的免疫属于有菌免疫，只有当结核分枝杆菌在体内存在时才有免疫力，体内的结核杆菌消失，免疫力也随之消失。

2）结核菌素试验　应用结核菌素进行皮肤试验，检测受试者对结核分枝杆菌的迟发型超敏反应，以判定机体对结核分枝杆菌的免疫状况。

目前用结核菌素纯蛋白衍化物（purified protein derivative，PPD）。PPD 有人结核分枝杆菌制成的 PPD-C 和卡介苗制成的 BCG-PPD 两种，每 0.1mL 含 5 单位。常规试验分别取两种 PPD 5 个单位，注射两前臂皮内，48～72 h 后，红肿硬结小于 5 mm 者为阴性，红肿硬结大于或等于 5 mm 者为阳性，红肿硬结大于或等于 15 mm 为强阳性，对临床诊断有意义。若 PPD-C 侧红肿大于 BCG-PPD 侧，则为感染；反之则可能为卡介苗接种所致。

结核菌素试验阳性反应说明机体对结核分枝杆菌产生迟发型超敏反应，表明曾感染过结核分枝杆菌或卡介苗接种成功，有特异性免疫力。强阳性者可能有活动性结核，应进一步检查。阴性反应一般表明未感染过结核分枝杆菌，但应考虑：①感染初期者；②老年人；③严重结核病患者；④获得性细胞免疫低下者，如艾滋病、肿瘤或用过免疫抑制剂者。

所以结核菌素试验可用于：①诊断婴幼儿的结核病；②评判卡介苗接种后的免疫效果；③未接种卡介苗的人群中作结核分枝杆菌感染的流行病学调查；④测定肿瘤患者的细胞免疫功能。

（三）微生物学检查

根据不同感染类型采集不同的标本，如痰、尿、粪便、脑脊液等。为提高检出率，可用浓缩集菌法。有杂菌的标本（如痰、尿、粪便等标本）需先经 4% NaOH 消化 15 min，既可杀死杂菌，又能溶解痰标本中的黏稠物质；然后离心沉淀，取沉淀物涂片，经抗酸染色后镜检，找到抗酸阳性菌后，为排除标本中混杂的非致病性抗酸杆菌，需进一步分离培养鉴定。如需分离培养，应先将沉淀物用酸中和，接种于固定培养基或含血清的结核分枝杆菌专用液体培养基，根据形态和培养特性进一步鉴别。继而用动物实验鉴别及进行毒力测定。目前分枝杆菌 DNA 探针技术、聚合酶链反应（PCR）扩增技术、DNA 指纹图谱技术、16S rRNA 基因序列测定、ELISA 法测结核分枝杆菌的抗体等技术也应用于结核病的早期和快速诊断中。

（四）防治原则

接种卡介苗进行特异性预防。我国规定健康新生儿在 24 h 内可直接接种，7 岁、12 岁对结核菌素试验阴性者再进行复种。一般接种 6～8 周后，结核菌素试验阳性，表示接种者已产生免疫力，阳性反应可维持 5 年左右。卡介苗是减毒活疫苗，细胞免疫缺陷者慎用或不用。抗结核常用异烟肼、利福平、吡嗪酰胺、乙胺丁醇和链霉素等，治疗须遵循"早期、联合、适量、规律、全程"的原则。异烟肼和利福平合用，可减少耐药性的产生，严重患者可用异烟肼或利福平与吡嗪酰胺合用。

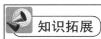 知识拓展

卡介苗的研发过程

1895 年，法国在里尔设立了巴斯德研究所分所，Calmette 担任所长。当时结核病危害非常严重，仅里尔市每年就有约 6 000 人患结核病。Calmette 下决心研制肺结核疫苗。Guerin 主动加入了他的研究队伍。

　　　　这两位科学家首先让幼牛吞食人型结核分枝杆菌，在幼牛感染并康复后，提取减毒结核分枝杆菌。虽然实验是成功的，但结核分枝杆菌依然保持毒性。怎样才能降低结核分枝杆菌的毒性呢？

　　　　受"玉米引种到十几代了，品种退化了，效果就不好！"现象的启发，两位科学家尝试着用加热、胆汁培养等方法，不断地将菌株中的毒性弱化，他们一次又一次摸索，一代又一代接种。经过13年的反复试验、230代的接种驯化，于1908年在实验室培育出了可以作为人工疫苗的减毒牛型结核分枝杆菌变种的活疫苗。这一活疫苗被世界广泛采用。为了纪念这两位科学家对人类做出的贡献，人们便把这种疫苗称作"卡介苗"。

　　　　危害人类健康的疾病有很多，需要更多的科学家为之奉献、为之坚持。

二、麻风分枝杆菌

　　麻风分枝杆菌（*M.leprae*）简称麻风杆菌，引起麻风病。它是一种危害严重的具有致残性的慢性传染病，世界各地均有流行。病菌侵犯皮肤、黏膜和外周神经组织，晚期可侵入深部组织和脏器，形成肉芽肿病变。

　　麻风杆菌的生物学性状与结核杆菌相似，抗酸染色阳性，专性胞内寄生，主要依靠细胞免疫。与结核分枝杆菌感染的一个主要区别是，麻风杆菌感染细胞的胞质呈泡沫状，称为泡沫细胞或麻风细胞。麻风杆菌在体外人工培养至今尚未成功，常采用动物接种作麻风杆菌鉴定、药物筛选及防治等研究。麻风患者是麻风病的唯一传染源，细菌由患者鼻黏膜分泌物、痰、汗液、乳汁、精液或阴道分泌物排出，主要通过呼吸道、破损的皮肤黏膜和密切接触等方式传播。根据机体的免疫状态、病理变化和临床表现可分为结核样型麻风和瘤型麻风。结核样型麻风患者细胞免疫正常，传染性小，麻风菌素试验反应阳性。病变发生于皮肤和外周神经，不侵犯内脏。由于细胞浸润，周围神经变粗变硬，感觉功能障碍。瘤型麻风传染性强，病情严重。患者细胞免疫缺损，麻风杆菌得以在细胞内大量繁殖，主要侵犯皮肤、黏膜，累及神经系统。患者体液免疫功能正常，体内产生大量自身抗体，与受损组织释放的自身抗原结合形成大量免疫复合物，沉积于皮肤或黏膜，形成红斑或结节，称为麻风结节，面部结节融合呈"狮面"状，是麻风的典型病征。如不及时治疗，将继续恶化，最终发展至死亡。

　　微生物学检查主要为涂片检查，可从患者鼻黏膜或皮损处取材，用抗酸染色法染色后镜检，一般在瘤型麻风患者标本中可找到细胞内抗酸，有诊断意义；而在结核样型麻风患者标本中不易找到。

　　目前麻风病尚无特异性预防方法，工作重点是控制传染和预防畸残的出现，对密切接触者应作定期检查。治疗药物主要是砜类，如氨苯砜、苯丙砜等。利福平、异烟肼、乙胺丁醇等也有作用，多药联用效果好。

第六节　其他病原性细菌

一、白喉棒状杆菌

　　白喉棒状杆菌（*C.diphtheriae*），俗称白喉杆菌，属棒状杆菌属，是引起白喉的病原菌。白喉是一种急性呼吸道传染病，病人表现为咽喉部出现灰白色假膜和心肌炎等全身中毒症状。其菌体一端或两端膨大呈棒状，革兰氏染色阳性，Albert 染色可见菌体内有异染颗粒，有鉴别意义；

需氧或兼性厌氧，在吕氏血清培养基（Loeffler's serum medium）上生长良好，在含 0.03%～0.04% 亚碲酸钾的血平板上，本属细菌能够生长，形成黑色或深灰色菌落，而其他杂菌受到抑制；对干燥、寒冷、阳光的抵抗力比其他无芽孢细菌强；可在衣物、床单、玩具等日常物品上生存数日至数周；煮沸 1 min，58℃10 min 可被杀死；1%石炭酸、3%来苏溶液 10 min 内可将其杀死，对青霉素及多种广谱抗生素敏感。

　　主要致病物质是白喉毒素，由 β 棒状杆菌噬菌体毒素基因（tox＋）编码产生，因此只有携带 β 棒状杆菌噬菌体的白喉杆菌才能产生白喉毒素。白喉毒素具有强烈的细胞毒性，能抑制宿主细胞的蛋白质合成。白喉易感者多为儿童，主要通过飞沫传播，感染后细菌在鼻咽部黏膜上繁殖并产生毒素，引起局部炎症及全身中毒症状。细菌和毒素可使局部黏膜上皮细胞坏死、血管扩张、炎症细胞浸润、纤维蛋白渗出，形成灰白色膜状物，称为假膜。假膜与黏膜下组织紧密相连。若假膜扩展至气管、支气管，则易发生脱落而阻塞气道，引起窒息，这是白喉早期致死的原因。细菌一般不入血，毒素入血形成毒血症，引起心肌组织等多器官损害，这是白喉晚期致死的原因。

　　实验室诊断包括细菌学检查和细菌毒力测定。对假膜及其边缘取材后，直接 Albert 染色镜检，结合临床症状可作初步诊断。将标本接种于吕氏血清斜面上进一步分离培养有助于快速诊断，通过动物实验或琼脂 Elek 平板毒力试验来鉴别产毒白喉棒状杆菌与其他棒状杆菌。预防采用注射白喉类毒素。目前我国采用白喉类毒素、百日咳菌苗、破伤风类毒素的混合制剂（DPT 混合疫苗）进行人工主动免疫。治疗应尽早注射足量白喉抗毒素，注射前应询问过敏史，并做皮试；同时用青霉素或红霉素进行抗菌治疗，应注意该菌对磺胺类药物不敏感。

二、炭疽芽孢杆菌

　　炭疽芽孢杆菌（B.anthracis），俗称炭疽杆菌，属芽孢杆菌属，引起炭疽病，是人类历史上第一个被发现的病原菌，是革兰氏阳性有芽孢的最大杆菌，菌体粗大、两端平切，呈链状排列。芽孢呈椭圆形，位于菌体中央，宽度小于菌体。无鞭毛，在体内或含血清的培养基中可形成荚膜。在普通琼脂培养基上生长良好。芽孢对热和化学消毒剂有很强抵抗力，需在新配置 20%石灰乳、20%漂白粉中浸泡 48 h 或在 5%石炭酸中 5 d 才能杀死芽孢；在土壤及动物皮毛中能存活 20 年之久，因此牧场一旦被污染，传染性可持续数十年。

　　本菌主要为牛、马、羊等食草动物炭疽病的病原菌，经多种方式传播导致人类炭疽病。其主要致病物质是荚膜和炭疽毒素。荚膜有抗吞噬作用，利于细菌在宿主组织内繁殖扩散，而炭疽毒素是致病和死亡的主要原因，可损伤机体的微血管内皮细胞，启动内源性凝血系统，引起弥散性血管内凝血（DIC），可抑制、麻痹呼吸中枢而引起呼吸衰竭。人因接触患病动物或其尸体、皮毛引起皮肤炭疽（约占 95%炭疽病），皮肤出现小疖、水疱、脓疮后坏死、溃疡，形成黑色焦痂，故称炭疽；食入未煮熟的病畜肉或污染食物可引起肠炭疽，出现全身中毒症状和严重消化道症状（如呕血、便血及肠麻痹等）；吸入含有病菌芽孢的尘埃可发生肺炭疽，出现呼吸道症状和全身中毒症状。以上三型均可并发败血症，死亡率极高。

　　预防措施是加强病畜的管制，病畜应严格隔离，死畜须焚毁或深埋于 2 m 以下，杜绝在无防护条件下现场剖检。对易感人员和家畜应接种炭疽减毒活疫苗，治疗首选青霉素。由于炭疽杆菌可产生芽孢，污染环境后消毒困难，可通过多种途径感染，死亡率高，故是一种细菌战剂，是恐怖分子制造生物恐怖事件的细菌，对此应予以重视。

三、布鲁菌属

布鲁菌属（Brucella）是一类人畜共患病的病原菌，羊、牛、猪等家畜最易感染，常可引起母畜流产，人类主要通过接触病畜或被污染的畜产品，经皮肤、黏膜、眼结膜、消化道、呼吸道等多种途径感染。

本菌是革兰氏阴性的短小杆菌，无芽孢，无鞭毛，有微荚膜，抵抗力较强，在土壤、皮毛、病畜的脏器和分泌物、乳制品中可生存数周至数月，但在湿热 60℃20 min 或日光直接照射下20 min 死亡，牛奶中的布鲁菌可用巴氏消毒法杀灭。主要致病物质为内毒素、荚膜和侵袭性酶。后者增强其侵袭力，使得细菌突破皮肤、黏膜屏障作用进入宿主体内。病菌侵入局部淋巴结内繁殖，而后进入血流引起菌血症，内毒素引起发热。病菌随后播散到肝、脾、骨髓、淋巴组织等脏器细胞内，发热逐渐消退。病菌在细胞内繁殖到一定程度又再度入血，出现菌血症伴体温再次升高。多次反复的菌血症使得患者出现不规则发热与消退交替的波浪状热型，称为波浪热。感染易转为慢性。布鲁菌为胞内寄生菌，以细胞免疫为主，病后免疫力牢固。主要预防措施是控制和消灭家畜布鲁菌病、切断传播途径和免疫接种，如牛奶经巴氏消毒法消毒后上市或制作奶制品，家畜肉类煮熟后使用。免疫接种以畜群为主，疫区人群接种减毒活疫苗。治疗可选用四环素、链霉素等。

四、鼠疫耶尔森菌

鼠疫耶尔森菌（Y.pestis），俗称鼠疫杆菌，是自然疫源性烈性传染病——鼠疫的病原菌，病死率高，人类历史上曾发生过 3 次世界性大流行，也是一种细菌战剂。人类鼠疫是因被带菌的鼠蚤叮咬，或因直接接触、剥食感染鼠疫的动物而受感染。

本菌是革兰氏阴性的卵圆形短杆菌，两端钝圆，两极浓染，有荚膜，无芽孢，兼性厌氧，最适生长温度为 27～30℃。在含血液或组织液的培养基上生长，24～48 h 可形成细小、黏稠的粗糙型菌落。在肉汤培养管底部有絮状沉淀物，48 h 形成菌膜，稍加摇动菌膜呈“钟乳石”状下沉，此特征有一定的鉴别意义。本菌对理化因素抵抗力较弱，70～80℃ 10 min 或 100℃1 min 死亡，但在自然环境中或痰液中可存活 36 d，在蚤粪和土壤中能存活 1 年左右。

鼠疫耶尔森菌的抗原结构复杂，致病性主要与 F1（荚膜）抗原、V/W 抗原、外膜蛋白和鼠毒素等相关。鼠疫是一种自然疫源性疾病，啮齿类动物（野鼠、家鼠、黄鼠等）是鼠疫耶尔森菌的储存宿主，鼠蚤是其主要传播媒介。人首先被疫鼠的鼠蚤叮咬而受染，患者又可通过人蚤或呼吸道等途径造成在人群中流行。临床常见有腺鼠疫、肺鼠疫和败血症型鼠疫 3 种。腺鼠疫患者出现高热、淋巴结极度肿大、疼痛。通过呼吸道吸入染菌的尘埃，或由腺鼠疫、败血症型鼠疫转而导致的继发性肺鼠疫，患者出现高热、胸痛、咯血、呼吸困难等，多因缺氧、休克死亡，死前皮肤呈紫黑色，故又称黑死病。败血症型患者可出现肾衰、心衰等，感染后能获得牢固免疫力。鼠疫杆菌为法定甲类传染病，标本检查必须严格执行烈性传染病病原菌管理规则。灭鼠灭蚤、加强边境检疫、接种疫苗是预防鼠疫的主要措施。治疗首选药物为链霉素或庆大霉素等，应尽可能在发病 48 h 内给药，以降低死亡率。

五、铜绿假单胞菌

铜绿假单胞菌（P.aeruginosa），俗称绿脓杆菌，在自然界及人和动物皮肤及肠道中广泛分布，属人体正常菌群，也是一种常见的机会致病菌。本菌革兰氏阴性，有鞭毛、荚膜，无芽孢，需氧；最适生长温度为 35℃，在 4℃不生长而在 42℃可生长，最适产毒温度为 26℃；抵抗力强，对多种抗生素耐药。由于能产生带荧光的绿色水溶性色素，脓汁或敷料呈绿色，故称绿脓杆菌。

铜绿假单胞菌属人体正常菌群，在肠道中繁殖。菌体内有细菌的密度感知信号系统，能够调控菌体内各种毒力因子的表达，并影响宿主免疫功能。此菌也广泛分布在医院环境中，多见于皮肤黏膜受损部位，或长期化疗、使用免疫抑制剂患者，表现为局部化脓性炎症。也可引起中耳炎、角膜炎、尿道炎、胃肠炎、心内膜炎、脓胸，引起菌血症、败血症、婴儿严重的流行性腹泻。在医院感染中本菌约占 10%。微生物检查应取相应标本接种于血琼脂平板，根据菌落大小、色素及生化反应等进行鉴定。严格消毒灭菌、无菌操作可降低本菌的医院感染；OEP疫苗保护范围广、毒性低；治疗首选庆大霉素。

六、流感嗜血杆菌

流感嗜血杆菌（*H.influenzae*），俗称流感杆菌，最先从流感患者鼻咽部分离出，当时被误认为就是流感的病原菌。直到流感病毒分离成功，才明确该菌只是在流感时作为继发性感染的一种细菌。本菌是嗜血杆菌属中对人有致病性的最常见细菌，可引起小儿急性脑膜炎、鼻咽炎、中耳炎等化脓性疾病。

流感嗜血杆菌是革兰氏阴性小杆菌，无鞭毛，无芽孢，多数菌株有菌毛。毒力株有荚膜。需氧或兼性厌氧。本菌培养特殊，生长需要 V、X 因子，金黄色葡萄球菌能合成 V 因子促其生长，故将流感杆菌与金黄色葡萄球菌在血平板上共同培养时，可见围绕在金黄色葡萄球菌菌落周围的流感杆菌菌落较大，远则较小，此称为"卫星现象"，有助于本菌鉴定。荚膜、菌毛、内毒素是本菌的主要致病物质。

流感嗜血杆菌主要由呼吸道传播，所致疾病包括原发感染和继发感染。原发感染多为外源性感染，有荚膜菌株引起的急性化脓性感染，如化脓性脑膜炎、鼻咽炎、化脓性关节炎和心包炎等，小儿多见。继发感染（内源性感染）多由寄居在呼吸道的无荚膜菌株引起，如慢性支气管炎、鼻窦炎、中耳炎等，成人多见。预防主要应用 B 型流感嗜血杆菌荚膜多糖疫苗，治疗可用氨苄西林等广谱抗生素或磺胺类药物。

七、百日咳鲍特菌

百日咳鲍特菌（*B. pertussis*），属鲍特菌属，是人类百日咳的病原体，是一种儿童常见的急性呼吸道传染病。本菌为革兰氏阴性短小杆菌，无芽孢，无鞭毛，有毒菌株有荚膜和菌毛。专性需氧，营养要求较高，生长缓慢，可发生菌落变异。致病物质包括荚膜、菌毛、百日咳毒素、腺苷酸环化酶毒素、血凝素和内毒素等。

人是百日咳的唯一宿主，主要通过飞沫传播，易侵犯婴幼儿呼吸道。本菌一般不入血，外毒素是百日咳的主要致病物质。感染后，百日咳杆菌在呼吸道上皮细胞上生长并产生毒素，使上皮细胞纤毛麻痹、细胞坏死，影响黏稠分泌物的清除，刺激了支气管黏膜感觉神经末梢，反射性地引起剧烈的连续性咳嗽。临床症状主要有低热、阵发性痉挛性咳嗽，伴有吸气鸡鸣声，严重者呼吸困难、发绀、惊厥。由于病程较长，以咳嗽症状为主，故名百日咳。以局部黏膜免疫为主，病后免疫力持久，再次感染少见。预防常用百日咳死菌苗，我国采用百白破三联疫苗取得良好预防效果，治疗可用红霉素、氨苄西林。

八、嗜肺军团菌

嗜肺军团菌（*L.pneumophila*），属军团菌属，是军团菌病的病原菌。1976年，在美国费城召开全美退伍军人会议，期间暴发了一种不明原因的严重肺炎，与会者149人中有34人死亡。后从死者肺组织中分离到一种新的革兰氏阴性杆菌，被命名为嗜肺军团菌。本菌为革兰氏阴性杆菌，无芽孢，有鞭毛、菌毛及微荚膜；常用吉姆萨染色（呈红色）或Dieterle镀银染色（呈黑褐色）；对化学消毒剂、干燥、紫外线较敏感，对氯和酸抵抗力较强，在污水中可存活一年。广泛存在于自然界，常寄生于人工冷热水管中，中央空调冷却水、淋浴头、辅助呼吸机等所产生的气溶胶颗粒中很常见。

嗜肺军团菌主要经飞沫传播，带菌飞沫、气溶胶被直接吸入下呼吸道引起以肺为主的全身性感染，临床分为三型：流感样型军团菌病可出现发热、头痛和肌肉疼痛等，预后良好，胸部X线无明显肺炎征象；肺炎型军团菌病，亦称军团病，起病急，以肺炎症状为主伴有多脏器损害，其暴发流行多见于夏季，中老年人多见，寒战高热、肌痛剧烈、开始干咳而后脓痰或咯血，常伴中枢神经系统和消化道症状，最终可导致呼吸衰竭；肺外感染型军团菌病，为继发性感染，出现脑、肾、肝等多脏器感染症状，军团菌为胞内寄生菌，主要依靠细胞免疫，目前尚无有效疫苗，治疗首选红霉素。

九、幽门螺杆菌

幽门螺杆菌（*Helicobacter pylori*，Hp）是螺杆菌属的代表菌种，与胃炎、十二指肠溃疡、胃溃疡、胃黏膜相关淋巴组织（MALT）淋巴瘤和胃腺癌的发生有密切关系。1982年澳大利亚医生Barry J. Marshall和J.Robin Warren从胃活检组织中分离出Hp，并将Hp感染与活动性胃炎和消化性溃疡联系起来，因此获得了2005年诺贝尔生理学或医学奖。本菌革兰氏染色阴性，菌体细长弯曲呈螺形、S形或海鸥展翅状，有鞭毛，微需氧，最适生长温度35～37℃，营养要求高，需添加血液或血清，培养72 h，可见细小、针尖状、半透明的菌落。尿素酶丰富，快速尿素酶试验强阳性是主要的鉴别依据之一。

Hp经消化道进入机体后，通过鞭毛穿过黏液层，黏附素使其黏附于胃上皮细胞，尿素酶分解尿素，产生氨，中和胃酸，有助于细菌定植，并释放空泡毒素（Vac A）、细胞毒素相关蛋白（Cag A）等。Vac A可导致胃黏膜上皮损伤和溃疡形成。Cag A可诱导胃黏膜上皮细胞产生多种细胞因子（IL-1β、IL-6、TNF-α、IL-8等），导致胃组织损伤，另外，Cag A阳性菌株感染可增加胃癌发病风险。Hp在人群中感染率约为50%，而在胃炎、胃溃疡患者中检出率高达80%以上。人是主要传染源，经粪-口途径传播，少数经胃镜等医疗器具传播。家庭内有明显聚集现象。感染者大多无症状，少数可出现慢性胃炎和消化性溃疡，极少数可发展成胃癌。目前尚无有效的预防措施，针对尿素酶、Vac A、Cag A和黏附素的疫苗正在研制。多采用胶体铋或质子泵抑制剂为基础，再加两种抗生素的三联疗法进行治疗。黄连、黄芩、大黄、黄柏、沙打旺、玫瑰花、土茯苓、山楂、高良姜等中药具有较强的抑菌作用。

【复习思考题】

（1）金黄色葡萄球菌和A群链球菌引起的化脓性感染有何不同？原因是什么？

（2）依据在血平板上的溶血现象不同，可将链球菌分为哪几类？简述各类的特性。

（3）怎样进行淋病的病原学检测？应注意哪些事项？

（4）肠道杆菌有哪些共同的生物学性状？

（5）对于可疑细菌性痢疾病人，应如何采集标本？如何进行实验室诊断？

（6）什么是肥达试验？判断结果时应注意哪些问题？

（7）破伤风梭菌的致病条件是什么？主要致病物质和所引起的疾病是什么？如何防治？

（8）结核菌素试验有何实际应用？

第十章　其他原核细胞型微生物

【导学】

1. 掌握　螺旋体、支原体、衣原体、立克次体和放线菌的基本概念及致病特点。

2. 熟悉　螺旋体、支原体、衣原体、立克次体和放线菌的主要生物学性状、免疫性及防治原则。

3. 了解　螺旋体、支原体、衣原体、立克次体和放线菌的实验室检查原则。

第一节　螺　旋　体

螺旋体（spirochete）是一类广泛分布于自然界，细长、柔软、弯曲呈螺旋状、运动活泼的原核细胞型微生物。对人和动物致病的螺旋体有 3 个属：钩端螺旋体属（*Leptospira*）、密螺旋体属（*Treponema*）和疏螺旋体属（*Borrelia*）。

一、钩端螺旋体

钩端螺旋体（简称钩体）有多种血清型，能够感染人和动物，引起钩端螺旋体病。我国绝大多数地区流行此病。

（一）生物学性状

菌体大小约（6～12）μm×（0.1～0.2）μm，螺旋细密规则，呈串珠状，一端或两端钩状，见图 10-1。革兰氏染色不易着色，一般用 Fontana 镀银染色，呈棕褐色。常用 Korthof 培养基分离培养，抵抗力弱，对干燥、酸、热、紫外线、消毒剂、青霉素类抗生素敏感，能在湿土中越冬，这对钩端螺旋体病的传播有重要意义。

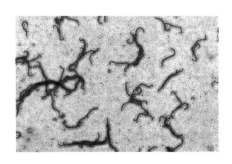

图 10-1　钩端螺旋体形态特点（×1 000）

（二）致病性与免疫性

1. 内毒素样物质　钩端螺旋体的细胞壁中含有类似革兰氏阴性菌的脂多糖物质，能引起发热、炎症和组织坏死。

2. 溶血素　有的钩端螺旋体培养物上清液，有溶血素产生，能破坏红细胞膜而溶血。

3. 细胞毒性因子　钩端螺旋体患者急性期血浆中存在一种细胞毒性因子（cytotoxicity factor，CTF），将之注射小鼠，可出现肌肉痉挛、呼吸困难而死亡的症状。

钩端螺旋体引起的钩端螺旋体病是人畜共患病，鼠类和猪为主要传染源和储存宿主。钩端螺旋体在鼠类和猪等动物的肾曲小管中生长繁殖，并随尿排出，污染水源和土壤，可经微小伤口甚至完整皮肤黏膜侵入机体。钩端螺旋体大量繁殖可引起钩体血症，随后侵入肝、肾、肺、脑膜等器官、组织，并在其中繁殖引起病变，导致钩端螺旋体病。潜伏期一般 3～14 d。其临床表现复杂，极易误诊。患者可出现高热、头痛、腰疼、结膜充血、腓肠肌疼痛、淋巴结肿大、出血倾向和黄疸等临床症状及肝、肾、脑、肺等器官的损害。该病的诊断应特别注意它的地区性、季节性及患者职业。

抗感染免疫以体液免疫为主。发病 1 周后病人体内可产生特异性抗体。型特异性钩端螺旋体凝集素主要为 IgM。隐性感染或病愈后可获得对同型菌株的持久免疫力。

（三）微生物学检查

1. 病原体检查　发病 7～10 d 内取血，第 2 周后取尿，有脑膜刺激症状者取脑脊液，镜检或分离培养与鉴定。

2. 血清学检查　凝集反应、间接荧光抗体试验、补体结合试验等，不仅用于诊断疾病，也可用于流行病学调查。

（四）防治原则

钩端螺旋体病的预防措施主要是消灭传染源，切断传播途径和增强机体抗钩端螺旋体免疫力等。抗菌治疗首选青霉素，庆大霉素、羧苄西林等广谱抗生素也有效。脑膜脑炎型用甲硝唑，疗效优于青霉素。

二、梅毒螺旋体

梅毒螺旋体又称苍白密螺旋体，是引起人类梅毒的病原体。

（一）生物学性状

菌体大小约（5～15）μm×（0.09～0.18）μm，有 8～15 个规则的螺旋，两端尖直，运动活泼。Fontana 镀银染色呈棕褐色，见图 10-2。培养较困难，抵抗力极弱，对温度、干燥尤为敏感，离体后干燥 1～2 h 或 50℃5 min 即死亡，在血液中 4℃放置 3 d 可死亡，对肥皂水和一般消毒剂及青霉素、四环素等广谱抗生素、砷剂均敏感。

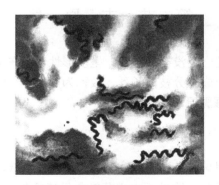

图 10-2　梅毒螺旋体形态特点（×1 000）

（二）致病性与免疫性

梅毒螺旋体引起梅毒，人是梅毒的唯一传染源。主要表现为获得性梅毒和先天性梅毒。

1. 获得性梅毒　获得性梅毒主要通过性接触传播，临床上分为三期：①Ⅰ期（初期）梅毒，感染后 3 周左右局部出现无痛性硬下疳。多见于外生殖器，其溃疡渗出液中有大量苍白亚种螺旋体，感染性极强。一般 4～8 周后，硬下疳常自愈。②Ⅱ期梅毒，发生于硬下疳出现后 2～8 周。全身皮肤、黏膜常出现梅毒疹，全身淋巴结肿大，有时也累及骨、关节、眼及其他脏器。在梅毒疹和淋巴结中，存在有大量苍白亚种螺旋体。初次出现的梅毒疹经过一定时期后会自行消退，但隐伏一段时间后又出现新的皮疹。Ⅰ、Ⅱ期传染性强，但破坏性较小，也称早期梅毒。③Ⅲ期梅毒，也称晚期梅毒，发生于感染 2 年后，也可长达 10～15 年。病变可波及全身组织和器官。基本损害为慢性肉芽肿，局部因动脉内膜炎所引起的缺血而使组织坏死。Ⅲ期梅毒传染性较小，但对自身损害大，如结节性梅毒疹、树胶肿，或皮肤、黏膜溃疡坏死病灶，还可以侵犯内脏器官和组织，严重者可出现心血管及中枢神经系统病变。

2. 先天性梅毒　也称胎传梅毒，梅毒孕妇可通过胎盘传给胎儿，导致流产、早产或死胎，或出生梅毒患儿。梅毒患儿可有梅毒性鼻炎、天疱疮、斑丘疹，可呈锯齿形牙、间质性角膜炎、先天性耳聋、鞍形鼻等特殊体征。

对梅毒的免疫属感染性免疫，即有 TP 感染时才有免疫力，当机体感染梅毒后，能缓慢地产生一定免疫力，表现为硬下疳不经治疗能自愈，若再感染也不出现Ⅰ期的硬下疳症状。

（三）微生物学检查

1. 病原体检查　Ⅰ期梅毒取患者下疳渗出液，Ⅱ期梅毒取梅毒疹渗出液或淋巴结抽出液直接在暗视野显微镜下检查或 Fontana 镀银染色法检查病原体。

2. 血清学检查　常用两类血清学试验。第一类是检查病人血清中的反应素（抗脂质抗体），方法有不加热血清素（USR）试验和快速血浆反应素（RPR）纸片试验，常用于初筛。第二类是检查梅毒抗原的特异性抗体，方法有荧光密螺旋体抗体吸收（FTA-ABS）试验和梅毒螺旋体制动（TPI）试验等。

（四）防治原则

梅毒是一种性传播疾病，预防上应加强性卫生教育并严格社会管理。对确诊梅毒的患者，应及早给予彻底治疗，首选青霉素，治疗结束后需定期复查，血清学试验转阴 1 年方可视为治愈。

第二节　支　原　体

支原体（mycoplasma）是一类没有细胞壁，呈多形性，可在无生命培养基中生长繁殖的最小原核细胞型微生物。因能形成有分枝的长丝，故称为支原体。对人致病的主要有支原体属的肺炎支原体和脲原体属的溶脲脲原体。

一、生物学性状

1. 形态与染色　支原体大小一般为 0.3～0.5 μm，无细胞壁，呈多形性，有球形、杆状、丝状、分枝状等多种形态。革兰氏阴性，吉姆萨染色呈淡紫色，见图 10-3。

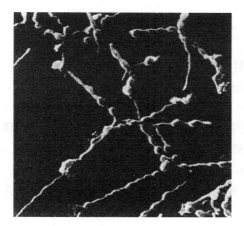

图 10-3　肺炎支原体的形态（电镜×10 000）

2. 培养特性　以二分裂方式繁殖为主，亦可出芽，分枝形成丝状后断裂呈球杆状颗粒。营养要求较高，在固体培养基上形成中心致密凸起、四周由颗粒包绕的"荷包蛋"样菌落。

3. 抗原结构　支原体细胞膜抗原由蛋白质和糖脂组成。细胞膜外层蛋白质是其主要特异性抗原，各种支原体均有其特有的抗原结构，较少交叉，在其鉴定上有重要意义。

4. 抵抗力　对各种理化因素的影响敏感，易被消毒剂灭活。支原体对多西环素、红霉素等敏感，对青霉素类不敏感。

二、致病性与免疫性

肺炎支原体可引起原发性非典型肺炎。溶脲脲原体及生殖支原体在一定条件下能引起泌尿生殖系统感染和不育症。其致病机制主要是引起细胞损伤，从宿主细胞膜获得脂质和固醇作为养料并产生有毒的代谢产物，如神经毒素（外毒素）、过氧化氢和超氧离子。溶脲脲原体产生尿素酶可水解尿素生成大量的氨，对细胞有毒害，且可促使结石形成。分泌型 IgA 及特异性细胞免疫在防止支原体感染上有一定作用。

三、微生物学检查和防治原则

微生物学诊断主要靠病原体分离培养、血清学试验和核酸杂交及 PCR 等方法。分离到病原体后应作生长抑制试验进一步鉴定；血清学试验主要有补体结合试验和非特异冷凝集试验；也可用 PCR 检测支原体 DNA。

治疗上多选用红霉素、氯霉素、多西环素、螺旋霉素、链霉素等。

第三节　衣　原　体

衣原体（chlamydia）是一类活细胞内寄生，有独特发育周期（原体-始体）的原核细胞型微生物。衣原体的特征是：①具有独立的酶系统，但不能产生代谢所需的能量，仅在活细胞内增殖；②在宿主细胞内有独特的发育周期，以二分裂方式繁殖；③含有 DNA 和 RNA 两类核酸；④具有细胞壁，但无肽聚糖；⑤对多种抗生素敏感；⑥可通过滤菌器。与人类疾病有关的主要有沙眼衣原体、肺炎衣原体和鹦鹉热衣原体。

一、生物学性状

1. 形态染色与发育周期 衣原体在宿主细胞内生长繁殖时有独特的发育周期，可观察到两种不同的颗粒结构：①原体（elementary body，EB），直径为 0.2～0.4 μm，是发育成熟的衣原体，为细胞外形式（具感染性，无繁殖能力），通过吞饮作用进入胞内，由宿主细胞膜包围 EB 形成空泡，并在空泡内逐渐发育、增大变成始体。②始体（initial body）又称网状体（reticulate body，RB），为细胞内形式（有繁殖能力，无感染性），是衣原体发育周期中的**繁殖型**。直径为 0.5～1.0 μm，圆形或椭圆形，无胞壁，代谢活泼，以二分裂方式繁殖成熟的 EB 从宿主细胞中释放，再感染新的易感细胞，开始新的发育周期，整个发育周期约需 48～72 h，见图 10-4，图 10-5。

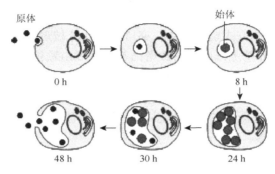

图 10-4 衣原体发育周期示意图

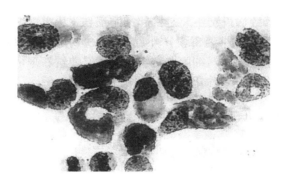

图 10-5 沙眼衣原体包涵体电镜图（结膜涂片×650）

2. 培养特性 专性细胞内寄生。多数能在 6～8 日龄鸡胚卵黄囊中生长繁殖，有的也可用小鼠培养和细胞培养。

3. 抗原结构和分类 沙眼衣原体细胞壁的抗原主要分为属、种、型特异性抗原。肺炎衣原体只有一个血清型。

4. 抵抗力 衣原体耐冷不耐热，60℃仅能存活 5～10 min，−70℃可保存数年，冷冻干燥保存 30 年仍有活性；对常用消毒剂敏感，0.1%甲醛液 24 h、75%乙醇 1 min、0.5%石炭酸 30 min，均可杀死衣原体。红霉素、多西环素和四环素等有抑制衣原体繁殖的作用。沙眼衣原体对磺胺药物敏感，但肺炎衣原体和鹦鹉热衣原体对磺胺药物不敏感。

二、致病性与免疫性

1. 致病物质　衣原体通过与相应受体的结合，吸附并侵入黏膜的柱状或杯状上皮等易感细胞，产生内毒素样毒性物质，抑制细胞代谢并直接破坏细胞。此外，衣原体的主要外膜蛋白可引起超敏反应，导致组织损伤。

2. 所致疾病　主要可引起沙眼、包涵体结膜炎、泌尿生殖道感染、性病淋巴肉芽肿和呼吸道感染。

（1）沙眼。由沙眼衣原体的 A、B、Ba 和 C 血清型引起，通过眼-眼及眼-手-眼的途径进行直接或间接接触传播。主要表现为流泪、黏液脓性分泌物、结膜充血及滤泡、乳头增殖、血管翳和瘢痕形成。由于反复发作，使瘢痕加剧，损伤角膜变混浊，最终可引起失明，是目前世界上致盲的主要病因。

（2）包涵体结膜炎。有两种感染类型：新生儿包涵体结膜炎和成人包涵体结膜炎。可手-眼或间接接触而感染，表现为滤泡性结膜炎，症状与沙眼类似，但无沙眼后期症状，经数周或数月可自愈。

（3）泌尿生殖道感染。非淋球菌性泌尿生殖道感染有 50%～60% 为沙眼衣原体所致，多由沙眼亚种 D-K 血清型引起，经性接触传播。男性通常是引起尿道炎，未经治疗者多数转变成慢性，周期性加重，或可合并附睾炎、前列腺炎等。女性可引起尿道炎、宫颈炎、输卵管炎、盆腔炎，可导致不孕症或宫外孕。

（4）性病淋巴肉芽肿。由沙眼衣原体性病淋巴肉芽肿亚种（LGV）的 L1、L2、L2a、L3 四个血清型引起，人是性病淋巴肉芽肿衣原体的自然宿主，主要通过性接触在人类传播，主要侵犯淋巴组织，在男性侵犯腹股沟淋巴结，引起化脓性淋巴结炎和慢性淋巴肉芽肿，常形成瘘管；在女性侵犯会阴、肛门和直肠，可形成肠皮肤瘘管，也可引起会阴-肛门-直肠狭窄和梗阻；也能引起伴有耳前、颌下及颈部淋巴结肿大的结膜炎。

（5）呼吸道感染。由肺炎衣原体及鹦鹉热衣原体引起。

3. 免疫性　可诱发特异性免疫，以细胞免疫为主，但保护性不强，维持时间短暂。

三、微生物学检查和防治原则

实验室检查可取标本进行衣原体的分离培养（鸡胚培养或细胞培养）和检查病变部位细胞内的包涵体及衣原体抗原，血清学检查可用补体结合反应，分子生物学方法可用 PCR 等。治疗上常选用利福平、四环素、红霉素等。

 知识拓展

"衣原体之父"——汤飞凡

汤飞凡 1897 年出生于湖南醴陵，1914 年考入湘雅医学院，毕业后，申请到协和医学院细菌系进修，1925 年赴美深造，进入哈佛大学医学院细菌学系学习。1929 年他拒绝国外优厚的物质条件和研究条件，毅然回国。短短几年的时间，研制出中国自己的牛痘疫苗、狂犬疫苗、世界首支斑疹伤寒疫苗。1943 年汤飞凡制造出中国第一批临床级青霉素，挽救无数国人的生命。1955 年汤飞凡与助手，经数次试验，首次利用鸡胚卵黄囊接种法从沙眼病人的眼结膜刮屑物中分离出世界上第一株沙眼"病毒"，并将其命名为 TE8。为证实其致病性，汤飞凡将 TE8 接种在自己眼里，引起典型的沙眼症状与病变，继而从自己眼里分离出这种病原体，在其后的 40 天内，坚持不治疗，直至证实 TE8 的致病性确定无疑。1981 年，为表彰汤飞凡在沙眼病研究中的卓越贡献，在巴黎召开的国际眼科学大会上，国际沙眼防治组织追授给汤飞凡"沙眼金质奖章"。汤飞凡是世界公认的"衣原体之父"。他甘于奉献、热爱医学、热爱中华的精神值得我们学习。

第四节　立克次体

立克次体（rickettsia）是一类严格活细胞内寄生的原核细胞型微生物，其特点为：①大小介于病毒和细菌之间，具有细胞壁，革兰氏染色阴性；②活细胞内寄生；③有 DNA 和 RNA 两种核酸，以二分裂方式繁殖；④以节肢动物为媒介或作为寄生宿主、储存宿主，多为人畜共患病；⑤对抗生素敏感。

一、生物学性状

1. 形态染色与结构　立克次体呈多形性，大小约（0.8～2.0）μm×（0.3～0.5）μm，革兰氏染色阴性。吉姆萨染色呈紫色或蓝色，见图 10-6。其结构与革兰氏阴性菌相似，但其细胞壁脂质含量高于一般细菌。

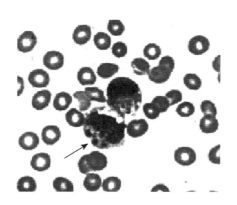

图 10-6　立克次体扫描电镜下的形态（×3 000）

2. 培养特性　绝大多数立克次体为专性活细胞内寄生，故常用的培养方法有鸡胚接种、组织培养和采用豚鼠、小鼠等动物接种。

3. 抗原结构　立克次体有两类抗原，一类为群特异性抗原，与细胞壁表层的脂多糖成分有关，耐热。另一类为种特异性抗原，与外膜蛋白有关，不耐热。斑疹伤寒、恙虫病等立克次体的脂多糖与变形杆菌某些菌株（如 OX 等）的菌体抗原有共同的抗原成分，可发生交叉反应，因而可利用这些变形杆菌菌株代替相应的立克次体的抗原进行凝集反应，以检测病人或动物血清中相应的抗体，称外斐反应（Weil-Felix reaction），对立克次体病有辅助诊断意义。

4. 抵抗力　立克次体对理化因素的抵抗力较弱，56℃30 min 可将其杀死，但 Q 热立克次体除外。对低温、干燥抵抗力较强，对常用消毒剂及氯霉素和四环素等敏感。磺胺类药物对其不仅无抑制作用，反而能刺激其生长。

二、致病性与免疫性

1. 致病物质　主要致病物质有内毒素和磷脂酶 A。内毒素的主要成分和生物学活性与细菌内毒素类似。磷脂酶 A 能直接溶解宿主细胞膜和胞内吞噬体膜。另外立克次体表面黏液层结构有利于黏附到宿主细胞表面，并具有抗吞噬作用。

2. 所致疾病　人类感染立克次体主要是通过节肢动物如人虱、鼠蚤、蜱或螨的叮咬，Q 热立克次体可经接触、吸入病畜排泄物污染的尘埃或空气而感染。其所致疾病有：①流行性斑疹伤寒。由普氏立克次体引起，病人是唯一的传染源，人虱为媒介昆虫，传播方式为虱-人-虱，可引起菌血症和血管损害，病人出现高热、头痛、肌痛、皮疹及神经、心血管系统和其他器官损害的症状。②地方性斑疹伤寒。由莫氏立克次体引起，鼠是天然储存宿主，由鼠蚤和鼠虱在鼠间传播，鼠蚤将立克次体传给人引起感染。临床表现与流行性斑疹伤寒相似，但发病慢，病情轻，中枢神经系统和心血管系统很少受累。③恙虫病。由恙虫病立克次体引起，恙螨既是传播媒介又是储存宿主，恙虫病立克次体天然寄生于恙螨体内并可经卵传代。表现为叮咬处出现红色丘疹、水疱、溃疡和黑色焦痂形成；全身淋巴结肿大；肺、肝、脾、脑等损害症状。④Q 热。由 Q 热立克次体引起，蜱是动物间传播媒介，患者出现发热、头痛、腰痛等临床症状。

3. 免疫性　以细胞免疫为主，病愈后可获得较强的免疫力。

三、微生物学检查和防治原则

取血标本进行动物接种，分离到立克次体后再进一步鉴定。血清学试验中除外斐氏反应外，还可作补体结合试验、微量凝集试验等，分子生物学方法可用 PCR。灭虱、灭蚤、灭鼠是预防斑疹伤寒的重要措施，治疗上多用氯霉素、四环素类抗生素，同时增强机体免疫力，特别是细胞免疫功能。

第五节　放　线　菌

放线菌（actinomyces）是一类呈分枝状生长的原核细胞型微生物，多数不致病，一般分布在含水量较低、有机物丰富和呈微碱性的土壤中。放线菌与人类关系极为密切，常用的抗生素除青霉素和头孢霉素类外，绝大多数都是放线菌的产物。与疾病有关的放线菌主要是放线菌属和诺卡菌属。放线菌具有菌丝和孢子，其镜下形态及培养基上的生长状态与真菌相似，但结构与化学组成与细菌相同。

一、放线菌属

放线菌属为革兰氏阳性丝状菌，菌丝细长、无隔、有分枝。厌氧或微需氧，最适培养温度为 35～37℃，生长缓慢，在血平板或脑心浸液琼脂培养基上 3～6 d 形成微菌落，不溶血。在患者病灶组织和脓性物质中常有肉眼可见的黄色小颗粒，称硫磺样颗粒，将颗粒制成压片或组织切片，镜检可见菌丝向四周放射呈菊花状，故名放线菌，见图 10-7。放线菌存在于人口腔、齿垢、齿龈、扁桃体与咽部，属正常菌群。当机体抵抗力低下或拔牙、口腔黏膜损伤时，可发生内源性感染，引起软组织慢性或亚急性肉芽肿性炎症，病变最常见于面颈部。机体对放线菌的免疫主要是细胞免疫。放线菌无特异预防方法，主要是注意口腔卫生，有牙病或口腔黏膜损伤时要及时治疗，可应用大剂量青霉素或红霉素、四环素等治疗。

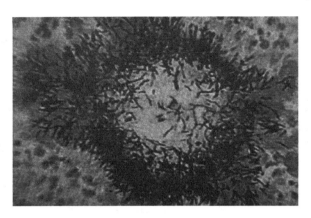

图 10-7　放线菌硫磺样颗粒压片图

二、诺卡菌属

诺卡菌属中对人类致病的主要是星形诺卡菌和巴西诺卡菌等，其中星形诺卡菌致病力最强，在我国最常见。星形诺卡菌主要由呼吸道或创口侵入机体，多为外源性感染；急性发作者类似肺炎、肺脓肿，慢性者类似肺结核、肺真菌病。治疗首选磺胺，也可与四环素、链霉素等联合应用。

【复习思考题】

（1）螺旋体、支原体、衣原体、立克次体和放线菌的基本概念？
（2）钩端螺旋体及梅毒螺旋体致病有何特点？
（3）为何钩端螺旋体病容易误诊？梅毒治疗要注意什么？
（4）为何支原体感染与不孕症有关？
（5）衣原体、立克次体及病毒三者之间有何异同？

第十一章 真 菌 学

【导学】
1. 掌握 真菌的形态、结构特征。
2. 熟悉 白色念珠菌和新生隐球菌的生物学特性和致病性。
3. 了解 真菌的微生物检查法。

真菌（fungus）是一类具有细胞壁、不含叶绿素、无根茎叶分化的真核细胞型微生物，在自然界分布广泛，多数对人体无害，有的甚至有利，如制造抗生素、提供中草药药源等。少数真菌如皮肤丝状菌、白色念珠菌、新生隐球菌可引起人类疾病。

第一节 真 菌 概 述

真菌与细菌在大小、结构和化学组成方面有很大的差别。真菌细胞结构比较完整，有细胞壁和完整的细胞核，不含叶绿素，无根、茎、叶的分化。

一、生物学性状

（一）形态与结构

真菌用普通光学显微镜放大 100～500 倍就可以看清楚。真菌细胞包括细胞壁、细胞膜、细胞质和细胞核。细胞壁无肽聚糖，含甲壳质（chitin）、葡聚糖、甘露聚糖及蛋白质，某些酵母菌还含类脂体。细胞内有典型的核结构和细胞器。

真菌形态分单细胞和多细胞两类。单细胞真菌称为酵母菌（yeast），呈圆形或椭圆形，外形与细菌很相似，但较大。多细胞真菌由菌丝（hypha）和孢子（spore）组成，菌丝分枝交织成团形成菌丝体（mycelium），这类真菌称丝状真菌（filamentous fungus）或霉菌（mold）。

丝状真菌的菌丝按结构不同可分为有隔菌丝和无隔菌丝；按功能不同可分为营养菌丝和气生菌丝。不同种类的真菌可有不同形态的菌丝，不同种类的真菌也可有相似的菌丝。

孢子是真菌的繁殖器官。真菌孢子含有性孢子和无性孢子两类。有性孢子可分为卵孢子（oospore）、子囊孢子（ascospore）、接合孢子（zygospore）、担孢子（basidiospore）。无性孢子是病原性真菌传播和延续后代的主要方式，无性孢子分叶状孢子、分生孢子和孢子囊孢子 3 个类别，叶状孢子如芽生孢子(blastospore)、厚垣孢子(chlamydospore)及节分生孢子(arthrospore)，分生孢子如大分生孢子（macroconidium）、小分生孢子（microconidium）。真菌产生的孢子是鉴定真菌的依据之一。

（二）培养特性

真菌生长最适宜的酸碱度是 pH 4.0～6.0，最适温度是 22～28℃（某些深部感染的真菌则在 37℃生长最好），需要较高的湿度和氧气浓度。大多数真菌营养要求不高，一般能够在含葡葡糖、蛋白胨和琼脂的沙氏培养基上生长，在 1～2 周出现典型菌落。菌落一般有三种类型：①酵母型菌落。为单细胞真菌的菌落，形态与一般细菌菌落相似，如新生隐球菌。②类酵母型菌落。外观似酵母菌落，但可见伸入培养基中的假菌丝，如白色念珠菌。③丝状型菌落。为多细胞真菌的菌落，由许多菌丝体组成。

（三）抵抗力

真菌对干燥、阳光、紫外线及一般化学消毒剂有耐受力，对热、2.5%碘酒、10%福尔马林敏感，可用福尔马林熏蒸被真菌污染的房间。对常用抗细菌感染的抗生素及磺胺药物均不敏感；灰黄霉素、制霉菌素、两性霉素 B、克霉唑、酮康唑、伊曲康唑等对多种真菌有抑制作用。

二、致病性与免疫性

1. 致病性　真菌引起的疾病大致包括：

1）致病性真菌感染　主要是外源性感染。浅部真菌侵犯皮肤、指甲及须发等组织，引起炎症反应和细胞病变。深部真菌可侵犯皮下，内脏及脑膜等处，引起慢性肉芽肿及坏死。

2）条件致病性真菌感染　主要是内源性感染，与机体免疫力降低及菌群失调有关，常发生于长期应用抗生素、激素、免疫抑制剂、化疗和放疗的患者。

3）真菌超敏反应性疾病　敏感体质者在吸入或食入某些真菌菌丝或孢子时可引起各种类型的超敏反应，如荨麻疹、变应性皮炎与哮喘等。

4）真菌毒素中毒症　真菌毒素已发现 100 多种，可侵害肝、肾、脑、中枢神经及造血系统。

2. 免疫性　人类对真菌感染有天然免疫力，包括皮肤分泌短链脂肪酸和乳酸的抗真菌作用，血液中运铁蛋白（transferrin）扩散至皮肤角质层的抑真菌作用；中性粒细胞和单核巨噬细胞的吞噬作用，以及正常菌群的拮抗作用。真菌感染中细胞免疫是机体排菌杀菌的关键，体液免疫对部分真菌感染有一定保护作用。

三、微生物学诊断

1. 直接检查　最简单和重要的方法。浅部感染真菌的病变标本如毛发、皮屑、甲屑可置于玻片上制作水浸片，直接观察形态特征。深部感染真菌的病变标本如痰、脑脊液亦可做涂片，用革兰氏染色（白色念珠菌）或墨汁负染色（隐球菌）观察形态特征。

2. 培养检查　通常用沙氏培养基进行培养。深部真菌可用血琼脂或脑心葡萄糖血琼脂培养，或根据不同菌种运用不同培养基培养，必要时运用鉴别培养基和生化反应等进行鉴定。

四、防治原则

真菌感染尚无特异预防措施，主要注意公共卫生和个人卫生，碘化物治疗孢子丝菌病、毛霉菌病有一定疗效。制霉菌素、灰黄霉素、克霉唑等外用或内服对癣症和白色念珠菌病等有较好疗效。5-氟胞嘧啶（5-FC）治疗单细胞真菌感染疗效显著。两性霉素 B 可用于深部全身真菌感染的治疗。

第二节　主要病原性真菌

对人类致病的真菌分浅部感染真菌和深部感染真菌，前者侵犯皮肤、毛发、指甲，后者可侵犯全身内脏，严重的可引起死亡。此外有些真菌寄生于粮食、饲料中，能产生毒素引起中毒性真菌病。

一、浅部感染真菌

浅部真菌主要为皮肤癣菌（dermatophytes），侵犯皮肤、毛发、指甲等角化组织引起癣症。其分为三属。其在沙氏培养基孵育上都可生成丝状型菌落，产生各种孢子和菌丝。菌落形态与色泽，菌丝的构造与形态，大分生孢子的形态和小分生孢子的有无及其排列形式等，可作为鉴别种属的重要依据，见表11-1。

表 11-1　癣菌的种类、侵犯部位及形态特征

癣菌属名	侵犯部位			肉眼菌落外观		镜检			
	皮肤	指（趾）甲	毛发	性状	颜色	大分生孢子	小分生孢子	厚垣孢子	菌丝
毛癣菌属	+	+	+	绒絮状、粉粒状或蜡样	灰、白、红、紫、黄、橙、棕	细长棒状，壁较薄，数目少	丛生呈葡萄状、梨状、棒状，较多见	有时可见	螺旋状、球拍状、结节状、鹿角状
表皮癣菌属	+	+	－	绒絮状、粉粒状	黄绿	卵圆形或粗棒状，壁较薄，数目多	无	数目较多	球拍状
小孢子菌属	+	－	+	绒絮状、粉粒状、石膏样	灰白、橘红、棕黄	纺锤状，壁较厚，数目多少不一	卵形或棒状，不呈葡萄状	比较常见	结节状、梳状、球拍状

癣菌主要由孢子散播传染，常由于接触患癣的人或动物（狗、猫、牛、马等）及染菌物体而感染。在临床上同一种癣症可由数种不同癣菌引起，而同一种癣菌因侵害部位不同，又可引起不同的癣症。

二、深部感染真菌

深部感染真菌侵犯皮下组织和内脏，引起全身性感染。近年来因广谱抗生素、激素及免疫抑制剂大量应用，深部感染真菌的条件致病性真菌感染有所增多。临床上恶性肿瘤、血液病、大面积烧伤及器官移植等也常继发条件致病性真菌感染。

（一）白色念珠菌

白色念珠菌（*Monilia albican* 或 *Canidia albicans*）通常存在于正常人口腔、上呼吸道、肠道及阴道，一般在正常机体中数量少，不引起疾病，当机体免疫功能或一般防御力下降或正常菌群相互制约作用失调时，本菌大量繁殖并改变生长形式侵入细胞引起疾病。

1. 生物学性状

1）形态与染色　细胞呈卵圆形，很像酵母菌，比葡萄球菌大5～6倍，革兰氏染色阳性，但着色不均匀。在病灶材料中常见菌体出芽生成假菌丝，假菌丝长短不一，并不分枝，假菌丝收缩断裂又成为芽生的菌体。

2）培养特性　在血琼脂或沙氏培养基上，37℃或室温孵育2～3日后，生成灰白乳酪样菌落，涂片镜检，可看到表层为卵圆形芽生细胞，底层有较多假菌丝。若接种于4%玉米粉琼脂上，室温孵育3～5日可见假菌丝，芽生孢子，厚垣孢子。

2. 致病性 白色念珠菌可侵犯人体多个部位引起感染。①皮肤念珠菌病。好发于腋窝、腹股沟、乳房、肛门周围及甲沟、指间等皮肤皱褶处，表现为皮肤潮红、潮湿、发亮，有时盖上一层白色或呈破裂状物，病变周围有小水泡。②黏膜念珠菌病。以鹅口疮、口角炎、阴道炎最多见，在黏膜表面盖有凝乳大小不等的白色薄膜，剥除后，留下潮红基底，并产生裂隙及浅表溃疡。③内脏及中枢神经念珠菌病。可由黏膜皮肤等处病菌播散引起，有肺炎、肠胃炎、心内膜炎、脑膜炎、脑炎等，偶尔也可发生败血症。

3. 防治原则 念珠菌病预防主要是注意个人清洁，合理使用抗生素、激素，增强机体免疫功能。治疗浅表感染可擦龙胆紫、制霉菌素、两性霉素 B 药物局部应用，全身性感染可滴注两性霉素 B，口服 5-氟胞嘧啶、克霉唑及大蒜素等。

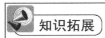

念珠菌性阴道炎

念珠菌性阴道炎是由假丝酵母菌感染而引起的妇科常见疾病，其主要因为阴道菌群失调，也可经性接触传播或因接触被污染的衣物、用具以及消毒不合格的卫生巾、卫生纸、护垫等而感染。最常见的症状是白带增多且呈豆腐渣样，外阴及阴道红肿、灼热瘙痒，但白带并不一定都具有上述典型特征，从水样直至凝乳样白带均可出现。另外，尚有约 10%的妇女及 30%孕妇虽为假丝酵母菌携带者，却无任何临床表现。分泌物直接涂片检查与培养均可明确诊断。治疗可采用阴道冲洗改变环境酸碱度，局部用抗真菌药。

（二）新型隐球菌

新型隐球菌（*Cryptococcus neoformans*）是土壤、鸽类、牛乳、水果等的腐生菌，也可存在人口腔中，可侵犯人和动物，一般为外源性感染，但也可能为内源性感染，对人类而言，它通常是机会致病菌。

新型隐球菌在组织液或培养物中呈较大球形，直径可达 5～20μm，菌体周围有肥厚的荚膜，折光性强，一般染料不易着色难以发现，故称隐球菌，用墨汁负染色法镜检，可见到透明荚膜包裹着菌细胞，菌细胞常有出芽，但不生成假菌丝。在沙氏培养基及血琼脂培养基上，于 25℃及 37℃培养数日后生成酵母型菌落，初呈白色，1 周后转淡黄或棕黄，湿润黏稠，状似胶汁。

新型隐球菌大多由呼吸道侵入，在肺部引起轻度炎症或隐性感染，也可由破损皮肤及肠道传入。当机体免疫功能下降时可向全身播散，主要侵犯中枢神经系统，发生脑膜炎、脑炎、脑肉芽肿等，也可侵入骨骼、肌肉、淋巴结、皮肤黏膜，引起慢性炎症和脓肿。

预防本菌感染，应注意增强机体免疫力。治疗药物可用碘化钾或碘化钠，大蒜精、两性霉素 B，也可两性霉素 B 与 5-氟胞嘧啶联合应用，慢性肺损害或骨病损伤则可辅以外科切除。

（三）产毒真菌

某些真菌污染食品或饲料并产生毒性代谢产物即真菌毒素（mycotoxin），人和动物食后可发生急性或慢性中毒，这部分真菌称为产毒真菌。能引起人或动物中毒的产毒真菌主要有镰刀菌属中禾谷镰刀菌、小麦赤霉菌等，曲霉菌属中的黄曲霉菌、杂色曲霉菌，以及青霉菌属中的黄绿青霉菌等。其中毒性最强的真菌毒素是黄曲霉毒素。

　　黄曲霉毒素是一种双呋喃氧杂萘邻酮衍化物，毒性很强，小剂量即有致癌作用。根据荧光分析其有 20 多种衍化物，其中黄曲霉毒素 B1 致癌作用最强，B2 次之。B1 与细胞 RNA 和 DNA 结合能力很强，从而抑制细胞 RNA 与 DNA 的合成，与致癌有一定关系。在肝癌高发区的花生、玉米作物中，黄曲霉毒素污染率很高，大鼠试验的饲料中如含黄曲霉毒素 15μg/kg，即可诱发肝癌。

　　真菌毒素所引起的中毒性疾病称真菌中毒症，其主要特征是：①无传染性；②一般药物及抗生素治疗无效；③与特定食物或饲料有关；④有一定地区性与季节性。

【复习思考题】

　　（1）什么是真菌，根据形态结构可分为哪些种类？

　　（2）真菌与细菌培养有何不同要求？菌落有哪些类型？

　　（3）真菌为何用普通抗生素效果不好？一般选用什么药物治疗？

　　（4）白色念珠菌和新生隐球菌对人体有哪些危害？

第十二章　病毒学总论

【导学】

1. 掌握　病毒的概念、形态与结构特点、增殖过程；病毒性疾病的防治原则。
2. 熟悉　病毒干扰现象与变异。
3. 了解　理化因素对病毒的影响。

第一节　病毒的基本性状

病毒（virus）属非细胞型微生物，主要特征有：①个体最微小，能通过除菌滤器；②构造最简单，无细胞结构，一种病毒只含一种核酸；③严格的寄生性，必须在活的宿主细胞内增殖。病毒引起的人类疾病占传染病的 75%，且传染性强、病死率高。

一、病毒的形态结构与化学组成

（一）病毒的形态结构

病毒以纳米（nanometer，nm；$1nm = 10^{-3}\mu m$）作为测量单位。不同病毒的大小悬殊，大的可达 300 nm，小的只有 20 nm，绝大多数人类病毒的直径在 100 nm 左右。

病毒的形态因种有异。大多数人类病毒呈球形，见图 12-1，也有的病毒呈弹头状，或呈砖块形，见图 12-2；植物病毒多为杆状，见图 12-3；细菌病毒（噬菌体）多呈蝌蚪状。

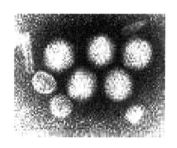
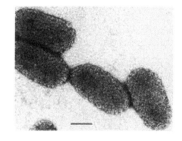
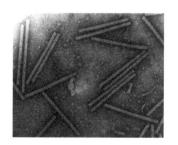

图 12-1　球形病毒　　　　图 12-2　弹头状病毒　　　　图 12-3　杆形病毒

大多数病毒体由核心（core）与衣壳（capsid）构成，也称核衣壳。有的病毒在衣壳上还具有纤维突起（fiber protruding）。较复杂的病毒在核衣壳外还有一层包膜（envelop），这类病毒称包膜病毒。

（二）病毒的化学组成

1. 核心　主要成分为核酸（RNA 或 DNA），一种病毒只含一种核酸，据此病毒分 DNA 病毒和 RNA 病毒。核酸是病毒的遗传物质，决定病毒的遗传特性。DNA 病毒中除微小病毒外，均为双股（双链，ds）结构，呈线状或环状；RNA 病毒的 RNA 是携带遗传信息的核酸，有的是 ds 结构，有的是单股（单链，ss）结构，呈线状。有些病毒的核酸单独具有传染性，称为传染性核酸。病毒核心除核酸外，还有一些在病毒复制时起作用的酶。

2. 衣壳　衣壳是包绕在核酸外面的蛋白质，由许多壳粒（capsomer）组成，壳粒为蛋白质亚单位，有三种对称的空间构型：①螺旋对称型。壳粒沿着核酸呈现螺旋对称性排列，如流感病毒。②20 面体立体对称型。壳粒呈有规则的 20 面体排列。③复合对称型。同一病毒壳微粒的排列，既有立体对称，又有螺旋对称，如噬菌体的头部是立体对称，尾部是螺旋对称。病毒衣壳的主要功能是保护病毒核酸免受核酸酶或其他有害因素的破坏，并能与易感细胞受体结合，使病毒穿入细胞内引起感染。衣壳蛋白具有抗原性，能使机体发生特异性免疫应答。

3. 包膜　包膜是包绕在核衣壳外面的膜样结构。它是在病毒增殖过程中核衣壳装配后，从宿主细胞释放时形成的，含有宿主细胞膜的类脂和多糖成分。其中包膜蛋白具有抗原特异性。包膜对病毒核衣壳有保护作用，并能吸附或融合易感细胞。包膜成分还具有外源性致热原的作用。

有些病毒包膜表面具有呈放射状排列的突起，称为包膜子粒（peplomeres）或刺突（spike）。包膜子粒具有特定的生物学性质，如流感病毒的血凝素能吸附宿主细胞并凝集某些动物红细胞，神经氨酸酶与病毒从宿主细胞释放有关。

二、病毒的增殖

病毒缺乏完整的酶系统，只有依赖活的宿主细胞提供的原料、能量、某些酶类和合成场所等，才能以复制方式增殖，其周期分为吸附、穿入、脱壳、生物合成、装配与释放五个相互联系的阶段。其中任何一个环节发生障碍都可能影响病毒的增殖。

1. 吸附（adsorption）　病毒与易感细胞接触并通过其表面结构与易感细胞膜上的相应受体结合。如正黏病毒通过其包膜上的血凝素结合到呼吸道上皮细胞表面的糖蛋白或糖脂受体上。多种因素可影响吸附或使吸附的病毒脱离细胞，如去垢剂、低 pH 值环境等。

2. 穿入（penetration）　病毒吸附于易感细胞后，穿入方式随病毒种类不同而异。无包膜的病毒，有的直接穿透细胞膜而进入胞浆，有的经细胞膜内陷吞入；包膜病毒大多数依赖包膜表面的特异蛋白与宿主细胞膜发生融合并脱去包膜，使核衣壳进入细胞。

3. 脱壳（uncoating）　病毒穿入细胞后或穿入细胞时去除衣壳，游离核酸。小 RNA 病毒在穿入过程中衣壳蛋白成分对蛋白酶敏感或衣壳破裂，使病毒核酸释放到宿主细胞胞质内。有包膜病毒如流感病毒，其包膜与易感细胞膜融合时被除去，衣壳则被宿主细胞溶酶体酶降解而消除；痘类病毒进入宿主细胞后，先经溶酶体酶的作用立即脱去外层衣壳，再通过脱壳酶脱去内层衣壳。

4. 生物合成（biosynthesis）　dsDNA 病毒首先利用宿主细胞核内含有的依赖 DNA 的 RNA 多聚酶转录出早期 mRNA，在胞浆的核糖体上翻译出早期蛋白（包括依赖 DNA 的 DNA 多聚酶，脱氧胸腺嘧啶激酶和其他一些功能蛋白），然后以亲代 DNA 分子为模板转录晚期 mRNA，在胞浆翻译出病毒晚期蛋白（主要为子代病毒的结构蛋白）。dsDNA 病毒的 DNA 按半保留方式复制，即 dsDNA 首先由解链酶解开为（+）DNA 和（−）DNA 两个单股，然后在 DNA 多聚酶作用下分别在被解开的单股上复制出互补的（−）DNA 和（+）DNA，从而形成了两个新的双股 DNA（±DNA），即为子代 DNA。

RNA 病毒多在宿主细胞质内合成病毒全部成分，少数是在核内合成。RNA 病毒的核酸类型大多为 ssRNA。正 ssRNA 病毒的核酸本身具有 mRNA 功能，可以翻译早期蛋白（主要是依赖 RNA 的 RNA 多聚酶），然后以病毒 RNA 为模板，依靠早期蛋白复制出子代病毒核酸，负 ssRNA 病毒的 RNA 不具有 mRNA 功能，但本身含有依赖 RNA 的 RNA 多聚酶，这些病毒依赖这些酶首先复制出互补的正股 RNA 作为 mRNA，再转译出早期蛋白，继而复制子代病毒核酸。

逆转录病毒如人类免疫缺陷病毒的 RNA 也为正单股，但本身含有依赖 RNA 的 DNA 多聚酶（逆转录酶），在宿主细胞内依靠这种酶进行逆转录。首先形成杂交中间体（RNA：DNA），然后转变为 dsDNA，并整合于宿主细胞的 DNA 中，再转录复制出子代病毒核酸。

5. 装配（assembly）与释放（release） 病毒子代核酸和结构蛋白合成后，DNA 病毒（除痘病毒外）在宿主细胞核内装配；RNA 病毒和痘病毒在胞浆内装配。包膜病毒的核衣壳形成后通过核膜或胞浆膜时形成包膜。

成熟病毒从宿主细胞释放的方式，有的以出芽方式从细胞膜释放，如流感病毒、疱疹病毒等；也有的使宿主细胞破坏而释放出来，如脊髓灰质炎病毒；有的可通过细胞间桥或细胞融合在细胞间传播，如巨细胞病毒；肿瘤病毒则通过基因整合到宿主细胞基因上，随宿主细胞分裂而传代。

三、病毒的抵抗力

（一）物理因素

大多数病毒（除肝炎病毒外）耐冷而不耐热。经加热 56～60℃ 30 min，即被灭活。通常在 -196～-20℃ 仍不失去活性，一般可用冷冻真空干燥保藏法保存病毒。病毒一旦离开机体，在室温条件下，干燥能使其灭活。

病毒一般在 pH 5.0～9.0 的环境中是稳定的。由于光量子可击毁病毒核酸的分子结构，射线、紫外线、X 线和高能量粒子均可灭活病毒。

（二）化学因素

包膜病毒可迅速被脂溶剂（如乙醚、氯仿、脱氧胆酸钠等）破坏。这类病毒通常不能在含有胆汁的肠道中引起感染。病毒对脂溶剂的敏感性可作为病毒分类的依据之一。大多数病毒在 50% 甘油盐水中能存活较久。因病毒体中含游离水，不受甘油脱水作用的影响，故可用于保存病毒感染的组织。一般病毒对高锰酸钾、次氯酸盐等氧化剂都很敏感，升汞、乙醇、强酸及强碱均能迅速杀灭病毒。

第二节 病毒的致病性与免疫性

一、病毒的致病作用

病毒的致病性在于病毒通过一定的途径，侵入机体易感细胞，释放其核酸，并在细胞内表达，导致宿主细胞发生病理变化或遗传性改变。

（一）传播方式

病毒感染方式分水平传播与垂直传播两种。水平传播指个体之间的感染，即病毒通过呼吸道、消化道或皮肤（注射、昆虫叮咬或动物咬伤）或黏膜（眼结膜、泌尿生殖道黏膜）接触从某一个体传给另一易感者的感染；垂直传播指某些病毒经胎盘或产道由孕妇传给子代的感染，如风疹病感染孕妇后，可经胎盘感染胎儿，造成胎儿畸形。

（二）致病机制

病毒通过在宿主细胞内增殖，引起宿主细胞的变性（破坏或转化），或者通过激发机体免疫应答造成免疫病理损伤。

1. 病毒感染对宿主细胞的影响

（1）杀细胞效应。病毒在宿主细胞内增殖，引起细胞溶解死亡的作用，称为杀细胞效应。能引起杀细胞效应的病毒称为杀细胞病毒或溶细胞型病毒。由杀细胞病毒引起的感染称杀细胞感染。其机制是病毒的早期蛋白阻断了宿主细胞蛋白质合成和核酸的复制，病毒结构蛋白也可对宿主细胞发挥直接毒性作用，导致细胞死亡；有的病毒可致宿主细胞膜通透性或溶酶体膜功能改变，细胞内 Na^+ 浓度升高、K^+ 浓度下降，引起细胞"混浊肿胀"，直至溶酶体外漏，导致细胞自溶。非溶细胞型病毒成熟后，以出芽方式从感染细胞逐个释放出来，再感染邻近细胞，但可引起宿主细胞的改变，导致细胞融合或细胞膜上出现新抗原。

杀细胞效应过程所引起的组织学病理变化，称为细胞病变，在光学显微镜下可查见。在单层细胞上培养形成的局部病灶，称为病毒空斑，可作为病毒增殖的指标之一。

（2）宿主细胞出现包涵体。包涵体是病毒感染细胞后在细胞的某一部位出现的一定形态的斑块。包涵体经染色后光学显微镜可见，为病毒合成的场所，也可能是病毒颗粒的堆积或是细胞对病毒感染的反应产物。其大小、数目、染色性及分布部位，因病毒不同而有差异，有助于病毒感染的诊断，如狂犬病毒感染脑神经细胞，其胞浆内可出现嗜酸性包涵体（内氏小体）。

（3）引起细胞染色体变化或基因表达异常。有些病毒感染在一定条件下可引起宿主细胞染色体断裂、易位、甚至粉碎等变化，如风疹病毒通过垂直感染胎儿，影响胎儿染色体，引起胎儿死亡或畸形；基因表达异常是指病毒 DNA 或 RNA 的互补 DNA 整合于宿主细胞染色体上，又称整合感染（integrated infection）。整合感染可影响宿主细胞基因组表达的调节，使细胞转化为肿瘤细胞。整合感染可用核酸分子杂交技术，即分子探针从感染细胞中检出其病毒核酸。

2. 病毒感染引起宿主的免疫病理损伤

（1）对免疫系统的损伤。如 HIV 可感染 $CD4^+T$ 细胞，导致艾滋病。

（2）组织损伤和功能改变。有些病毒感染细胞后，呈稳定状态感染，即病毒感染细胞后，不杀死宿主细胞，病毒增殖和释放与宿主细胞繁殖同时存在，使细胞失去原有某些特有功能；也可能在细胞膜上出现新抗原，激发机体免疫应答造成组织损伤。

（3）免疫复合物引起损伤。如呼吸道合胞病毒与相应抗体形成免疫复合物沉积在毛细支气管壁激活补体所致婴幼儿阻塞性毛细支气管炎。

（三）感染类型

1. 隐性感染　病毒感染后不出现明显临床症状，但可使机体获得一定的免疫力。人类病毒感染大多属于此类型。隐性感染者携带病毒，可成为重要的传染源。

2. 显性感染　病毒感染后出现明显的临床症状。

（1）急性感染。一般病程较短，在症状出现前后能分离到相应病毒。病毒常随疾病的痊愈而被消灭或自体内排除，如流感病毒。急性感染又分局部感染和全身感染。

（2）持续感染。感染后，病毒可在体内持续存在数月或数年，甚至终身，在一定时期内无明显临床症状，称持续感染。其有三种类型：①慢性感染。有临床症状，病程可达数月至数年，体内持续存在病毒，并可不断排出体外的慢性进行性感染，如乙型肝炎。②潜伏感染。某些病毒在显性或隐性感染后，潜伏于机体某些细胞内，数月、数年甚至数十年后在一定诱因下复发，潜伏期分离不出病毒。如单纯疱疹病毒急性感染后长期潜伏于神经节细胞内，当机体抵抗力降低时再次发作引起唇疱疹等。③慢病毒感染。又称慢发感染或迟发感染，即病毒感染后，潜伏期长达数年甚至数十年，多侵犯中枢神经系统，缓慢发病，一旦出现症状，多呈进行性加重，最后导致死亡。如儿童感染麻疹病毒后引起的亚急性硬化性全脑炎（SSPE）。

二、病毒的免疫性

（一）非特异性免疫

1. 干扰素（interferon，IFN）   干扰素是细胞受病毒感染或某些干扰素诱生剂作用后产生的一种细胞因子，具有抗病毒和免疫调节等活性。其抗病毒机制可能是通过旁分泌的方式诱导邻近细胞的抗病毒作用，这种作用具有动物种属特异性（与细胞膜干扰素受体有关）。其激活细胞产生的抗病毒蛋白的抗病毒作用，对种动物没有病毒特异性，因此具有广泛的抗病毒作用。细胞在感染病毒的同时，即产生干扰素，并使细胞迅速处于抗病毒状态。因此，它既能中止受病毒感染细胞中的病毒复制，又能限制病毒的扩散。

2. NK 细胞   NK 细胞具有杀伤感染病毒的靶细胞的作用，在体内还可被 IL-2、某些中药（如黄芪）和某些细胞成分活化。

（二）特异性免疫

病毒感染后，能刺激机体产生特异性免疫应答。无包膜病毒感染后以体液免疫为主，如甲型肝炎和乙型肝炎病毒。机体产生的特异性抗体（中和抗体）能结合游离的病毒，使其失去传染性。包膜病毒感染后以细胞免疫为主，CTL 通过穿孔素或 FasL/Fas 机制杀伤靶细胞。此外，NK 细胞、IFN-α、IFN-β 和 TNF-α 也起重要的作用。

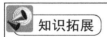
知识拓展

干扰素的发明者——Alick Isaacs

Alick Isaacs 1921 年出生于英国格拉斯哥，1944 年毕业于格拉斯哥大学药学系。毕业之后，Isaacs 一直从事病毒相关的基础研究，与当时的很多病毒学家一样，他也将很多的精力投入到了流感病毒相关的研究，并曾担任世界流感中心主任。1957 年 Alick Isaacs 和 Jean Lindenmann 在进行流感病毒实验时，发现鸡胚中注射灭活流感病毒后，鸡胚细胞中生成了一种物质，这种物质具有"干扰"流感病毒感染的作用，当时他们就将这种物质称之为"interferon"，也就是我们所说的干扰素。1957 年之后，Isaacs 在伦敦国家医学研究院继续从事干扰素相关研究，主要研究方向为干扰素的提纯和分离、活化机制以及生化物理特性。1960 年 Isaacs 的健康状况恶化，但他仍然坚持干扰素相关研究，直至 1967 年病逝。

第三节　病毒感染的防治原则

抗病毒感染一方面需要提高机体的免疫应答，促进病毒的清除，另一方面要选用抑制病毒复制的药物或制剂进行治疗。

一、免疫预防

（一）人工主动免疫

迄今，对病毒感染的治疗药物效果远不如抗生素等对细菌感染的疗效，因此，对病毒感染的预防显得尤为重要。

1. 减毒活疫苗（attenuated live vaccine）　减毒活疫苗是用抗原性与野毒株一致或用野毒株在多种宿主细胞中连续传代培养诱导成无感染力而保留免疫原性的减毒株。接种活病毒疫苗近似自然感染，在宿主中可增殖，仅接种一次便可较长时间刺激抗体产生及细胞介导的免疫应答，并可产生局部抗体。活疫苗的不足之处在于：①在接种者体内增殖过程中有恢复毒力的潜在危险性；②野毒株感染可干扰疫苗株的免疫效果。

2. 灭活疫苗（inactivated vaccine）　将纯化的病毒用甲醛处理灭活其感染性，而不损伤病毒结构蛋白，保留免疫原性。灭活病毒疫苗是完整的病毒，可诱生循环抗体，获得一定程度的免疫力。灭活疫苗不足之处在于：①加强免疫或后续病毒感染时可能出现对外源性蛋白质的超敏反应；②对呼吸道、消化道感染的病毒预防效果不佳。

3. 基因工程疫苗　将保护性抗原编码的基因片段克隆入表达载体，并用以转染细胞或真核细胞微生物（如酵母菌）及原核细胞微生物，进而大量制备疫苗，如乙型肝炎重组疫苗。

4. 核酸疫苗　包括 DNA 疫苗和 RNA 疫苗，是由载体（如质粒 DNA）和编码病原体某种抗原的 cDNA 或 mRNA 组成。核酸进入机体细胞内，表达编码的病毒抗原，与细胞的 MHC 分子共同提呈后，在辅助因子的协同下诱导机体的细胞免疫和体液免疫。

5. 亚单位疫苗（subunit vaccine）　用化学试剂裂解病毒，提取包膜或衣壳的蛋白质亚单位，除去核酸而制成亚单位疫苗。

6. 其他类型的疫苗　处于研究阶段的还有模拟病毒表位的合成肽疫苗、抗独特型疫苗、表达多种病毒表位的联合多价疫苗等，但或因免疫原性较低，或还需进行数种表位免疫原性间的干扰或协同作用等研究，目前距发展为成熟产品尚有一定距离。预防人类病毒性疾病的疫苗，见表 12-1。

表 12-1　预防人类病毒性疾病的疫苗

疾病	病毒状态	使用方法
脊髓灰质炎	减毒活病毒株	口服
麻疹	减毒活病毒株	皮下接种
腮腺炎	减毒活病毒株	皮下接种
风疹	减毒活病毒株	皮下接种
乙型肝炎	病毒亚单位	皮下接种
乙型脑炎	灭活病毒	皮下接种
狂犬病	灭活病毒	皮下接种

（二）人工被动免疫

常用免疫制剂有高效价免疫血清、病人恢复期血清、胎盘（丙种）球蛋白及细胞免疫有关的转移因子等。常用于甲型肝炎、麻疹及脊髓灰质炎的紧急预防，可使病情减轻或不出现症状。因多数病毒可致隐性感染，在人群血清中存在较高效价的多种病毒抗体。因此，人血清免疫球蛋白是可用于被动预防甲型肝炎、麻疹、脊髓灰质炎病毒的一种紧急措施。在乙型肝炎中，高效价的含抗乙型肝炎病毒表面抗体的人免疫球蛋白具有被动保护作用，在预防乙型肝炎的母婴传播中可与疫苗联合使用，有显著效果。

二、药物治疗

由于病毒必须进入宿主细胞内复制，因此抗病毒药物或制剂基本上针对病毒复制中某一环节。对抑制病毒基因复制、转录及翻译的药物和制剂成为开发抗病毒药物的热点，并已取得较好的效果。

（一）化学制剂

病毒性疾病目前尚缺少特效治疗药物，原因是病毒在细胞内增殖，凡能杀死病毒的药物，同时多数对宿主细胞也有损害。随着分子病毒学研究的进展，目前能对药物抑制作用的确切靶位作出鉴定。理论上，病毒复制的任何环节均是抗病毒治疗的作用靶位。常用的治疗病毒性疾病的化学药物，见表 12-2。

表 12-2　常用的治疗病毒性疾病的化学药物

药物	机理	治疗的疾病
阿昔洛韦	阻断 DNA 链的延伸	单纯疱疹、水痘带状疱疹
齐多夫定（AZT）	阻断前病毒 DNA 合成	AIDS
阿糖腺苷	抑制病毒多聚酶	单纯疱疹性角膜炎
碘苷（IDU）	掺入病毒 DNA	HSV 角膜损伤的局部治疗
曲氟尿苷	掺入病毒 DNA	局部用药治疗疱疹性角膜炎
利巴韦林	阻碍病毒核酸的合成	婴儿呼吸道合胞病毒感染
金刚烷胺	阻断甲型流感病毒吸附或脱壳	防治甲型流感

（二）干扰素及其诱生剂

干扰素具有广谱抗病毒作用，并参与免疫调节，主要用于 HBV、HCV、人类疱疹病毒等感染的治疗。干扰素诱生剂（如聚肌胞苷酸）可诱生干扰素，具有抗病毒及免疫调节作用。

（三）中草药的抗病毒作用

许多中草药对病毒性疾病有预防或治疗作用，或直接抑制病毒增殖，或通过增强机体特异性和非特异性免疫力而发挥抗病毒作用。在很多病毒感染的疾病防控工作中，中草药被纳入了诊疗方案。具有抗病毒作用的中草药种类较多，如板蓝根、穿心莲、大青叶、金银花、黄芩、紫草、贯众、大黄、茵陈、虎杖等，有待深入研究与开发。

【复习思考题】

（1）简述病毒的形态与结构特点。

（2）简述病毒的增殖周期。

（3）病毒性疾病的防治原则有哪些？

（4）病毒的干扰现象有何实际意义？

（5）病毒对哪些理化因素敏感？

（6）你认为哪些疫苗预防病毒性疾病前景较好？

第十三章　病毒学各论

【导学】

1. 掌握　流感病毒、乙型肝炎病毒、人类免疫缺陷病毒、狂犬病病毒的生物学特性、致病性和免疫性、微生物学检查法。

2. 熟悉　冠状病毒、甲型肝炎病毒、丙型肝炎病毒、流行性乙型脑炎病毒的生物学特性、致病性和免疫性、微生物学检查法。

3. 了解　肾综合征出血热病毒、单纯疱疹病毒、人乳头瘤病毒的生物学特性、致病性和免疫性、微生物学检查法。

第一节　呼吸道病毒

凡以呼吸道黏膜为侵入门户，引起呼吸系统感染或经淋巴液、血流扩散而引起其他系统感染的病毒统称为呼吸道病毒。多数呼吸道病毒具有传播快、传染性强、潜伏期短、发病急和易继发细菌感染等特点。90%以上急性呼吸道感染由病毒引起。

呼吸道病毒主要包括正黏病毒（流行性感冒病毒）、副黏病毒（副流行性感冒病毒、麻疹病毒、流行性腮腺炎病毒、呼吸道合胞病毒等）和冠状病毒等。

一、正黏病毒

正黏病毒是指对人和动物细胞表面黏蛋白有亲和性、有包膜、具有节段性 RNA 基因组的一类病毒。只有一个种，即流行性感冒病毒（简称流感病毒），是流行性感冒的病原体。流感病毒分甲、乙、丙三个血清型，其中甲型流感病毒最易发生变异，传播快，发病率高，在历史上曾有过数次世界性大流行，严重危害人类健康。流感病毒除引起人流行性感冒外，还可引起多种动物感染。

（一）生物学性状

1. 形态与结构　流感病毒多呈球形，直径 80～120 nm，有时呈丝状，长短不一，由核衣壳和包膜构成。

1）核衣壳　病毒基因组为节段性负单链 RNA，每个 RNA 节段分别编码不同的蛋白。第 1～6 节段分别编码 RNA 多聚酶复合体蛋白（PB2、PB1、PA）、血凝素（HA）、核蛋白（NP）和神经氨酸酶（NA）；第 7 节段编码内层基质蛋白（MP1 和 MP2），第 8 节段编码非结构蛋白（NS1 和 NS2）。甲型和乙型流感病毒的基因组由 8 个节段组成；丙型流感病毒的基因组只有 7 个节段，缺乏形成 NA 的基因片段。流感病毒的核酸无感染性；核蛋白（NP）盘旋包绕病毒 RNA 呈螺旋对称排列，称为核糖核蛋白（RNP）。

2）包膜　基质蛋白之外的双层脂质膜，其上镶嵌血凝素（HA）和神经氨酸酶（NA）两种糖蛋白刺突。

（1）血凝素（HA）。其占病毒蛋白的 25%，为糖蛋白三聚体，每个单体 HA 前体由 HA1 和 HA2 两个亚单位通过精氨酸和二硫键连接而成。HA 前体需在细胞蛋白酶作用下裂解精氨酸而活化，使病毒具有感染性。HA1 是病毒与红细胞和宿主细胞受体（唾液酸）结合的部位，与红细胞结合引起多种动物和人的红细胞凝集；与宿主细胞受体结合，介导吸附而引起宿主细胞感染。HA2 具有膜融合活性，引起病毒包膜与细胞膜融合，参与病毒侵入宿主细胞和病毒释放过程。

（2）神经氨酸酶（NA）。其占病毒蛋白的 5%，为糖蛋白四聚体，呈纤维状镶嵌于包膜的脂质双层中，末端呈扁球形结构。NA 具有酶活性，能水解宿主细胞表面糖蛋白末端的 N-乙酰神经氨酸和液化细胞表面黏液，促使成熟病毒体出芽释放。

2. 分型与变异　流感病毒 NP 和 MP 的抗原结构比较稳定，依其抗原性不同，将流感病毒分为甲、乙、丙三型。

HA 和 NA 的抗原结构不稳定，易发生变异，根据 HA 和 NA 的抗原性不同，将甲型流感病毒分成若干亚型，迄今已发现 HA 有 16 种亚型，NA 有 9 种亚型。流行的甲型流感病毒亚型主要为 H1、H2、H3 和 N1、N2 等抗原构成的亚型。乙型流感病毒的 HA 和 NA 也有变异，但尚未划分亚型；丙型流感病毒未发现抗原变异和新亚型。

HA 和 NA 的抗原性变异是流感病毒变异的主要形式，包括抗原性漂移和抗原性转变：①抗原性漂移通常由病毒基因点突变引起，属于量变，抗原性变异幅度小，不形成新亚型，易发生小规模流感流行；②抗原性转变，属于质变，抗原性变异幅度大，形成病毒新亚型。新亚型出现后，可导致流感大流行，见表 13-1。

表 13-1　甲型流感病毒抗原性变异与流感大流行

亚型名称	抗原类型	流行年代	代表病毒株 型别/分离地点/毒株序号/分离年代（亚型）
Hsw1N1	H1N1	1918～1919	猪流感病毒相关（H1N1）
亚洲甲型（A1）	H1N1	1949～1957	A/FM/1/47(H1N1)
亚洲甲型（A2）	H2N2	1957～1968	A/Singapore/1/57（H2N2）
香港甲型	H3N2	1968～1977	A/Hongkong/1/68（H3N2）
香港甲型与新甲型	H3N2，H1N1	1977～	A/USSR/90/77（H1N1）
甲型 H1N1 流感病毒	H1N1	2009～	A/California/04/2009（H1N1）

3. 培养特性　可在鸡胚（羊膜腔或尿囊腔）和培养细胞（人羊膜、猴肾、狗肾、鸡胚等细胞）中增殖，不引起明显病变。可用红细胞凝集试验检测病毒，用红细胞凝集抑制试验鉴定病毒型别。

4. 抵抗力　抵抗力较弱，不耐热，56℃30 min 被灭活，0～4℃能存活数周，−70℃以下可长期保存；对干燥、紫外线、甲醛、乳酸等敏感。

（二）致病性与免疫性

1. 致病性　甲型和乙型流感病毒对人类威胁较大。甲型流感病毒除感染人类外，还可感染禽、猪、马等动物；乙型流感病毒在人和猪中都有流行；丙型流感病毒只感染人类。

传染源主要是患者，发病前后 2～3 d 呼吸道分泌物中含有大量病毒，传染性最强。病毒随飞沫侵入易感者呼吸道黏膜上皮细胞，在细胞内增殖，引起上皮细胞的变性和脱落，黏膜充血、水肿。流感病毒一般不入血，但产生的内毒素样物质和局部坏死细胞产物进入血流，引起发热、头痛、肌肉酸痛等全身症状。流感发病率高，病死率低。病死者主要见于并发细菌性感染的婴幼儿、老年人等。

2. 免疫性　病后可获得对同型病毒的免疫力。其免疫力主要是呼吸道局部的 SIgA。其中抗 HA 抗体能阻止病毒的吸附和穿入；抗 NA 抗体能限制病毒释放和扩散。

（三）微生物学检查

流行期间根据临床表现，一般不难做出诊断。为监测病毒的抗原变异和流行情况，则需进行病毒分离鉴定。

（四）防治原则

及早发现、隔离患者，防止传播。流行期间应尽量避免人群聚集，公共场所空气要流通，并可用乳酸蒸气进行空气消毒。流感病毒灭活疫苗或流感病毒亚单位疫苗的接种，可降低流感的发病率，但必须与当前流行株的型别基本相同。对于流感病毒感染所引起的疾病，目前尚无特效药，以对症治疗为主。盐酸金刚烷胺、干扰素或干扰素诱生剂和中药板蓝根、大青叶等有一定疗效。

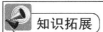 知识拓展

禽流感病毒感染的中医药防治

人类对禽流感病毒的研究和防治工作已有 100 多年的历史。至今发现能直接感染人的禽流感病毒亚型有：H5N1、H7N1、H7N2、H7N3、H7N7、H9N2、H7N9 等。

中医药防治禽流感优势明显。针对禽流感的病因病机及临床特点，参照时行感冒（流感）及风温肺热病进行辨证论治。例如：小柴胡汤合羌蓝石膏汤加减用于禽流感初期的卫气同病证，麻杏石甘汤合葶苈泻肺汤加减用于进展期的热毒袭肺证，清营汤合清瘟败毒饮加减用于进展期的气营两燔证，四逆汤合参附汤加减用于危重期内闭外脱证，生脉饮合竹叶石膏汤加减用于恢复期的气阴两伤。

中医药已广泛用于多种感染性疾病的防治。我们应该更进一步发掘中医药宝库中的精华，切实把中医药这一祖先留给我们的宝贵财富继承好、发展好、利用好。

二、副黏病毒

副黏病毒的形态和特性与正黏病毒相似，但基因结构、抗原性、致病性和免疫性与正黏病毒不同，见表 13-2。副黏病毒科包括副流感病毒、麻疹病毒、呼吸道合胞病毒、腮腺炎病毒、尼帕病毒和人偏肺病毒。

表 13-2　正黏病毒与副黏病毒的比较

特性	正黏病毒	副黏病毒
病毒形态	有包膜，球形，直径为 80～120 nm，有时呈丝状	有包膜，球形，直径为 150～300 nm
基因特征	单负链 RNA，分节段，对 RNA 酶敏感	单负链 RNA，不分节段，对 RNA 酶稳定
抗原变异	高频率	低频率
血凝特点	有	有
溶血特点	无	有

（一）麻疹病毒

麻疹病毒是麻疹的病原体。麻疹是常见的儿童急性传染病，在麻疹疫苗问世之前流行严重，死亡率很高。麻疹病毒还与亚急性硬化性全脑炎有关。

麻疹病毒呈球形或丝状，直径为 120～250 nm。核衣壳呈螺旋对称，有包膜。基因组为不分节段的单负链 RNA，包膜上有血凝素（hemagg lutinin，HA）和溶血素（hemolysin，HL）两种刺突。HA 能与宿主细胞受体（CD46）结合，也能凝集红细胞；HL 具有溶血和促进感染细胞融合，形成多核巨细胞的作用；包膜上无神经氨酸酶。麻疹病毒抗原性强且较稳定，只有一个血清型，但其抗原存在着小幅度变异。

人是麻疹病毒的唯一宿主，传染源为急性期病人。从潜伏期（出疹前 6 d）到出疹后 3 d 都有传染性，主要通过飞沫和眼分泌物经呼吸道和眼结膜传播。麻疹传染性极强，易感者（主要为儿童）接触传染源后几乎全部发病。发病初期有发热、流涕、咳嗽、眼结膜充血、流泪、畏光等上呼吸道卡他症状，口腔颊部黏膜出现中心灰白外绕红晕的 Koplik 斑。之后，依次从耳后、颈部、躯干、四肢出现特征性米糠样皮疹。皮疹出齐后 24 h 体温开始下降，1 周左右呼吸道症状消失，皮疹按出疹逐渐消退，留下暂时的棕褐色斑。部分体弱患儿易继发细菌性感染，如支气管炎、肺炎、中耳炎等。约有 0.1%的患者病愈后 1 周，可因迟发型超敏反应而发生麻疹后脑脊髓炎。约有百万分之一患者，因麻疹病毒长期潜伏在中枢神经系统，数年后发生亚急性硬化性全脑炎（SSPE）。SSPE 表现为渐进性大脑衰退，一般在 1～2 年内死亡，可能由一种缺陷的麻疹病毒所致。

自然感染后可获得牢固免疫力，很少发生再感染。母体抗体能够通过胎盘，使新生儿被动获得对麻疹病毒的免疫力。

采用麻疹减毒活疫苗进行计划免疫，接种对象主要为 6 个月以上易感儿童。

（二）腮腺炎病毒

腮腺炎病毒呈球形，直径为 100～200 nm；核衣壳呈螺旋对称，基因组为单负链 RNA，只有一个血清型。

人是腮腺炎病毒的唯一宿主，主要通过飞沫经呼吸道传播，主要引起流行性腮腺炎，也可导致睾丸炎、卵巢炎。严重者可并发脑炎。病后可获持久免疫力。

防治主要是隔离患者，为易感者接种疫苗。目前，麻疹-腮腺炎-风疹三联疫苗为计划免疫接种疫苗。

（三）其他副黏病毒

其他副黏病毒，见表 13-3。

表 13-3 其他的副黏病毒

名称	主要生物学性状	致病性与免疫性	防治原则
呼吸道合胞病毒	球形，直径为 120～200 nm，单负链 RNA，衣壳呈螺旋对称，包膜上有 F、G、SH 跨膜蛋白，无 HA、NA 和 HL，只有一个血清型	多在冬季和早春流行，主要通过飞沫经呼吸道传播，感染仅引起轻微呼吸道纤毛上皮细胞损伤，但 2～6 个月婴儿可致严重呼吸道疾病	目前尚无有效疫苗和治疗方法
副流感病毒	球形，直径为 125～250 nm，单负链 RNA，核蛋白呈螺旋对称，包膜上有 HN 蛋白（有 HA 和 NA 作用）和 F 蛋白，依抗原性不同分 5 型	通过直接接触或飞沫传播，引起呼吸道感染，一般无病毒血症。可致婴儿和儿童严重呼吸道疾病	目前尚无有效疫苗和治疗方法
尼帕病毒	单负链 RNA 病毒	是一种高致死性、动物源性、急性传染性脑炎疾病。主要引起人和猪的中枢神经系统和呼吸系统病变。猪是主要传染源，海岛蝙蝠可能是中间宿主	目前尚无有效疫苗和治疗方法

续表

名称	主要生物学性状	致病性与免疫性	防治原则
人偏肺病毒	单负链 RNA 病毒	人群普遍易感，婴幼儿、老年人、免疫功能受损者发病率较高。主要经呼吸道感染，引起毛细支气管炎、肺炎、上呼吸道感染、眼结膜炎、中耳炎等	目前尚无有效疫苗和治疗方法

三、冠状病毒

冠状病毒在系统分类上属冠状病毒科冠状病毒属。冠状病毒最先是 1937 年从鸡身上分离出来，1965 年从普通感冒患者鼻洗液中分离，1975 年国际病毒命名委员会正式命名冠状病毒科。电子显微镜观察，发现其包膜上有形状类似花冠的棘突，故命名为冠状病毒。冠状病毒多次肆虐全球，2002 年冬到 2003 年春的冠状病毒（SARS 冠状病毒）引起严重急性呼吸道综合征（SARS），2012 年 MERS 冠状病毒引起中东呼吸综合征，2020 年 SARS-CoV-2 引起新型冠状病毒肺炎。

冠状病毒呈球形，但具有多形性，直径为 80～160 nm，有包膜，核衣壳呈螺旋对称，基因组为不分节段单正链 RNA。包膜上主要有三种糖蛋白（S 蛋白，M 蛋白和 E 蛋白），呈花瓣状突起。S 蛋白与宿主细胞的病毒受体结合，诱导包膜和细胞膜的融合，并可刺激机体产生中和抗体和介导细胞免疫应答；M 蛋白与病毒的出芽和包膜形成有关；E 蛋白对病毒的组装发挥关键作用。

冠状病毒对乙醚、氯仿、酯类、紫外线以及理化因素较敏感。SARS 病毒在粪便和尿液中至少能存活 12 d，在塑料表面可以存活 24 d。

冠状病毒主要经飞沫传播，也可经粪-口途径传播。主要感染成人和较大儿童，引起普通感冒和咽喉炎，某些毒株还可引起腹泻，SARS 病毒可引起 SARS，SARS-CoV-2 可引起肺炎等。

SARS 的潜伏期一般为 2～7 d，通常有高热（>38℃），伴有寒战、头痛、倦怠和肌痛。少数有腹泻。病程进入下呼吸道期，出现无痰干咳，呼吸困难，甚至低氧血症（呼吸困难，缺氧发绀，早期心动过速，血压升高，严重时出现心动过缓，血压下降，甚至休克）。胸部 X 射线表现为弥漫的斑片状间质性渗出，肺泡弥漫性损害。病理学改变有支气管上皮脱落，纤毛丧失，晚期有肺实变，尸检可见脾脏白髓萎缩。

机体感染冠状病毒后可产生针对病毒的抗体，具有中和病毒感染、促进疾病好转的治疗作用。

防治原则以隔离患者为主，易感者防护包括通风、戴口罩、戴手套、洗手、穿隔离衣、戴眼罩等。由于大多数患者的大、小便和鼻咽分泌物中都有冠状病毒，并可较长时间存活，因此，应特别注意水、排泄物和分泌物的消毒。治疗包括干扰素等抗病毒治疗、用糖皮质激素能降低对肺的损伤、用抗生素治疗潜在的细菌感染、呼吸机的应用以及其他对症支持治疗。

四、其他呼吸道病毒

（一）腺病毒

腺病毒是一群侵犯呼吸道、眼结膜和淋巴组织的病毒。腺病毒无包膜，直径为 70～90 nm，核心含 dsDNA，衣壳呈 20 面体立体对称。人类腺病毒只能在人源性组织细胞培养中增殖，引起细胞肿胀、变圆、集聚成葡萄串状的典型细胞病变，在感染细胞核中出现嗜碱性包涵体。

腺病毒对人类的感染，主要经呼吸道和眼结膜感染。在咽部和眼结膜细胞中增殖，可入血形成病毒血症；还可通过胃进入肠道，并随粪便排出。主要引起急性呼吸道感染，是婴幼儿肺炎的主要病原体之一。因型别不同，引起多种临床病症，从轻度的上呼吸道感染到严重的肺炎；从眼结膜炎到流行性角膜炎，也可引起咽炎、流行性胃肠炎；通过性接触引起急性出血性膀胱炎、女性宫颈损害和男性尿道炎等。

（二）风疹病毒

风疹病毒呈球形，直径为50～70 nm，有包膜；RNA为单正链，衣壳呈螺旋对称。包膜上有刺突，具有血凝和溶血活性，只有一个血清型，能在人羊膜、原代兔肾细胞等细胞中增殖，致细胞脱落，胞浆内出现嗜酸性包涵体。

风疹病毒主要侵犯15岁以下儿童，经呼吸道感染，先在呼吸道局部细胞增殖，然后进入血流，扩散全身，引起风疹。风疹病毒是人类重要致畸病毒之一，妇女妊娠早期感染风疹病毒，病毒可经胎盘感染胎儿，引起胎儿畸形。妊娠月龄越小，发生畸形的可能性越大，表现越严重。常见畸形有先天性心脏病、耳聋、失明、智力发育不全等，有的引起流产或出生后死亡。

病后或隐性感染可获得免疫力。预防可接种风疹减毒活疫苗。

（三）鼻病毒

鼻病毒的核心为单股RNA，衣壳呈20面体，无包膜，已知超过115个血清型。耐乙醚而不耐酸，pH 3时迅速被灭活。

鼻病毒主要引起普通感冒，也可引起急性咽炎，有时引起婴幼儿支气管炎或毛细支气管肺炎。机体感染后可产生对同型病毒的免疫力，主要为SIgA。

（四）呼肠病毒

呼肠病毒科包括7个病毒属，其中与人类疾病相关的有呼肠病毒属、轮状病毒属和环状病毒属。

呼肠病毒的基因组为10个片段的双链RNA，双层衣壳，核衣壳呈20面体立体对称，无包膜，有3个血清型，对动物具有广泛的致病性，在人类主要为隐性感染，少数人可引起上呼吸道、胃肠道和神经系统疾病。

第二节　肠道病毒

肠道病毒属于小RNA病毒科的肠道病毒属，是生物学性状相似、病毒颗粒非常小的单正链RNA病毒。人类肠道病毒主要包括脊髓灰质炎病毒、柯萨奇病毒、埃可病毒、新型肠道病毒等。其共同特征：①无包膜的小RNA病毒，直径为24～30 nm；衣壳呈20面体立体对称，核酸为单正链RNA。②对理化因素抵抗力强，耐酸、乙醚和去垢剂，对热、干燥、紫外线敏感。③在易感细胞胞浆内增殖，细胞病变迅速，破胞方式释放。④主要经粪-口途径传播，也可通过呼吸道传播。病毒侵犯多种脏器，临床表现多样。

经过消化道传播致病的病毒，最常见的除了肠道病毒外，还有引起急性胃肠炎的相关病毒，其分属4个不同的病毒科，包括轮状病毒、肠道腺病毒、杯状病毒和星状病毒，主要引起急性胃肠炎。

一、脊髓灰质炎病毒

脊髓灰质炎病毒（poliovirus）为 RNA 病毒，是脊髓灰质炎的病原体。脊髓灰质炎又称小儿麻痹症。

（一）生物学性状

病毒具有典型的肠道病毒形态，呈球形，无包膜；衣壳呈 20 面体立体对称表面有结构蛋白 VP1、VP2、VP3、VP4，有 Ⅰ、Ⅱ、Ⅲ 三个血清型，三型之间无交叉免疫，但有共同的补体结合抗原。我国以 Ⅰ 型为主，可在人胚肾、猴肾等灵长类来源的培养细胞中增殖，形成溶细胞性病变；对理化因素有较强抵抗力，在污水和粪便中可生存数月；耐酸，不易被胃酸和胆汁灭活；56℃ 30 min 和高锰酸钾等氧化剂可将其灭活。

（二）致病性与免疫性

病毒主要损害脊髓前角运动神经细胞，引起脊髓灰质炎。轻者发生暂时性肌肉麻痹，以四肢多见，下肢尤甚。重者可造成肢体弛缓性麻痹后遗症，极少数患者发展为延髓麻痹，导致呼吸、心脏功能衰竭死亡。因多见于儿童，故又称小儿麻痹症。患者或无症状带毒者是传染源，主要通过粪-口途径传播，儿童为主要易感者。病毒以上呼吸道、口咽和肠道黏膜为侵入口。先在局部黏膜和眼、扁桃体等淋巴组织和肠道集合淋巴结中增殖，释放入血形成第一次病毒血症。扩散至带有受体的靶组织，在淋巴结、肝、脾的网状内皮细胞再次增殖，形成第二次病毒血症。机体免疫力的强弱影响感染结局，多为隐性感染，仅极少数感染者的中枢神经系统和脑膜被病毒侵入，引起非麻痹性脊髓灰质炎或无菌性脑膜炎。最严重的可致暂时性肢体麻痹或永久性弛缓性肢体麻痹，导致呼吸、心脏衰竭而死亡。值得重视的是，由于有效的疫苗预防，脊髓灰质炎病毒野毒株的感染已显著减少，但口服减毒活疫苗有毒力恢复的可能，近年来发现有疫苗相关性麻痹性脊髓灰质炎（VAPP）病例。病毒感染后，患者可获得对同型病毒的牢固免疫力，体液免疫为主。

（三）微生物学检查

微生物学检查可用患者粪便等标本，经抗生素处理后接种于人胚肾、猴肾细胞进行培养。病毒在细胞质中增殖产生典型的细胞病变，再以中和试验鉴定型别。取患者发病早期和恢复期双份血清进行中和试验，如恢复期血清特异性抗体效价增长 4 倍以上，则有诊断意义。

（四）防治原则

我国现用口服 3 价脊髓灰质炎减毒活疫苗糖丸对婴幼儿进行计划免疫，2 月龄开始连续口服 3 次，每次间隔一个月，4 岁时加强一次，效果良好。在脊髓灰质炎病毒流行期间，易感者可注射丙种球蛋白作紧急被动免疫。

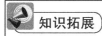 **知识拓展**

消灭中国小儿麻痹症的病毒学家——顾方舟

众所周知，脊髓灰质炎是一种危害严重的疾病。1957 年初，中国病毒学家顾方舟先生临危受命，着手开展脊髓灰质炎疫苗研究工作。

1959 年 12 月，经卫生部批准，成立脊髓灰质炎活疫苗研究协作组，顾先生担任组长，负责疫苗研究工作。活疫苗样品通过动物实验后，进入需要人作为受试者的临床试验阶段。谁作为受试者呢？顾先生和同事们对团队科研成果充分自信，当即决定自己试用疫苗。虽然没有任何不良反应，但顾先生认为成人受试结果不具代表性，必须证明疫苗对小孩安全有效才行。用谁家的孩子作为受试者呢？顾先生咬了咬牙，忍受着内心的煎熬，让自己家的孩子服用了疫苗。在顾方舟的感召下，同事们也纷纷给自己的孩子服用疫苗。

随着脊髓灰质炎疫苗的成功研制与推广应用，小儿麻痹症在我国得到了有效的控制。2000 年，"中国消灭脊髓灰质炎证实报告签字仪式"在卫生部举行，74 岁的顾先生作为代表，签下了自己的名字。顾老先生崇高的科学家精神值得我们学习与传承。

二、其他肠道感染病毒

（一）柯萨奇病毒

柯萨奇病毒（Coxsachine virus）因 1948 年首次从美国纽约州柯萨奇镇两名疑似脊髓灰质炎患儿的粪便中分离而得名。传染源、传播途径及致病机理与脊髓灰质炎病毒相似，以隐性感染为多见，表现为轻微上呼吸道感染或腹泻等症状。近年来，有关其引起严重感染的报道逐渐增多，尤其多见婴幼儿感染。柯萨奇病毒侵犯多种靶器官组织与特定的血清型别有关，临床表现多样化是其致病的特点之一，能引起疱疹性咽峡炎、无菌性脑膜炎、心肌炎和心包炎、流行性胸痛、普通感冒、手足口病等。机体感染后对同型病毒有牢固免疫力，以体液免疫为主。

（二）埃可病毒

埃可病毒（Echovirus）全称为人类肠道致细胞病变孤儿病毒，有 31 个血清型，主要经消化道传播，病人及隐性感染者为传染源。其致病机理与柯萨奇病毒相似，在患者咽部分泌物及粪便中可检出病毒。临床上常见的埃可病毒感染有无菌性脑膜炎、暴发性婴幼儿腹泻、普通感冒、麻痹性疾病等。一岁以下的婴儿感染后常因神经性后遗症导致智力障碍。感染后产生特异性中和抗体，对同型病毒感染可获牢固免疫力。

（三）轮状病毒

轮状病毒（rotavirus）为双链 RNA 病毒，因其有双层衣壳，内衣壳的壳粒沿病毒核心边缘呈放射状排列。病毒颗粒为球形，20 面体立体对称，无包膜。病毒基因组为双链 RNA，有 11 个基因片段，分别编码 6 个结构蛋白（VP1～VP4、VP6、VP7）和 5 个非结构蛋白。其中根据衣壳蛋白 VP6 的抗原性，轮状病毒可分为 A～G 7 个组。病毒抵抗力较强，耐酸、耐碱，在粪便中可存活数天或数周，在室温中其传染性能保持 7 个月，56℃加热 30 min 可以灭活病毒。

轮状病毒感染呈世界性分布，A～C 组轮状病毒能引起人类和动物腹泻，D～G 组只引起动物腹泻。其中，A 组轮状病毒是引起 6 个月至 2 岁婴幼儿严重胃肠炎的主要病原体，占病毒性胃肠炎的 80%，也是婴幼儿死亡的主要原因之一。发病率和死亡率高，流行广。传染源是病人和无症状带毒者，粪-口是主要的传播途径，潜伏期为 24～48 h。病毒侵入人体后在小肠黏膜绒毛细胞内增殖，造成细胞溶解、死亡，微绒毛萎缩、变短、脱落至肠腔释放大量病毒，随粪便排出。肠腺窝细胞增生、分泌增多，导致电解质平衡失调，大量水分进入肠腔，引起严重水样腹泻。起病突然并伴有发热、呕吐、腹痛等症状。严重者可出现脱水、酸中毒而导致死亡。轻者病程 3～5 d，可完全恢复。轮状病毒多发生于深秋和初冬季节，在我国常被称为"秋季腹泻"。

感染后机体可产生 IgM、IgA 和 IgG 抗体，但主要发挥保护作用的抗体是肠道局部 SIgA。由于抗体只对同型病毒有中和作用，且 6 个月至 2 岁婴幼儿 SIgA 含量较低，故病愈后还可重复感染。取标本直接作电镜易检出。预防在临床上可用口服减毒活疫苗，能刺激特异性抗体产生，但安全性有待进一步观察。治疗以及时补充血容量、维持电解质平衡等支持疗法为主。

第三节　肝　炎　病　毒

肝炎病毒是病毒性肝炎的病原体，目前公认的至少有五种，分别是甲型肝炎病毒（HAV）、乙型肝炎病毒（HBV）、丙型肝炎病毒（HCV）、丁型肝炎病毒（HDV）和戊型肝炎病毒（HEV）。

一、甲型肝炎病毒

（一）生物学性状

1. 形态与结构　病毒呈球形，直径约 27 nm，无包膜。衣壳由 60 个壳微粒组成，呈 20 面体立体对称，有 HAV 的特异性抗原（HAV Ag），每一壳微粒由 4 种不同的多肽即 VP1、VP2、VP3 和 VP4 所组成，见图 13-1。核心为正单链 RNA，除决定病毒的遗传特性外，兼具信使 RNA 的功能，并有传染性。

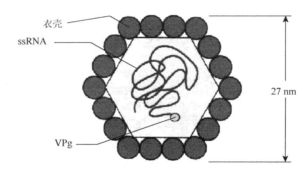

图 13-1　甲型肝炎病毒结构示意图

2. 培养特性　黑猩猩和狨猴对 HAV 易感，且能传代，经口或静脉注射可使动物发生肝炎，并能在肝细胞和粪便中检出 HAV。在传代恒河猴胚肾细胞、非洲绿猴肾细胞中可增殖。

3. 抵抗力　能耐受乙醚、60℃加热 1 h 及 pH 为 3 的酸性环境，4℃可存活数月，加热 100℃ 5 min，甲醛溶液、氯等处理，可使之灭活。

（二）致病性与免疫性

1. 传染源与传播途径　主要通过粪-口途径传播，常因污染水源、食物、海产品（如毛蚶）和食具等造成暴发性流行。传染源多为病人和隐性感染者。甲型肝炎的潜伏期为 15～45 d，病毒常在患者转氨酸升高前的 5～6 d 就存在于患者的粪便中。发病 2～3 周后，随着血清中特异性抗体的产生，粪便的传染性也逐渐消失。感染者可出现持续时间约 1～2 周的病毒血症，但由于病毒血症维持时间短，血中病毒滴度低，临床上经血液传播的甲型肝炎罕见。

2. 致病机理与免疫　甲型肝炎病毒多侵犯儿童及青年，发病率随年龄增长而递减。临床表现多从发热、疲乏和食欲不振开始，继而出现肝肿大、压痛，肝功能损害，部分患者可出现黄疸。预后多较好，一般不转变为慢性肝炎。在感染过程中，机体可产生抗 HAV 的 IgM 和 IgG 抗体。前者在感染早期出现，后者在急性期末和恢复期早期出现，并可维持多年，对同型病毒的再感染有免疫力。

（三）微生物学检查

微生物学检查以检查 HAV 的抗原和抗体为主。方法有补体结合试验、免疫黏附血凝试验、固相放射免疫和酶联免疫吸附试验、聚合酶链反应、cDNA-RNA 分子杂交技术等。抗 HAV IgM 出现早、短期达高峰、消失快，是甲型肝炎新近感染的标志。抗 HAV IgG 的检测有助于流行病学调查。

（四）防治原则

搞好饮食卫生，保护水源，加强粪便管理，并做好卫生宣教工作。注射丙种球蛋白及胎盘球蛋白，对紧急预防甲型肝炎有一定效果。我国生产的甲肝活疫苗只注射一次即可获得持久免疫力。基因工程疫苗研制也已成功。

二、乙型肝炎病毒

乙型肝炎病毒（hepatitis B virus，HBV）是乙型肝炎的病原体，估计全球 HBV 携带者高达 3.7 亿。

（一）生物学性状

1. 形态与结构　用电镜观察乙型肝炎患者的血清可以发现 3 种颗粒，见图 13-2。

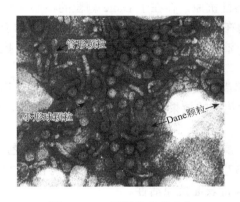

图 13-2　乙型肝炎病毒形态

（1）大球形颗粒又称 Dane 颗粒，为完整的 HBV，由双层膜和一个含有 DNA 分子的核衣壳组成，直径约 42 nm，表面含有 HBsAg。核衣壳为 20 面立体对称结构，核心含有双股有缺口的 DNA 链和 DNA 多聚酶。

（2）小型球颗粒。直径约 22 nm，化学组成为脂蛋白，目前认为可能是病毒合成过剩的游离于血循环中的蛋白质，具有 HBsAg。

（3）管形颗粒。直径约 22 nm，长度可在 100～700 nm。实际上它是一串聚合起来的小型球颗粒，同样具有 HBsAg。

2. 抗原组成　包括 HBsAg、前 S1 蛋白（Pre S1）、前 S2 蛋白（Pre S2）、HBcAg、HBeAg。

（1）HBsAg 是 HBV 感染的标志之一，存在于三种颗粒的表面，含有类脂质、糖类、脂质、蛋白质及糖蛋白。其中蛋白质组成按分子量大小分三种：①小分子 HBsAg。含主要表面蛋白（S 蛋白），由 S 基因编码的 226 个氨基酸组成。②中分子 HBsAg。由 S 蛋白、Pre S2 组成，共 281 个氨基酸。③大分子 HBsAg。由 S 蛋白、Pre S1 和 Pre S2 组成，共 400 个氨基酸。

　　HBsAg 具有几种特异性抗原组分，包括各亚型共同抗原特异决定簇 a，和 2 组互相排斥的亚型决定簇 d/y 和 w/r。主要亚型有 adr、adw、ayr 及 ayw 4 种。我国汉族以 adr 居多，少数民族地区以 ayw 为主。HBsAg 能刺激机体产生抗-HBs，是 HBV 的中和抗体，具有免疫保护作用，一般在感染后 4 周出现。

　　Pre S1 有较强免疫原性，其产生的抗体有 IgM 和 IgG 两种。IgM 类抗 Pre S1 在 HBV 感染潜伏期已产生，可作为 HBV 早期感染的特异性指标。IgG 类抗 Pre S1 出现稍晚，在体内维持时间较长，具有中和作用。

　　Pre S2 能吸附到肝细胞表面，经胞饮作用进入肝细胞内。血清中检出 Pre S2，表示 HBV 在肝细胞中复制。Pre S2 能刺激机体产生抗 Pre S2，出现于急性感染恢复早期，比抗 HBs 出现早而维持时间与抗 HBs 一样，具有中和作用，可作为机体康复的指标之一。

　　（2）HBcAg 仅存在于 Dane 颗粒中，不易在血液中检出。在乙型肝炎的急性期、恢复期和 HBcAg 携带者中常可测出抗-HBc。抗-HBc 与肝中 HBcAg 量有关，慢性 HBsAg 携带者抗 HBc 滴度较低，慢肝活动期、肝硬化及肝癌患者则较高。滴度波动与病情呈平行关系，由于抗 HBc 在疾病恢复过程中不仅不升高，反而下降，因此认为抗 HBc 无保护作用，而与病毒增殖和肝细胞损害有关，如在血液中检出，表示 HBV 在肝内持续复制。

　　（3）HBeAg 是一种可溶性抗原，存在于 Dane 颗粒的核心部分，游离存在于血液中。由于 HBeAg 与病毒 DNA 多聚酶在血液中的消长相符，故可作为体内有 HBV 复制及血清具有传染性的一种标志。血中 HBsAg 滴度越高，HBeAg 的检出率也越高。抗体产生抗 HBe，是预后良好的征象。

　　3. 培养特性　　组织培养尚未成功。黑猩猩是 HBV 的易感动物，可用于研究 HBV 的致病机理，检测自动免疫、被动免疫的效果以及 HBV 疫苗的安全性。猕猴虽可感染但不如黑猩猩敏感，也可用鸭动物模型。

　　4. 抵抗力　　对低温、干燥、紫外线和一般化学消毒剂均耐受，但对 0.5% 过氧乙酸、5% 氯酸钠和 3% 漂白粉敏感，在 37℃ 活性能维持 7 d，在 –20℃ 可保存 20 年，100℃ 加热 10 min 可使 HBV 失去传染性，但仍可保持表面抗原活性。

　　（二）致病性与免疫性

　　1. 传染源与传播途径　　主要传染源是病人和 HBV 抗原携带者。HBsAg 携带者不显示明显的临床症状，携带病毒的时间长（数月至数年），故其成为传染源的危害性要比患者更大。传播途径是血液、体液和母婴传播。患者在潜伏期和急性期，血清均有传染性，因此输血或注射是重要的传播途径。孕妇在妊娠后期患急性乙型肝炎，其新生儿易感染此病。由于乙型肝炎患者和 HBsAg 携带者的精液、阴道分泌物均可检出 HBsAg，故也可通过两性接触传播乙型肝炎。

　　2. 致病机理与免疫性　　致病机理尚未完全明了，一般认为通过机体对病毒的免疫反应而引起病变和症状。

　　（1）免疫复合物的损伤作用。在乙型肝炎病人血循环中常可测出 HBsAg-抗-HBs 的免疫复合物。免疫复合物可引起 III 型超敏反应，大量免疫复合物急性沉积于肝内，致毛细血管栓塞，可能引起急性重型肝炎而导致死亡。

　　（2）细胞介导的免疫反应。机体清除 HBV 主要依赖 T 细胞或通过 ADCC 作用。T 细胞免疫功能低下，或 Tc 细胞、K 细胞的杀伤功能过强可致慢性活动性肝炎。

　　（3）自身免疫反应。因 HBsAg 含有与宿主肝细胞蛋白相同的抗原，HBV 感染肝细胞后，还可引起肝细胞表面抗原的改变，暴露出细胞膜上的肝特异性脂蛋白抗原（liver specific protein，LSP），从而诱导机体产生对肝细胞膜抗原成分的自身免疫反应，加强对肝细胞的损伤而发展成为慢性活动性肝炎。

（4）乙型肝炎与原发性肝癌。流行病学调查提示肝炎患者的肝癌发病率比自然人群高。肝癌病人有 HBV 感染指示者也比自然人群高。有些原发性肝癌细胞系已能在培养中产生 HBsAg，并已证明 HBV 的 DNA 能整合到这些细胞的基因组中。因此，近年来 HBV 感染与原发性肝癌的发生之间的关系，日益受到重视。

（三）微生物学检查

微生物学检查主要是乙型肝炎病毒抗原与抗体的检查，已建立对 HBsAg、抗-HBs、HBeAg、抗-HBbe、抗-HBc，即两对半的检测法，常用的方法有放射免疫法及酶联免疫法等。由于 HBV 感染的临床表现复杂多样，各项检查结果须进行动态观察、综合分析，才能进行正确判断，见表 13-4。

表 13-4　HBV 抗原抗体检测结果的实际意义

HBsAg	HBeAg	抗-HBe	抗-HBc		抗-HBs	临床意义
			IgM	IgG		
+	−	−	−	−	−	无症状携带者
+	+	−	+	−	−	急性或慢性乙型肝炎（大三阳）
+	−	+	−	+	−	急性肝炎趋向恢复（小三阳）
−	−	+	−	+	+	恢复期（传染性低）
−	−	−	−	−	+	既往感染或接种疫苗
−	−	−	−	−	−	未感染，无免疫力

血清 HBV DNA 检测，常用核酸杂交法进行，因方法过于敏感，应根据需要选用。

（四）防治原则

预防包括控制传染源，切断传播途径。人工自动免疫的疫苗有重组乙型肝炎疫苗，人工被动免疫可用高效价抗-HBs 的人血清球蛋白（HBIg）。治疗上比较肯定的药物为 α 干扰素，其他还有胸腺肽、转移因子等。

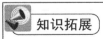
知识拓展

重组乙型肝炎疫苗

重组乙型肝炎疫苗分重组酵母乙型肝炎疫苗和重组 CHO 乙型肝炎疫苗。

重组酵母乙型肝炎疫苗：取国家批准的重组酵母乙型肝炎疫苗的原始菌种，经一代扩增，制成生产菌种，逐级扩增后接种于发酵罐，在适宜温度和时间内进行三级发酵，收集菌体，经破碎，吸附粗提，疏水色谱法精提 HBsAg，再经硫氰酸盐处理、除菌滤过、甲醛灭活、氢氧化铝吸附等制成疫苗制剂。

重组 CHO 乙型肝炎疫苗：取国家批准的重组 CHO（中国仓鼠卵巢细胞）乙型肝炎疫苗的细胞株，用静置或旋转法培养细胞，当 HBsAg 的分泌量达到每 1.0 mg/L 时，收获培养液，经硫酸铵盐析，2～3 次密度梯度离心和色谱法纯化后，再经浓缩、除菌滤过、甲醛灭活、氢氧化铝吸附等制成疫苗制剂。

三、其他常见肝炎病毒

其他常见肝炎病毒见表 13-5。

表 13-5　其他常见肝炎病毒

病毒名称	主要生物学性状	致病性	病原学检查	防治原则
丙型肝炎病毒（hepatitis C virus，HCV）	黄病毒科，丙型肝炎病毒属，球形，直径为 60 nm，单股正链 RNA，有包膜	主要经血源传播。致病机制与病毒对肝细胞的直接损伤作用和机体的免疫病理反应有关，HCV 感染极易慢性化，与肝癌的发生密切相关，预后差	ELISA 等检测血清中抗 HCV 抗体	目前尚无特异的防治方法，对症治疗
丁型肝炎病毒（hepatitis D virus，HDV）	属缺陷病毒，球形，直径为 35 nm，单负链环状 RNA，有包膜（包膜蛋白为 HBsAg）	主要经血源传播。致病机制与病毒对肝细胞的直接损伤作用和机体的免疫病理反应有关，常可导致原有的乙型肝炎病情加重与恶化	ELISA 等检测血清中抗 HDV 抗体或抗原	与 HBV 相同
戊型肝炎病毒（hepatitis E virus，HEV）	肝炎病毒科，戊型肝炎病毒属，球形，直径为 30～32 nm，单股正链 RNA，20 面体立体对称，无包膜	主要经粪-口途径传播。致病机制与病毒对肝细胞的直接损伤作用和机体的免疫病理反应有关。临床上表现为急性戊型肝炎，一般不发展为慢性肝炎	电镜等检测粪便中 HEV 颗粒或 ELISA 等检测血清中抗 HEV 抗体	目前尚无特异的防治方法

第四节　疱疹病毒

疱疹病毒是一群中等大小的双股 DNA 病毒，根据其理化性质分为 α、β、γ 三个亚科。疱疹病毒感染的宿主范围广泛，可感染人类和其他脊椎动物。引起人类感染的有八种疱疹病毒，见表 13-6。疱疹病毒主要侵犯外胚层来源的组织，包括皮肤、黏膜和神经组织。感染部位和引起的疾病多种多样，并有潜伏感染的趋向，严重威胁人类健康。

表 13-6　引起人类感染的疱疹病毒

病毒类型	所致疾病
单纯疱疹病毒 1 型（人类疱疹病毒 1 型，HHV-1）	龈口炎、唇疱疹、角膜炎、结膜炎、脑炎、甲沟炎
单纯疱疹病毒 2 型（人类疱疹病毒 2 型，HHV-2）	生殖器疱疹、新生儿疱疹、宫颈癌
水痘-带状疱疹病毒（人类疱疹病毒 3 型，HHV-3）	水痘、带状疱疹、肺炎、脑炎
EB 病毒（人类疱疹病毒 4 型，HHV-4）	传染性单核细胞增多症、Burkitt 淋巴瘤、鼻咽癌（相关）
巨细胞病毒（人类疱疹病毒 5 型，HHV-5）	传染性单核细胞增多症、巨细胞包涵体病、肝炎、间质性肺炎、视网膜炎、婴儿畸形
人类疱疹病毒 6 型（HHV-6）	幼儿急疹（玫瑰疹）、间质性肺炎、骨髓抑制
人类疱疹病毒 7 型（HHV-7）	不明确
人类疱疹病毒 8 型（HHV-8）	参与某些肿瘤及增生性疾患的致病过程，Kaposi 肉瘤

一、单纯疱疹病毒

（一）生物学性状

单纯疱疹病毒（herpes simplex virus，HSV）呈球形，核心含双股 DNA，衣壳呈 20 面立体对称。衣壳外有一层被膜覆盖，最外层为包膜，上有突起，病毒直径为 120～200 nm。HSV 有两个血清型，即 HSV-1 和 HSV-2。HSV 基因组约有 150 kbp，至少编码 70 多种蛋白。

HSV 能感染兔、豚鼠、小鼠等实验动物。HSV 可在多种细胞中增殖，常用原代地鼠肾、人胚肺、人胚肾等细胞分离培养病毒。

（二）致病性与免疫性

病人和病毒携带者是其传染源，病毒主要通过直接密切接触和性接触传播。HSV 经口腔、呼吸道、生殖道黏膜和破损皮肤等多种途径侵入机体。人感染率达 80%～90%，常见的临床表现是黏膜或皮肤局部集聚的疱疹，偶尔也可发生严重的全身性疾病，累及内脏。

1. 原发感染 6 个月以内婴儿多从母体通过胎盘获得抗体，约 90%初次感染者无临床症状，呈隐性感染。HSV-1 原发感染常发生于 1～15 岁，常见疾病为龈口炎，此外，还可引起唇疱疹、湿疹样疱疹、疱疹性角膜炎、疱疹性脑炎等。HSV-2 主要引起生殖器疱疹。

2. 潜伏感染和复发 HSV 原发感染产生免疫力后，将大部分病毒清除，部分病毒可沿神经髓鞘到达三叉神经节（HSV-1）和骶神经节（HSV-2）细胞中或周围星形神经胶质细胞内，以潜伏状态持续存在。当机体抵抗力下降或遭受某些细菌、病毒等感染时，潜伏的病毒激活增殖，沿神经纤维索下行至感觉神经末梢，至附近表皮细胞内继续增殖，引起复发性局部疱疹。

3. 先天性感染 HSV 通过胎盘感染，影响胚胎细胞有丝分裂，易发生流产、造成胎儿畸形、智力低下等先天性疾病。约 40%～60%的新生儿在通过 HSV-2 感染的产道时可被感染，出现高热、呼吸困难和中枢神经系统病变，其中 60%～70%受染新生儿可因此而死亡。

4. 与肿瘤的关系 调查研究表明，HSV-1 和 HSV-2 可能分别与唇癌、外阴癌及子宫颈癌有关，特别是 HSV-2 作为子宫颈癌的病因受到人们重视。

控制和消除 HSV 感染，细胞免疫起重要作用。机体产生的中和抗体也有一定作用。干扰素和 NK 细胞能限制原发感染的发展。

（三）微生物学检查

可刮取宫颈黏膜、口腔、皮肤等病损组织基底部材料涂片，用荧光素或酶标记抗体染色，检测细胞内 HSV 抗原；也可用 DNA 分子杂交或 PCR 法检测病毒 DNA。病毒分离培养是确诊 HSV 感染的重要方法。

（四）防治原则

碘苷、阿糖胞苷、阿糖腺苷、阿昔洛韦等抗病毒药治疗疱疹性角膜炎有效，阿昔洛韦治疗生殖器疱疹、唇疱疹、疱疹性脑炎、新生儿疱疹等均有效，但都不能清除潜伏状态的病毒或防止潜伏感染的复发。

二、水痘-带状疱疹病毒

（一）生物学性状

水痘-带状疱疹病毒（varicella-zoster virus，VZV）多数性状与 HSV 相似。只有一个血清型，在人或猴成纤维细胞中增殖，受染的细胞出现多核巨细胞和嗜酸性包涵体。

（二）致病性和免疫性

1. 原发感染　水痘患者是其主要传染源，病毒经呼吸道、口、咽、结膜、皮肤等处侵入人体。病毒先在局部淋巴结增殖，进入血液散布到各个内脏继续大量增殖。经 2～3 周潜伏期后，全身皮肤广泛发生丘疹、水疱疹和脓疱疹，皮疹分布主要是向心性，以躯干较多。细胞免疫缺陷、白血病、肾病或使用皮质激素、抗代谢药物的儿童病情较严重。

2. 复发性感染　带状疱疹是潜伏在体内的 VZV 复发感染所致。由于儿童时期患过水痘愈合，病毒潜伏在脊髓后根神经节或脑神经的感觉神经节中，当机体抵抗力下降时，导致潜伏病毒被激活，病毒沿感觉神经轴索下行到达该神经所支配的皮肤细胞内增殖，在皮肤上沿着感觉神经的通路发生串联的水疱疹，形似带状，故名。

患水痘后机体产生的特异性抗体可限制病毒经血流播散，细胞免疫能限制疾病的发展，促进机体的恢复。

（三）微生物学检查

VZV 感染主要依靠典型临床症状诊断。必要时可取疱疹基底部标本、皮肤刮取物、水疱液等涂片染色，检查细胞核内的嗜酸性包涵体和多核巨细胞，也可用直接荧光抗体法检测 VZV 抗原。

（四）防治原则

选用阿昔洛韦和阿糖腺苷等药物治疗。大剂量干扰素可限制免疫功能低下患者病情发展及缓解局部症状。高效价免疫球蛋白对预防感染、减轻临床症状有一定效果。VZV 减毒活疫苗可提高免疫保护作用，防止疾病的发生。

三、人巨细胞病毒

（一）生物学性状

人巨细胞病毒（human cytomegalovirus，HCMV）的形态结构与 HSV 极为相似。病毒在细胞培养中增殖缓慢，复制周期长，初次分离培养需 30～40 d 才出现细胞病变。细胞病变特点是细胞肿大变圆，核变大，核内出现周围绕有一轮"晕"的大型嗜酸性、呈"猫头鹰眼"状的包涵体。

病毒在体外的活力弱，对脂溶剂敏感，56℃加热 30 min、紫外线、酸可将其灭活，4℃只能保存数天，在 -190℃和真空干燥环境下可长期保存。

（二）致病性和免疫性

巨细胞病毒（cytomegalovirus，CMV）在人群中感染非常广泛，可通过口腔、生殖道、胎盘、输血或器官移植等多途径传播。

1. 先天性感染　妊娠母体感染 CMV。病毒可通过胎盘侵袭胎儿引起先天性感染，造成早产、流产、死产或生后死亡。存活儿童常遗留永久性智力低下、神经肌肉运动障碍、耳聋和脉络视网膜炎等。

2. 围产期感染　产妇泌尿道和宫颈排出 CMV，则分娩时婴儿经产道可被感染。多数为症状轻微或无临床症状的亚临床感染，少数有轻微呼吸障碍或肝功能损伤。

3. 儿童及成人感染　通过吸乳、接吻、性接触、输血等感染，通常为亚临床型，有的能导致传染性单核细胞增多症。

4. 细胞转化和可能致癌作用　经紫外线灭活的 CMV 可转化啮齿类动物胚胎成纤维细胞。在某些肿瘤（如宫颈癌、结肠癌、前列腺癌、Kaposi 肉瘤）中 CMV 的 DNA 检出率高，CMV 抗体滴度也高于正常人。

（三）微生物学检查

将唾液、尿液、子宫颈分泌液等标本离心沉淀，经吉姆萨染色后镜检，检查到巨大细胞及核内和浆内嗜酸性包涵体，可作初步诊断，也可用 DNA 探针进行原位杂交，检测 CMV DNA。病毒血症时，可用淋巴细胞分离液分离外周血单个核细胞，制成涂片，加 CMV 单克隆抗体，采用免疫酶或荧光染色，检测细胞内抗原。用 ELISA 检测 CMV IgM 抗体和 IgG 抗体，适用于早期感染和流行病学调查。

（四）防治原则

更昔洛韦（ganciclovir）及高滴度抗 HCMV 免疫球蛋白可治疗严重感染，更昔洛韦还可防止 CMV 扩散作用。

第五节 逆转录病毒

逆转录病毒（retrovirus）是一大组含有逆转录酶（reverse transcriptase）的 RNA 病毒。其特性是：①有包膜的球形病毒，直径为 80～120 nm。②病毒基因组由两条相同的正链 RNA 组成。③病毒含有逆转录酶和整合酶。④基因复制时通过逆转录过程，形成双股 DNA 并与细胞染色体整合。⑤具有 gag、pol 和 env 3 个结构基因和多个调节基因。⑥细胞受体决定病毒的组织嗜性，成熟病毒以出芽方式释放。

一、人类免疫缺陷病毒

人类免疫缺陷病毒（human immunodeficiency virus，HIV）是 1983～1984 年先后由法国巴斯德研究所 Montagnier 和美国国立卫生研究所的 Gallo 等发现的一种新的逆转录病毒，是获得性免疫缺陷综合征（AIDS），即艾滋病的病原体。自 1983 年被分离出来后，迅速蔓延全世界，成为全球最重要的公共卫生问题之一。

HIV 主要有两型：HIV-1 和 HIV-2，两型病毒核苷酸序列的差异在 40%以上。世界上的艾滋病大多由 HIV-1 所致，HIV-2 只在西非呈地区性流行。

（一）生物学性状

1. 形态与结构 HIV 病毒体呈球形，直径为 80～120 nm。电镜下病毒内部有一致密的圆锥状核心。病毒体外层为脂蛋白包膜，其中嵌有 gp120 和 gp41 两种病毒特异性糖蛋白。前者构成包膜表面的刺突，后者为跨膜蛋白。病毒内部为 20 面立体对称的核衣壳，衣壳蛋白为 P24，病毒核心含病毒 RNA、逆转录酶、整合酶、蛋白酶等，见图 13-3。

2. 病毒的复制 HIV 包膜糖蛋白刺突先与靶细胞膜上的特异性受体结合，然后病毒包膜与细胞膜发生融合，核衣壳进入细胞质内脱壳，释放其核心 RNA。

在宿主细胞内，以病毒 RNA 为模板，在逆转录酶作用下，产生互补的负链 DNA，构成 RNA：DNA 复制中间体。复制中间体中的亲代 RNA 链由 RNA 酶 H 水解去除，由负链 DNA 产生正链 DNA，从而组成双链 DNA。在病毒整合酶的作用下，双链 DNA 整合入宿主细胞染色体中。整合后的病毒基因组处于潜伏状态，直至在某些抗原、有丝分裂原、细胞因子或其他因素作用下而激活。激活的 HIV 基因组 DNA，在宿主细胞的 RNA 多聚酶作用下，转录形成 RNA。有些成为病毒 mRNA。另一些则可作为病毒的子代 RNA。mRNA 在细胞核糖体上先转译成多聚蛋白。在病毒蛋白酶的作用下，多聚蛋白被裂解成各种结构蛋白和调节蛋白。病毒子

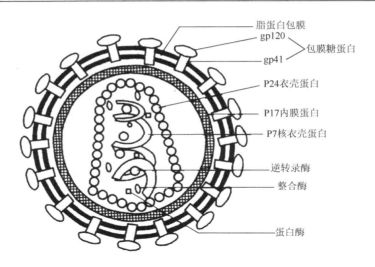

图 13-3　HIV 结构示意图

代 RNA 与结构蛋白装配成核衣壳，并从宿主细胞膜获得包膜形成完整的有感染性的子代病毒。最后以出芽方式释放到细胞外。

3. 病毒的变异　HIV 是一种高度变异的病毒。其中以 env 基因的变异率最高。在 gp120 肽链上，含有 5 个变异区，从而影响病毒对宿主细胞的亲嗜性和病毒的抗原性。HIV 的抗原性变异是病毒逃避宿主免疫清除作用的重要机制，是形成慢性和持续性病毒感染的主要原因。根据 env 基因序列的异同，可将目前全球流行的 HIV-1 分为 A、B、C、D、E、F、H 和 O 8 个亚型。各亚型的分布因不同地区、流行时间和人群传播情况而异。

4. 培养特性　在体外，HIV 只感染 CD4$^+$ 的 T 细胞和巨噬细胞。实验室中 HIV 的培养常用新鲜分离的正常人 T 细胞或用病人自身分离的 T 细胞。HIV 也可在某些 T 细胞株（如 H9、CEM）中增殖，感染后细胞出现不同程度的病变，培养液中可测到逆转录酶活性，而培养细胞中可查到病毒的抗原。恒河猴及黑猩猩可作为 HIV 感染的动物模型，但其感染过程和产生的症状与人类不同。

5. 抵抗力　HIV 对理化因素的抵抗力较弱，56℃加热 30 min 可被灭活，但病毒在室温（20～22℃）可保存活力达 7 d。0.2%次氯酸钠、0.1%漂白粉、70%乙醇、50%乙醚或 0.3%H_2O_2 处理 5 min，对病毒均有灭活作用。

（二）致病性与免疫性

1. 传染源与传播途径　艾滋病的传染源是 HIV 无症状携带者和艾滋病患者。从 HIV 感染者的血液、精液、阴道分泌物、乳汁、唾液、脑脊髓液、骨髓、皮肤及中枢神经组织中均可分离到病毒。传播方式有三种：①性传播。通过同性或异性间的性行为传播。②血液传播。包括输入含 HIV 的血液或血制品、器官或骨髓移植、人工授精、静脉药瘾者共用污染的注射器及针头等传播。③母婴传播。包括经胎盘、产道或经哺乳等方式引起的母婴传播。

2. 致病机制

HIV 侵袭的主要靶细胞是 CD4$^+$ 的 T 淋巴细胞亚群，此外，其他表面有少量 CD4 分子表达的细胞，如单核巨噬细胞、皮肤的 Langerhans 细胞、淋巴结的滤泡树突状细胞、脑内小胶质细胞等也能被感染。细胞表面的 CD4$^+$ 分子是 HIV 的主要受体，CCR5 和 CXCR4 为辅助受体。当 HIV 与靶细胞接触时，病毒体的包膜糖蛋白 gp120 的 CD4 结合区与靶细胞 CD4 分子结合，引起 gp41 分子构型的改变，其疏水性 N 末端伸入靶细胞膜内，在辅助受体的协同作用下，病毒包膜与细胞膜发生融合，病毒进入细胞。

HIV 感染引起 CD4$^+$细胞损伤的机制可能为：①HIV 在细胞内增殖对细胞造成的直接损伤作用。②CTL 识别受感染细胞胞膜上的 HIV 糖蛋白抗原，从而杀伤靶细胞；也可与特异性抗体结合后，通过 ADCC 破坏细胞。③受感染细胞胞膜上的 gp120 与非感染细胞膜表面的 CD4 分子结合，造成细胞融合，形成多核巨细胞而导致细胞死亡。④游离的 gp120 与正常 Th 细胞膜上的 CD4 分子结合，从而被免疫系统识别和杀伤。⑤病毒诱导自身免疫使 T 细胞损伤或功能障碍。HIV 的 gp120 与细胞膜上的 MHC II 类分子有一同源区，抗 gp120 的抗体能与这类 T 细胞起交叉反应，造成免疫病理损害。⑥HIV 感染后通过对 CD4$^+$细胞的信号激活而导致细胞凋亡，可能也是 CD4$^+$细胞损伤机制之一。

3. 临床表现　临床上 HIV 的感染过程可分为 4 个时期，即原发感染急性期、无症状潜伏期、AIDS 相关综合征期和典型 AIDS 期。HIV 感染的不同时期具有不同的临床特点及免疫学特征。①原发感染急性期。通常发生在初次感染 HIV 的 2~4 周，多数患者无明显症状或可出现类似流感的非特异性症状，症状可自行消退。②无症状潜伏期。即急性期恢复后，进入的无任何临床表现的阶段，一般持续 5~15 年（平均 10 年）。此期患者血中的 HIV 数量降至较低水平，外周血中很难检测到 HIV，但 HIV 在感染者体内持续复制，CD4$^+$T 细胞数量进行性减少，感染者血中 HIV 抗体检测显示阳性，具有传染性。③AIDS 相关综合征期。随着感染时间的延长，当 HIV 在体内大量复制并造成机体免疫系统进行性损伤时，则出现临床症状，即 AIDS 相关综合征，感染者表现为发热、盗汗、全身倦怠、消瘦、慢性腹泻和全身淋巴结肿大等。④典型 AIDS 期。此期病人血中能稳定检出高水平的 HIV，一般以患者血中 CD4$^+$T 细胞计数小于 200 个/μl 作为 AIDS 的临床诊断标准。进入 AIDS 期的患者以出现多种机会性感染、肿瘤和神经系统疾患为主要表现。

4. HIV 感染的免疫应答　在 HIV 感染过程中，机体可产生高滴度的抗 gp120 的中和抗体及抗 HIV 多种蛋白的抗体。这些抗体具有一定的保护作用，主要是在急性感染期降低血清中的病毒抗原量，但不能清除体内的病毒。HIV 感染诱导的特异性细胞免疫应答包括 ADCC、CTL 和 NK 细胞的细胞毒作用等，其中 CTL 对杀伤 HIV 感染的细胞和阻止病毒经细胞接触而扩散有重要作用，但 CTL 也不能彻底清除体内潜伏感染的细胞。因此，HIV 仍能在体内持续地复制，构成长时期的慢性感染状态。

（三）微生物学检查

HIV 感染的实验室诊断方法有两大类：一类是测定抗体，是目前最常应用的方法；另一类是测定病毒及其组分。

1. 检测抗病毒抗体　常用的血清学方法有 ELISA 和胶乳凝集试验，可作为常规筛选 HIV 抗体阳性病人。选用蛋白质印迹法（Western blotting）、免疫荧光染色法检测衣壳蛋白 p24 抗体和糖蛋白 gp120 的抗体，可确诊 HIV 感染。

2. 检测病毒核酸或抗原　可用 RT-PCR 等方法测定 HIV 核酸，不仅用于诊断，也可预测疾病的进展和检测抗病毒药物治疗的效果。

（四）防治原则

HIV 感染的治疗，目前使用多种药物的综合治疗，以防止耐药的发生。如由蛋白酶抑制剂茚地那韦（indinavir）、核苷类似物拉米夫定（lamivudine，LAM）和齐多夫定（zidovudine，

AZT）组成的三联疗法，或由非核苷类似物逆转录酶抑制剂奈韦拉平（nevirapine，NVP）、核苷类似物齐多夫定和双脱氧肌苷（ddI）组成的三联疗法等。许多 AIDS 病人经综合治疗后，血中 HIV 含量明显下降甚至消失，控制了疾病的发展，降低了 AIDS 病人的死亡率。

目前尚无预防 HIV 感染的有效疫苗，提高全民卫生常识，有益于预防和控制 HIV 传播。预防措施包括：①对献血、献器官、献精液者必须作 HIV 抗体检测。②禁止共用注射器、注射针、牙刷和剃须刀等。对穿刺针、银针必须进行消毒灭菌。③提倡安全性生活。④HIV 抗体阳性妇女，应避免怀孕或避免用母乳喂养婴儿等。

二、人类嗜 T 淋巴细胞病毒

人类嗜 T 淋巴细胞病毒（human T-cell lymphotropic virus，HTLV）是 20 世纪 80 年代初期分别从 T 淋巴细胞白血病和毛细胞白血病患者的外周血淋巴细胞中分离出的人类逆转录病毒。HTLV 分为 HTLV-1 和 HTLV-2 两型。

（一）生物学特性

HTLV 在电镜下呈圆形，直径为 100～120 nm。病毒包膜表面的刺突嵌有病毒特异的糖蛋白（gp46），能与细胞表面的 CD4 受体结合，与病毒的感染、侵入细胞有关。内层衣壳含 P18、P24 两种结构蛋白。中心含病毒 RNA 及逆转录酶。病毒基因组含 gag、pol、env 三个结构基因和 tax、rex 两个调节基因。HTLV-1 与 HTLV-2 基因组的同源性为 60%～70%。

（二）致病性与免疫性

HTLV-1 和 HTLV-2 仅感染 $CD4^+T$ 淋巴细胞并在其中生长，使受染的 T 细胞转化，最后发展成为 T 淋巴细胞白血病，其机制还未完全清楚。受 HTLV 感染的 T 淋巴细胞免疫功能也受影响，主要引起免疫缺陷和多克隆性 B 细胞激活。

HTLV-1 可通过输血、共用注射器或性交等方式传播，也可经胎盘、产道或哺乳等途径将病毒传给婴儿。该病毒除引起成人 T 细胞白血病外，尚能引起热带下肢痉挛性瘫痪和 B 细胞淋巴瘤。HTLV-2 则引起毛细胞白血病和慢性 $CD4^+T$ 细胞淋巴瘤。

由 HTLV-1 引起的成人 T 细胞白血病在日本西南部、加勒比海地区、南美洲东北部和非洲一些地区呈地方性流行。我国发现福建省的沿海县市有少数成人 T 细胞白血病病例。当地人群血清 HTLV-1 抗体阳性率约为 2%，表明福建省东部沿海县市是我国 HTLV-1 流行区。

（三）微生物学检查与防治原则

检查 HTLV 感染所用的病毒分离和抗体测定方法与检查 HIV 相似。应用免疫印迹法检测抗体可将 HTLV-1、HTLV-2 和 HIV 三种病毒的抗体相区别。目前尚无有效防治 HTLV 感染的措施，可以采用齐多夫定、IFN-α 等药物综合治疗。

第六节　其他病毒

一、流行性乙型脑炎病毒

流行性乙型脑炎病毒（epidemic encephalitis type B virus）简称乙脑病毒，是流行性乙型脑炎（乙脑）的病原体。乙脑病毒最早于 1935 年在日本乙脑患者脑组织中分离获得，因此又叫日本脑炎病毒（Japanese encephalitis virus，JEV）。该病流行于夏秋季，经蚊虫叮咬传播，好发于儿童，临床上以高热、意识障碍、惊厥、脑膜刺激征及呼吸衰竭为特征。其临床表现轻重不一，严重者病死率高，幸存者可留有不同程度的神经系统后遗症。

（一）生物学性状

1. 形态与结构　病毒呈球形，为有包膜的单正链 RNA 病毒，直径约 40 nm。病毒核酸全长约 11 kb，可编码病毒的 3 种结构蛋白（衣壳蛋白 C、膜蛋白 M 的前体蛋白和包膜糖蛋白 E）。病毒衣壳为 20 面体立体对称，包膜表面有刺突，即血凝素，能凝集鸡、鹅、鸽等动物的红细胞。

2. 培养特性　易感动物为小鼠和乳鼠，乳鼠脑内接种病毒后 3～4 d 可发病，出现神经系统兴奋性增高、肢体麻痹和痉挛等症状，1 周左右死亡。实验室培养常用幼仓鼠肾细胞及幼猪肾原代培养细胞，病毒在细胞中增殖后可引起细胞圆缩、颗粒增多等明显细胞病变效应。目前细胞培养增殖病毒取代动物培养法已用于制备疫苗、诊断抗原以及筛选抗乙脑病毒药物等。

3. 抵抗力　病毒对热敏感，56℃30 min 即可灭活，乙醚、甲醛等常用消毒剂均可灭活该病毒；对低温、干燥抵抗力很强，常将病毒冷冻干燥后在 4℃冰箱中保存。

（二）致病性与免疫性

1. 传播媒介　在中国，乙脑病毒的主要传播媒介是三带喙库蚊。该病流行的高峰期均与各地蚊虫密度的高峰时间相一致，且由于蚊虫可携带病毒越冬和经卵传代，因此蚊虫既是乙脑病毒的传播媒介又是储存宿主。

2. 传染源和传播途径　主要的传染源是家畜和家禽。猪是乙脑病毒的自然感染者，在乙脑流行期间，猪的感染率可高达 100%。蚊虫感染乙脑病毒后，病毒在其唾液腺和肠道细胞内增殖至一定数量，此时若带病毒的蚊虫叮咬猪、马、牛、羊等家畜即可使之感染。动物感染后多无明显症状，只有短暂的病毒血症。病毒血症期间的动物可成为更多蚊虫感染病毒的传染源。在热带和亚热带，蚊虫终年存在，蚊虫和动物之间可形成病毒的不断循环。故在人群流行前检查猪的病毒血症和蚊虫的病毒携带率，可预测当年人群的流行程度。

3. 致病机制　乙脑呈高度散发性。绝大多数表现为隐性或轻型感染，少数引起中枢神经系统症状，发生脑炎。致病性的不同与该病毒不同毒力的毒株有关，影响其毒力的相关因素很多，如病毒与细胞受体结合的能力、病毒与细胞融合的速率、病毒 RNA 合成酶的合成速率等，都会不同程度地影响该病毒的毒力。强毒株可引起严重的脑炎，甚至可致人死亡，而弱毒株一般不引起脑炎或引起脑炎的程度较轻。

带毒雌蚊叮咬人后，病毒随蚊唾液进入机体，先在局部毛细血管内皮细胞和局部淋巴结等处增殖，随后少量病毒入血，形成第一次病毒血症，此时绝大多数患者仅出现轻微症状。经 4～7 d 潜伏期后，病毒随血流播散至肝、脾等处大量增殖，再次入血，形成第二次病毒血症，出现发热、寒战、全身不适等症状。若不再发展，则为顿挫感染。少数患者病毒可突破血脑屏障而进入脑内增殖，造成脑实质及脑膜病变，引起脑炎。临床表现为高热、惊厥、意识障碍、颅内压增高及脑膜刺激征等。重症患者可能死于呼吸循环衰竭，部分患者愈后可伴有失语、痴呆等后遗症。

4. 免疫性　乙脑患者愈后可获得持久免疫力。流行区成人大多具有一定免疫力，故大多表现为隐性感染，6 个月内的婴儿因从母体获得抗体很少发病，6 个月至 10 岁儿童发病率最高。

（三）微生物学检查

多采集急性期患者血清或脑脊液检查特异性抗体 IgM，或做 RT-PCR 检测标本中病毒特异性的核酸片段，6 h 一般可以报告初步结果。

（四）防治原则

搞好环境卫生，防蚊、灭蚊是预防本病最重要的预防措施。

广泛接种乙脑减毒活疫苗是预防乙型脑炎的重要手段之一，而乙脑减毒活病毒疫苗也是研究乙脑病毒毒力相关基因的重要工具。以前常用地鼠肾细胞培养增殖乙脑灭活病毒疫苗，但由于注射次数较多，免疫效果不稳定，目前已被我国学者研制的乙脑病毒减毒活疫苗取代，该疫苗只需皮下注射一次，安全有效，已大量应用于人群。接种对象为 9 个月至 10 岁的儿童和来自非疫区的居民。因幼猪是乙脑病毒的主要中间宿主和传染源，所以给流行区幼猪接种疫苗，也可以控制乙脑在猪及人群中的传播和流行。

目前乙脑的治疗仍采用支持疗法及对症处理，如采取退热、解惊和抗呼吸衰竭。我国中医以清热解毒、清营凉血为主，并采用中西医结合治疗，以提高疗效。

二、肾综合征出血热病毒

肾综合征出血热病毒是肾综合征出血热（hemorrhagic fever with renal syndrome，HFRS）的病原体。其主要病变是全身小血管和毛细血管的广泛损害，临床上以发热、出血、低血压和蛋白尿为主要特征，是由鼠类等传播的自然疫源性急性传染病。

（一）生物学性状

1. 形态结构　呈圆形或卵圆形，直径为 90～120 nm，有包膜，上有刺突。核酸为单负链RNA，分长（L）、中（M）和短（S）三个片段，分别编码 RNA 多聚酶（L）、糖蛋白（G1、G2）和核蛋白（N）。病毒在 pH 值 6.0 左右时，凝集鹅红细胞活性强。

2. 培养特性　易感动物有黑线姬鼠、长爪沙鼠等。实验室常在 A549（人肺癌传代细胞株）、Vero-E6（非洲绿猴肾传代细胞）等细胞中分离培养该病毒，但一般不引起明显的细胞病变。

3. 抵抗力　对理化因素抵抗力不强。氯仿、乙醚等脂溶剂、一般消毒剂及紫外线照射等均能灭活病毒。病毒对热的抵抗力较弱，56～60℃30 min 可以灭活病毒，但 4～20℃较稳定，能长时间保持感染性。

（二）致病性与免疫性

1. 流行特点　黑线姬鼠、褐家鼠是我国各疫区 HFRS 病毒的主要宿主动物及传染源。一些家畜（如猫、猪和兔）也可携带该病毒。病毒在带毒动物体内增殖，随尿、粪便和唾液排出而污染周围环境，再经呼吸道、消化道或破损的皮肤侵入人体。

2. 致病性　病毒进入人体后，经 1～2 周潜伏期出现临床症状。典型症状有高热、出血及肾脏损害。常伴有头痛、眼眶痛、腰痛的三痛和面红、颈红、上胸部潮红的三红症状。临床经过可分为发热期、低血压休克期、少尿期、多尿期和恢复期。基本病理变化为全身广泛性小血管损伤，血液循环障碍、组织充血水肿及多器官出血、变性、坏死。重者可以引起腔道、脏器出血，电解质紊乱甚至休克。

3. 免疫性　感染后抗体出现早，发热第 1～2 d 血清中即可检出特异性抗体 IgM，第 2～3 d 可测出 IgG，后者在体内可持续 30 余年。故病后可获得持久免疫力，但是隐性感染产生的免疫力多不能持久。

（三）微生物学检查

多采用血清学方法检测特异性抗体 IgM 和 IgG 抗体，单份血清标本 IgM 阳性或双份血清IgG 增高 4 倍或 4 倍以上有诊断意义，也可检测病毒特异性抗原或核酸。

（四）防治原则

灭鼠、防鼠和个人防护是预防本病的重要措施。

目前国内外已初步研制出特异性病毒疫苗。其中我国研制的纯化鼠脑灭活疫苗已在不同疫区进行大量人群接种，显示出较高的抗体阳性率，并且人体接种后无不良反应。

对 HFRS 应坚持"三早一就"（早发现，早休息，早治疗，就近治疗）的治疗原则。利巴韦林对早期病人有疗效，干扰素和一些中药制剂常能缓解症状。

三、狂犬病病毒

狂犬病病毒（rabies virus）是狂犬病的病原体，为嗜神经病毒，属弹状病毒科狂犬病病毒属。狂犬病是一种急性致死性中枢神经系统损伤的烈性传染病，多种野生动物和家畜等可以发生狂犬病病毒的自然感染和传播，并通过咬伤、抓伤或密切接触等造成人类感染而引起狂犬病。

（一）生物学性状

1. 形态与结构　病毒似子弹状，一端钝圆，另一端扁平，平均大小为（130～300）nm×（60～85）nm。狂犬病病毒为单负链 RNA 病毒，由呈螺旋对称的核衣壳蛋白（N 蛋白）和包膜组成，包膜表面的糖蛋白刺突（G 蛋白）具有嗜神经细胞的特性，与病毒感染性、血凝性和毒力等相关。

2. 培养特性　病毒在易感动物或人的中枢神经细胞内增殖时，可在细胞质内形成嗜酸性包涵体，称内氏小体（Negri body），有诊断意义。

3. 抵抗力　对理化因素抵抗力不强。易被热（60℃30 min）、强酸、强碱、甲醛、碘、乙醇等灭活；肥皂水、离子型和非离子型去垢剂等对病毒也有灭活作用。

（二）致病性与免疫性

狂犬病病毒感染动物范围较广，主要在野生动物（如狼、狐狸、臭鼬、浣熊、蝙蝠等）及家畜（如狗、猫等）中自然感染与传播。人感染狂犬病病毒的主要传染源是狂犬，其次是家猫。动物发病前 5 d 其唾液中即可含有病毒。人被带毒动物咬伤后，病毒自咬伤部位入侵，在伤口附近横纹细胞内缓慢增殖，4～6 d 内侵入周围神经，沿周围神经迅速上行到达背根神经节，大量增殖，然后侵入中枢神经系统，主要侵犯脑干及小脑等处的神经元，使神经细胞肿胀、变性，形成以神经症状为主的临床表现，病毒自中枢神经系统再沿传出神经侵入各组织与器官，如眼、舌、唾液腺、皮肤、心脏、肾上腺等，并可以导致迷走神经核、舌咽神经核和舌下神经核损伤，引起患者发生呼吸肌、吞咽肌痉挛。临床表现为恐水、呼吸困难、吞咽困难等症状。潜伏期约 10 d 至十余年，也可长达数十年，潜伏期的长短与咬伤部位、伤口深浅或伤者年龄有关。早期症状有发热、头痛、乏力及伤口周围皮肤有麻木、发痒或蚁爬感，继而患者表现神经兴奋性增高、呼吸困难、狂躁不安、恐水等症状。随后病人转入麻痹、昏迷，最后因呼吸、循环衰竭而死亡，病死率几乎 100%。

（三）微生物学检查

微生物学检查可首先捕获可疑动物，隔离观察 7～10 d，如动物发病，可杀死动物取脑组织制成切片或印片，用免疫荧光抗体法检查病毒抗原。同时检查组织切片中的内氏小体，也可用 PCR 法检测标本中病毒的 RNA。

1. 免疫学检查　免疫荧光，酶联免疫技术检查病毒抗原或相应抗体，中和抗体效价大于 1∶5 000 以上才能诊断。

2. 病毒分离　取可疑患者的痰液、脑脊液或死亡后脑组织混悬液等材料，接种易患动物进行狂犬病病毒分离，经特异性中和实验进行鉴定以后可以确诊，但阳性率低。

3. 内氏小体检查　制备死亡脑组织印片通过特殊染色或免疫荧光标记后对内氏小体进行观察，阳性率为 70%～80%。

（四）防治原则

加强对犬、猫等的管理，做好预防接种。人被动物咬伤或抓伤后，应采取以下预防措施。

1. 伤口处理　立即用 3%～5%肥皂水或 0.1%新洁尔灭或清水反复冲洗伤口，再用 70%乙醇和 3%的碘酒涂搽。伤口不缝合包扎。

2. 注射免疫血清　伤口周围与底部注射高效价抗狂犬病病毒血清或人抗狂犬病病毒免疫球蛋白。对于严重伤口常用抗狂犬病疫苗人免疫球蛋白（20 IU/kg）或抗狂犬病马血清（40 IU/kg），以 1/2 量在伤口周围浸润注射，其余 1/2 量作肌内注射。必要时联合使用干扰素，以增强保护效果。

3. 接种疫苗　狂犬病的潜伏期较长，故人被咬伤后应尽早接种疫苗，以防止发病。

四、人乳头瘤病毒

人乳头瘤病毒（human papilloma virus, HPV）为乳头多瘤空泡病毒科（Papovaviridae）的乳头瘤病毒属，该病毒主要侵犯皮肤和黏膜，引起疣（有寻常疣、扁平疣、尖锐湿疣等）。近 20 多年来发现 HPV 某些型与宫颈癌及其他恶变密切相关。近年来，生殖器感染 HPV 已经上升为我国性传播疾病的第二位。

（一）生物学性状

人乳头瘤病毒为无包膜、20 面体立体对称的双链环状 DNA 病毒，病毒表面由 72 个壳微粒组成。病毒基因组的双链 DNA 有三种存在形式，即共价闭合环状 DNA 超螺旋结构、开放的环状结构和线性结构。基因组含有 7 个早期开放阅读框（E）、2 个晚期开放阅读框（L）和非编码的上游调控区（URR）。E 区含 E1～E 7 个不同早期开放阅读框（ORF），分别编码 E1～E 7 蛋白，与 HPV 复制、转录和细胞转化相关；L 区含 2 个晚期 ORF，分别编码组成病毒衣壳的主要衣壳蛋白 L1 和次要衣壳蛋白 L2。

目前 HPV 的分离培养尚未成功。HPV 对皮肤及黏膜上皮细胞具有高亲和力，病毒在细胞内的感染和复制能诱导上皮细胞增生，使表皮增厚，可伴有棘层增生和一定程度的表皮角质化，上皮增生所形成的乳头状瘤，即称为疣。

（二）致病性与免疫性

HPV 主要通过直接接触感染者病变部位或间接接触被病毒感染者污染的物品而感染。生殖器感染主要是性接触传播，新生儿感染尖锐湿疣多由于母亲分娩或是出生后与母亲密切接触而传染。病毒一般仅局限在皮肤黏膜中，不产生病毒血症。

HPV 感染的潜伏期最短 6 周，最长 2 年。常好发于女性生殖道、宫颈、肛周或男性生殖器及周围皮肤。HPV 感染大体上可分为黏膜表面感染和皮肤感染，但临床表现则多种多样，感染可以是无症状的，或产生可察觉到的良性疣，或产生反复发作的逐渐生长的不易治疗的病理损伤，还有的可转为侵入性肿瘤。

皮肤损伤皮肤疣主要有三种：①跖疣。即发生在足部的寻常疣，多侵犯青年和成人。外伤和摩擦可为其发病诱因，足部多汗与跖疣的发生也有一定的关系。②寻常疣。寻常疣一般界限清楚、突出皮肤、表面粗糙、质地硬固，呈灰褐色或正常肤色，初起为针尖大小的丘疹，渐渐扩大到碗口大或更大。初发时多为单个，可长期不变，一般无自觉症状，偶有压痛，摩擦或撞击时易出血。寻常疣的常见类型为扁平疣，扁平疣主要侵犯青少年，多骤然出现，从米粒大到黄豆大小，呈圆形、椭圆形或多角形，扁平轻度突起的丘疹。好发于颜面、颈部、前臂和手背等处。病程慢性，自行消退，也有经数年不愈者。③生殖器疣又称尖锐湿疣，主要经性接触而传播。多发于年轻人，男女均易感。病变通常生长于黏膜和皮肤交界的部位。本病可自然消退，但可复发。阴道和宫颈的湿疣可以引起白带增多或是性交疼痛。近年来发现有些病例可发展成子宫颈癌，因而引起普遍重视。其有显性感染、亚临床感染和潜伏感染三种。

不同型别的 HPV 侵犯的部位和所致疾病不尽相同，用基因克隆和分子杂交方法发现 HPV 有 70 多个型别，各型 HPV 与人类疾病的关系不同。其中 HPV-16、HPV-18、HPV-33 型与宫颈上皮内赘生物及子宫颈癌的发生密切相关，而 HPV 感染致瘤的过程中，免疫逃逸的发生也是一个重要的方面。已知病毒性抗原的免疫识别和提呈是由 HLA I 或 HLA II 类抗原分子决定的，在子宫颈癌前病变及侵袭癌组织中，都发现 HLA I 类抗原全部丢失或异源性表达，等位基因特异性的 HLA I 类抗原表达缺乏，如大量 HLA-A2 丢失，因此造成子宫颈癌细胞不能被提呈及识别，从而逃避了机体免疫系统的监视功能，导致肿瘤的发生。

HPV 感染后可刺激机体产生特异性抗体，但对机体并无保护作用，一般机体细胞免疫低下者易发此病。

（三）微生物学检查

外观比较典型的疣体单靠肉眼即可诊断；外观不典型的疣体可以依靠醋酸白试验来鉴别诊断。醋酸白试验自己也可以操作，方法：准备 3%～5% 的醋酸（食用白醋的浓度是 4%～6%）。将浸透白醋的纱布或纸巾，敷到长出来的增生物上，过 3～5 min 后观察突起是否变白（肛门部位的疣体需要 10～15 min），如果出现增生物明显的变白，就可以诊断为尖锐湿疣。如果外观既不典型，醋酸白试验结果也不明显，可进一步去医院做组织病理检查来诊断。

1. 显微镜检查 对于怀疑为 HPV 感染的皮肤、黏膜损害，可制备皮损组织切片，光镜下观察是否具有 HPV 感染的典型病理变化。

2. 检测病毒 DNA 由于目前病毒的分离培养尚未成功开展，检测病人血清中病毒 DNA 用于诊断 HPV 感染仍是主要的方法。

（四）防治原则

目前 HPV 尚无有效预防方法，预防 HPV 感染的最好方法仍是避免与感染组织的直接接触：①不接触本病病损处。性生活时使用避孕套可以帮助预防 HPV 的传播。临床研究已经显示那些经常使用避孕套的男性比那些偶尔使用避孕套或从来不使用避孕套的男性，患上生殖疣的机会更少。②防止带有 HPV 的渗出物污染公共环境，做好浴盆、浴巾、马桶的清洁、消毒。③有肛门及外生殖器疣者应先进行诊断及治疗，性交时应使用避孕套，以防止生殖器 HPV 相互感染。④加强全民卫生知识宣传和性教育。由于大多数的子宫颈癌的发生都与人乳头状瘤病毒感染有关，所以子宫颈癌的筛查很重要。它可以在肿瘤扩散以前就得到早期的发现和治疗，所有性生活活跃的妇女或所有年龄在 18 岁以上的妇女，都应定期进行妇产科检查。⑤疫苗的使用。HPV 疫苗包括多价结构蛋白疫苗，非结构蛋白疫苗，E6、E7 蛋白疫苗以及多肽疫苗等。

HPV 引起的不同部位、不同性质的疣可用冷冻、电灼、激光及药物等方法处理，但常可再发。注射干扰素常可以有效干预治疗 HPV 感染。必要时使用外科手术治疗。

【复习思考题】

（1）为什么甲型流感病毒会反复流行？其流行周期与流感病毒的变异规律之间有什么关系？

（2）结合 2020 年"新型肺炎"的"抗疫"情况，谈一谈冠状病毒感染的防控措施。

（3）甲型、乙型肝炎病毒生物学性状、致病性与免疫性有何区别？防治原则各是什么？

（4）乙型肝炎病毒抗原抗体系统有哪些？在诊断中有何意义？

（5）丙型、丁型、戊型肝炎病毒的致病特点和传播途径是什么？

（6）HIV 传播方式主要有哪几种？主要破坏的组织细胞有哪些？

第三篇　医学寄生虫学

第十四章　医学寄生虫学绪论

【导学】

1. 掌握　寄生现象、寄生虫和宿主等基本概念；寄生虫与宿主之间的相互作用。
2. 熟悉　寄生虫病的传播与流行环节。
3. 了解　影响寄生虫病流行的因素及寄生虫病的防治原则。

医学寄生虫学（medical parasitology）或称人体寄生虫学是研究与人类健康相关的寄生虫的形态结构、生长发育和繁殖规律，阐明寄生虫与人体及外界环境间的相互关系的科学。其内容学习可以为预防医学和临床医学相关课程学习奠定基础。

医学寄生虫学由医学原虫学、医学蠕虫学和医学节肢动物学三部分组成。

第一节　寄生虫学相关概念

一、寄生现象

自然界的生物在长期演化过程中，逐渐形成了两种生物生活在一起的共生现象。依据两种生物之间的利害关系，可将共生现象分为三种。

1. 共栖（commensalism）　又称偏利共生。两种生物生活在一起，其中一方从中受益，另一方既不受益，也不受害的现象称为片利共生。例如生活在人类肠腔中的结肠内阿米巴，以肠内细菌为食，获取营养，完成其生长发育，而人类既不获利，也不受害。

2. 互利共生（mutualism）　两种生物生活在一起，双方互相依存、共同受益的现象称为互利共生。例如白蚁能食入木质，但因缺乏纤维素酶而无法消化木质纤维，在白蚁消化道中的鞭毛虫能合成纤维素酶并分解木质纤维，两者生活在一起，白蚁为鞭虫提供居住场所和食物来源，鞭毛虫分解木质纤维为白蚁和自身提供营养。

3. 寄生（parasitism）　两种生物生活在一起，一方得利，另一方受害的现象，被称为寄生现象。获利的一方被称为寄生物，如果这种寄生物是低等动物则称为寄生虫（parasite），而受害的一方称为宿主（host）。

二、寄生虫

（一）寄生虫

凡是营寄生生活的低等动物称为寄生虫。寄生虫完成一代生长、发育和繁殖的全过程及所需要的条件称寄生虫的生活史（life cycle）。寄生虫在其生活史中需要经历许多发育阶段，能感染人体的阶段被称为寄生虫的感染阶段（infective stage）。如蛔虫的感染阶段为感染期虫卵，日本血吸虫的感染阶段为尾蚴。

（二）寄生虫分类

寄生虫可按生物学、生活史或寄生虫与宿主的关系进行分类。

1. 生物学分类 生物学分类包括界、门、纲、目、科、属、种七个阶元。这种分类主要是依据形态特征进行的分类。与人类健康相关的寄生虫隶属动物界无脊椎动物中的扁形动物门、线形动物门、棘头动物门、节肢动物门及单细胞的原生动物。在医学上将其分为三大类：①医学原虫：寄生在人体并致病的单细胞真核生物，如溶组织内阿米巴、疟原虫等。②医学蠕虫：寄生于人体并致病的多细胞软体动物，可借身体肌肉的伸缩而蠕动，如各种绦虫、吸虫、线虫等。③医学节肢动物：传播疾病或致病的节肢动物，如蚊、蝇等。

2. 生活史分类 蠕虫的生活史可分为直接型和间接型。直接型是指完成生活史过程不需要中间宿主，虫卵或幼虫在外界发育到感染阶段后直接感染人体，如蛔虫、钩虫等；间接型是指完成生活史需要中间宿主，幼虫在其内发育到感染阶段后经中间宿主感染人体，如丝虫，各种吸虫、绦虫等。流行病学上常称直接型生活史的蠕虫为土源性蠕虫，间接型生活史的蠕虫称为生物源性蠕虫。

3. 寄生虫与宿主的关系分类 依寄生部位、寄生时间及寄生虫对宿主的选择性等情况，可有多种分类方法。

①体内寄生虫和体外寄生虫：体内寄生虫是指寄生虫寄生在宿主的肠道、腔道、血液、组织器官及淋巴系统中的寄生虫，如蛔虫、疟原虫、肺吸虫等；体外寄生虫是指寄生于宿主体表的寄生虫，如蚊、虱等。②永久性寄生虫和暂时性寄生虫：永久性寄生虫是指寄生在宿主体内或体表，发育成熟，不能离开宿主独立生活的寄生虫，如杜氏利什曼原虫；暂时性寄生虫是指因取食需要而短暂接触宿主，其余阶段营自生生活的寄生虫，如蚊、蚤。③专性寄生虫和兼性寄生虫：专性寄生虫是指在整个生活史中必须营寄生生活的寄生虫，如蛔虫、钩虫等；兼性寄生虫是指既可营寄生生活，又可营自生生活的寄生虫，如粪类原线虫等。④偶然性寄生虫：指偶然侵入非正常宿主体内寄生的寄生虫，如某些蝇蛆进入人的消化道寄生。⑤机会致病寄生虫：有些寄生虫在免疫功能正常的宿主体内处于隐性感染状态，用一般病原学检测方法难以查到。当宿主免疫功能改变时，它们会出现异常增殖，致病力增强，造成临床症状和体征，如卡氏肺孢子虫、刚地弓形虫、隐孢子虫。

三、宿主

在发育过程中，寄生虫可能需要一个或几个宿主才能完成整个发育过程。根据寄生虫在宿主体内发育阶段的不同，将宿主分为以下几类。

1. 终宿主（definitive host） 寄生虫的成虫或有性生殖阶段所寄生的宿主称终宿主。例如，卫氏并殖吸虫的成虫寄生在人体，人体为其终宿主。

2. 中间宿主（intermediate host） 寄生虫的幼虫或无性生殖阶段所寄生的宿主称中间宿主。若需两个以上的中间宿主，则按寄生虫寄生的顺序称为第一、第二中间宿主。例如，川卷螺是卫氏并殖吸虫的第一中间宿主，石蟹、蝲蛄是卫氏并殖吸虫的第二中间宿主。

3. 保虫宿主（reservoir host） 又称储存宿主。某些人体寄生虫的成虫，除了在人体寄生外，还可以寄生在某些哺乳动物体内，在流行病学上，这些哺乳动物是人体寄生虫病的传染源，所以称这些动物为保虫宿主或储存宿主。

4. 转续宿主（paratenic host） 某些蠕虫的幼虫侵入非正常宿主体内，虽能存活，但不能发育。当这些幼虫有机会进入正常宿主体内后，能够继续发育为成虫，这种非正常宿主为转续宿主。如卫氏并殖吸虫的幼虫进入非正常宿主野猪或猪体内后不能发育为成虫，因此其为卫氏并殖吸虫的转续宿主。

第二节　寄生虫与宿主间的相互关系

寄生虫在进入宿主体内后，必须到达一个适于其生长发育的部位寄生，这个部位称为寄生部位。许多寄生虫在进入宿主体内后，其幼虫需经过一定的组织和器官，最终到达正常寄生部位，这一现象叫体内移行，移行中所经过的途径称为移行途径。寄生虫在宿主体内寄生和移行过程中会对宿主产生各种损害。寄生虫对宿主的危害及损害程度取决于寄生虫的种类、数量、毒力、移行的过程及寄生部位等情况。

一、寄生虫对宿主的致病作用

1. 夺取营养　寄生虫以宿主的营养物质为食进行生长发育、繁殖或生存，造成宿主的营养丢失或缺乏，这是寄生虫对宿主造成的最常见危害之一。例如，蛔虫寄生于人体小肠内，夺取肠道内的营养物质；钩虫吸取大量血液，从而可导致宿主营养不良、贫血等。

2. 机械性损伤　寄生虫通过阻塞、压迫及直接损伤作用，对宿主造成危害。例如，大量的蛔虫寄生于小肠时可引起肠梗阻；猪囊尾蚴寄生于人脑，可压迫脑组织，引起癫痫、偏瘫等脑组织损伤症状；钩虫以其钩齿或板齿咬附于小肠黏膜上，造成肠黏膜的直接损伤。

3. 毒性作用　寄生虫的代谢产物、分泌物、排泄物和虫体死亡后的分解物等，对人体可产生各种不同的危害。例如，溶组织内阿米巴原虫分泌溶组织酶，溶解肠黏膜，造成肠黏膜组织溃疡。大量的棘球蚴液进入组织，可引起过敏反应，甚至引起过敏性休克。

4. 超敏反应　宿主感染寄生虫后所产生的免疫反应对自身来讲具有不同程度的保护作用，但也可发生对自身有损害作用的超敏反应。寄生虫引起的超敏反应中，抗原物质（变应原）主要来自感染的寄生虫及其代谢产物。发生机制及类型与微生物类似。

二、宿主对寄生虫的免疫作用

寄生虫及其代谢产物对宿主来说是异物，具有抗原性。当寄生虫侵入人体后，能使宿主产生一系列的免疫防御反应，宿主免疫系统可识别和清除寄生虫。宿主对寄生虫的免疫作用包括非特异性免疫和特异性免疫。

1. 非特异性免疫　包括皮肤、黏膜及胎盘对寄生虫的屏障作用，吞噬细胞的吞噬作用，炎症反应或由炎症反应包围寄生虫形成的包囊以及体液中其他多种杀虫物质，如补体、胃酸等。这种免疫是在长期进化过程中形成的，具有遗传和种族的特征。

2. 特异性免疫　获得性免疫是寄生虫侵入宿主体内后，抗原物质刺激宿主免疫系统产生的。这种免疫随寄生虫的种类、数量及宿主的个体差异等而有所不同。寄生虫感染宿主后所产生的特异性免疫有以下两种类型：

1）非消除性免疫（non-sterilizing immunity）　这是人体感染寄生虫后多见的一种免疫状态，包括带虫免疫（premunition）和伴随免疫（concomitant immunity）。当寄生虫寄生时，宿主对寄生虫再感染产生一定程度的免疫力，但这种免疫力不能完全消除体内原有的寄生虫，寄生虫在体内呈低密度水平；当用药物将体内寄生虫全部杀死后，免疫力随之消失并失去抗再感染的能力，称为带虫免疫。当宿主感染某种寄生虫（如血吸虫）后，宿主对体内已发育成虫无清除作用，但可产生抵抗同种童虫再感染的免疫力，称为伴随免疫。

2）消除性免疫（sterilizing immunity）　人体对某种寄生虫感染所产生的免疫力，既可清除体内寄生虫，又对再感染具有长期的免疫力，称为消除性免疫。这种免疫在人体寄生虫感染中非常少见。例如，热带利什曼原虫引起的人体皮肤利什曼病，机体产生免疫力后，不但可使体内原虫全部清除，皮肤病变愈合，而且对这种利什曼原虫的再感染具有持久的免疫力。

三、宿主与寄生虫之间互相作用的结果

宿主与寄生虫之间相互作用的结果的好坏取决于宿主免疫力和寄生虫致病力的强弱。可出现以下三种结果。

（1）当宿主的免疫力大于寄生虫的致病力时，宿主可清除体内的寄生虫，保持健康状态。

（2）当宿主的免疫力与寄生虫的致病力处于平衡状态时，少量的寄生虫可以在宿主体内寄生，不对机体造成危害，宿主也无明显的病理损伤及临床症状，此时宿主被称为带虫者（carrier）或称寄生虫感染者，宿主可传播病原体，成为该病的传染源。这种情况见于多数寄生虫感染者。

（3）当寄生虫的致病力超过宿主的免疫力时，宿主不能有效地控制寄生虫感染，并出现明显的病理损伤及临床症状、体征，这种感染类型称为寄生虫病（parasitosis），宿主称为患者或病人。

带虫者与寄生虫病患者之间是可以互相转化的。

第三节　寄生虫病的流行与防治原则

一、寄生虫病传播流行的基本环节

（一）传染源

寄生虫病患者、带虫者及储存宿主为寄生虫病的传染源（source of infection），后两者是更重要的传染源。

（二）感染途径

寄生虫从传染源传播到易感者的过程称为寄生虫的传播途径（route of transmission）。寄生虫的感染阶段需通过适当的途径才能感染宿主，称为感染途径。常见的感染途径有以下几种。

1. 经口感染　这是最常见的寄生虫病感染方式。寄生虫的感染阶段存在于食物、蔬菜及饮水中，当人生食、半生食这些食物或饮生水时经口进入人体。例如，蛔虫、鞭虫的感染期虫卵常存在于被粪便污染的瓜果蔬菜中，被人误食导致人体感染。

2. 经皮肤感染　存在于土壤或水中的寄生虫感染阶段直接钻入皮肤感染人体。在这种感染方式中，寄生虫感染阶段多为能运动的幼虫期，如钩虫为丝状蚴，血吸虫为尾蚴。

3. 经媒介节肢动物叮咬感染　某些寄生虫的感染阶段存在于节肢动物体内，当其吸血或以其他方式与人体皮肤接触时，可经皮肤侵入人体导致感染，如丝虫和疟原虫均为蚊虫叮咬传播。

4. 接触感染　寄生虫的感染阶段在人的腔道或体表，通过人与人直接或间接接触导致感染，如阴道毛滴虫可经性接触传播。

5. 经胎盘感染　母体内的寄生虫经胎盘的血液循环进入胎儿体内，引起胎儿感染，如弓形虫感染。

6. 输血感染 通过输血使受血者感染，如疟原虫。

（三）易感人群

易感人群（susceptible population）是指对某种寄生虫缺乏免疫力或免疫力低下的人群。如非疟区的人由于缺乏对疟原虫的特异性免疫力，更容易遭受感染。

二、影响寄生虫病流行的其他因素

寄生虫病能在一定地区发生流行，除与寄生虫病的流行三环节有关外，还受下列因素的影响。

1. 自然因素 包括温度、湿度、雨量、光照等气候因素以及地理环境。气候因素影响寄生虫在自然环境中生长发育，也影响寄生虫的中间宿主以及媒介昆虫的孳生、活动、繁殖及寄生虫在其体内的发育。如温暖潮湿的环境有利于土壤中蛔虫卵和鞭虫卵的发育；血吸虫毛蚴的孵化除需要水外，还必须有适宜的温度和光照；潮湿温暖的气候既有利于蚊虫的生长繁殖，也适宜疟原虫在蚊体内的发育和繁殖，同时促进蚊虫的吸血活动，增加传播疟疾的机会。地理环境也会影响中间宿主的分布和滋生。

2. 生物因素 有些寄生虫在其生活史过程中需中间宿主或节肢动物存在。这些中间宿主或节肢动物的存在情况，决定了寄生虫病分布的地区性。如日本血吸虫的中间宿主钉螺，在我国的分布不超过北纬 33.70°，故血吸虫病只流行于我国的长江流域和长江以南。

3. 社会因素 包括社会制度、经济状况、科学水平、文化教育、医疗卫生、防疫保健以及人的行为方式（生产方式和生活习惯）等。一个地区的自然因素和生物因素在某一个时期内是相对稳定的，但社会因素往往是可变动的。当社会的政治经济状况发生变化时，可在一定程度上影响自然和生物因素，成为制约寄生虫病流行的一个重要的因素。如经济文化的落后必然影响人群的生活水平，并伴有不良的卫生环境和卫生习惯，以及落后的生产方式和生活习惯，因而不可避免地造成寄生虫病的流行。

三、寄生虫病的防治原则

寄生虫病的防治要根据其流行的三个基本环节，制定有效的综合性防治措施。

1. 消灭传染源 进行普查普治，发现并治疗患者、带虫者，妥善处理储存宿主。

2. 切断传播途径 进行宣传教育，搞好环境卫生，杀灭动物性中间宿主和媒介节肢动物，达到切断传播途径的目的。

3. 保护易感者 改善生产条件，改进生产方式，纠正不良饮食习惯，加强个人防护。

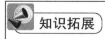 知识拓展

中医学对寄生虫病的认识

祖国医学在寄生虫病方面的论述，是从虫论、病论及防治三方面进行的。虫论源于《神农本草经》《肘后方》《诸病源候论》等古典医籍，提出三虫之说及九虫之说，其中所论"长虫"或"蚘虫"、"白虫"或"寸白虫"、"蛲虫"及"赤虫"分别为当今的蛔虫、绦虫、蛲虫及姜片虫。《黄帝内经·素问》中的"疟论篇"和《诸病源候论·水毒候》分别对疟疾、血吸虫病进行论述，是祖国医学在人体寄生虫病方面进行病论的

经典部分，为我国今天的疟疾、血吸虫病及丝虫病的研究奠定了坚实的基础，使目前这些寄生虫病的防治取得了显著的成效。此外，祖国医学在驱虫和杀虫药物方面积累了许多宝贵的经验，如用槟榔、南瓜子驱绦虫，至今仍为驱除绦虫首选的药。

【复习思考题】

（1）解释名词：寄生虫、寄生虫的生活史、感染阶段、宿主、终宿主、中间宿主、保虫宿主、带虫免疫、伴随免疫。

（2）寄生虫对宿主的致病作用包括哪几方面？

（3）寄生虫感染宿主后，机体针对寄生虫产生的免疫作用有什么特点？

（4）寄生虫病传播流行的基本环节包括哪些？如何防治寄生虫病？

第十五章　医　学　原　虫

【导学】

1. 掌握　常见致病原虫的形态、生活史和致病作用。

2. 熟悉　常见致病原虫的寄生虫学检查。

3. 了解　致病原虫的防治原则。

第一节　医学原虫概述

原虫是能够独立完成生命全部功能活动的单细胞动物。医学原虫包括寄生于人体的致病和非致病性原虫，约有 40 余种，其中一些种类对人体健康危害严重。

一、形态

原虫须用光学显微镜观察才能看见，主要结构包括胞膜、胞质和胞核三部分。

1. 胞膜　由单位膜构成。包裹虫体，使之保持一定的形态和稳定的内环境，参与原虫的摄食、排泄、运动、感觉等功能活动。胞膜上的蛋白质分子具有受体、抗原、酶类等多种成分，在与宿主的相互作用中，具有侵袭、逃避宿主攻击等重要的生物学意义。

2. 胞质　主要由基质、细胞器和内含物组成。基质主要成分为蛋白质和水。许多原虫的胞质分内质和外质。内质溶胶状，包含各种细胞器和内含物，是原虫代谢与贮存营养物质的主要场所。外质透明、凝胶状，具有运动、摄食、排泄、呼吸、感觉及保护等功能。也有一些原虫的胞质均匀一致，无内、外质之分。

3. 胞核　由核膜、核质、核仁及染色质组成，位于胞质中，是控制原虫生长、繁殖的主要部位。多数寄生原虫核内染色质少，呈颗粒状，碱性染料染色后着色浅，称为泡状核型，如溶组织内阿米巴；少数原虫染色质多，染色后着色深，称为实质核型，如结肠小袋纤毛虫。核型是原虫鉴别的重要依据。

二、生理

1. 运动　原虫的运动细胞器主要有伪足、鞭毛、纤毛等类型，虫体借助运动细胞器可作伪足运动（也称阿米巴运动）、翻滚运动或螺旋式运动、纤毛运动。有些原虫虽无运动细胞器（如孢子虫），但可借助体表的一些结构滑动。原虫能运动、摄食及增殖的生活阶段称为滋养体，是多数原虫的生活繁殖阶段和致病阶段。许多原虫遇到不适宜的环境时，则停止运动、摄食并分泌囊壁包裹虫体形成包囊。包囊是许多原虫的感染阶段，成为其转换宿主的重要环节。

2. 营养与代谢　原虫通过吞噬、胞饮或渗透等方式摄取营养物质。寄生原虫根据其对寄生环境的适应性，有的营需氧代谢，有的营厌氧代谢，但大多数为两者兼有的代谢方式。寄生于血液或组织内的原虫以有氧代谢为主，而寄生于肠腔内的原虫则以厌氧代谢为主。

3. 生殖 寄生原虫以无性或有性或两者兼有的生殖方式增殖。无性生殖有二分裂、多分裂和出芽生殖等形式；有性生殖主要有接合生殖和配子生殖两种方式。

三、生活史类型

不同种类医学原虫的生活史差异甚大，根据其生活史过程中是否需要更换宿主，大致可把生活史分为两种类型：①单宿主型或直接发育型。原虫只需一种宿主便可完成生活史，如溶组织内阿米巴、阴道毛滴虫等。②多宿主型或转换宿主型。原虫至少需要一种以上宿主才能完成生活史，如疟原虫、弓形虫等。

四、常见种类和分类

按运动细胞器的有无和类型，可把原虫分为以下几类。

1. 叶足虫（阿米巴） 以伪足为运动细胞器，如溶组织内阿米巴、齿龈内阿米巴。

2. 鞭毛虫 以鞭毛为运动细胞器，如杜氏利什曼原虫、阴道毛滴虫、蓝氏贾第鞭毛虫。

3. 孢子虫 无特殊运动细胞器，如疟原虫、弓形虫。

4. 纤毛虫 以纤毛为运动细胞器，如结肠小袋纤毛虫。

第二节 叶 足 虫

这类原虫以伪足为运动细胞器而得名。由于运动时形状不固定，故又称阿米巴（变形虫）。多数种类有滋养体和包囊两个时期，营无性二分裂，个别种类缺包囊期。人体常见叶足虫主要寄生在消化道，除溶组织内阿米巴对人体健康危害较严重外，多数虫种与人类为共栖关系。少数自生生活类型的阿米巴也可偶然侵入人体引起严重疾病。

一、溶组织内阿米巴

溶组织内阿米巴（Entamoeba histolytica）又称痢疾阿米巴，主要寄生于人体结肠内，引起阿米巴病。其生活史包括滋养体和包囊两个时期。

（一）形态与结构

1. 滋养体 虫体形状多呈不规则变化，大小为 15～60 μm。细胞质分为外质和内质，外质薄而透明，常伸出伪足，内质紧随其后，呈定向运动的阿米巴运动。内质浑浊呈颗粒状，常见被吞噬的红细胞，有时也可见白细胞和细菌。细胞核为泡状核，圆形，常不易看清，但经铁苏木素染成蓝黑色后，核的结构清楚易见。

2. 包囊 虫体圆球形，直径为 10～20 μm，囊壁厚，内含 1～4 个细胞核，核的构造同滋养体。碘液染色后，包囊呈淡黄色，可见到核及核仁，在未成熟包囊内可见染成棕色的糖原泡及无色棒状的拟染色体，拟染色体及糖原泡随包囊的成熟而消失。四核包囊为成熟包囊，是感染阶段。

（二）生活史

溶组织内阿米巴生活史简单，只有滋养体和包囊两个阶段。四核包囊经口感染，进入小肠下段后，在消化液作用下，虫体脱囊而出，形成含四核的囊后滋养体，经历胞质分裂和核分裂，发展成 8 个较小的滋养体，生活并定居在回盲部黏膜皱褶或肠腺窝间，以宿主肠黏液、细菌及消化食物为营养，并以二分裂增殖。部分滋养体随肠内容物下行，因肠内环境变化，如营养、水分减少等，滋养体停止活动，虫体缩小成圆形，并分泌胶状物质形成单核包囊。单核包囊再经过两次分裂形成四核包囊。包囊随粪便排出，粪便中可见单核、双核或四核包囊（单核、双核包囊在体外可继续发育为四核包囊），包囊对外界抵抗力强，通过污染饮水或食物而感染新的宿主，见图 15-1。

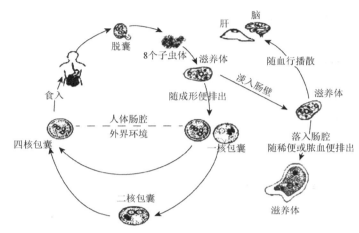

图 15-1　溶组织内阿米巴生活史

在一些因素影响下，肠腔内的滋养体侵入肠壁组织，吞噬红细胞和组织细胞并大量繁殖。肠壁组织内的滋养体可随血流侵入肝、肺等器官，也可随坏死肠壁组织回到肠腔。当肠蠕动加快时，肠腔中的滋养体可随粪便排出体外，因其抵抗力弱而迅速死亡。

（三）致病作用

1. 致病因素　溶组织内阿米巴的致病作用与以下三个因素有关。

（1）虫株致病力。阿米巴滋养体具有侵入宿主组织器官的能力，主要是由于其表达的致病因子可介导原虫与宿主细胞密切接触、破坏细胞外间质、溶解宿主组织。主要的致病因子半乳糖可介导滋养体与宿主结肠上皮细胞吸附，阿米巴穿孔素可在宿主细胞上形成离子通道，半胱氨酸蛋白酶可溶解靶细胞。不同虫株的溶组织内阿米巴侵袭力强弱不同，一般急性患者及热带地区的虫株侵袭力较强。

（2）肠道菌群的协同作用。肠道共生菌不仅是溶组织内阿米巴的食物，还可利用其代谢产物维持适度的酸碱条件（pH 6.6～7.3），削弱宿主的抵抗力，甚至直接损伤肠黏膜，为阿米巴侵入组织提供条件。

（3）宿主机体的状态。人体抵抗力降低，如营养不良、过度疲劳、肠道感染、肠功能紊乱等情况，均有利于阿米巴侵入组织。

2. 临床类型及病理变化

（1）肠阿米巴病。包括阿米巴性结肠炎、阿米巴痢疾。滋养体侵入肠黏膜、黏膜下层，在疏松的黏膜下层大量繁殖、扩展，引起组织的液化、坏死，形成口小底大的烧瓶状溃疡。病变部位多见于回盲部及乙状结肠。肠阿米巴病轻症患者表现为慢性迁延性肠炎，常有腹胀、间歇性腹泻、消瘦等。重症者为阿米巴痢疾，出现腹绞痛，里急后重，脓血便（果酱色、奇臭），每日排便可多达十次。

（2）肠外阿米巴病。包括阿米巴肝脓肿、肺脓肿、脑脓肿及皮肤脓肿或溃疡等，以肝脓肿最为多见。寄生于肠壁的滋养体可侵入静脉，随血入肝，破坏肝组织形成肝脓肿，多位于肝右叶上部偏后方。脓肿多为单个，脓液呈果酱色，含大量滋养体。滋养体侵入肺的途径，多由肝脓肿直接穿破膈肌或经血行至肺引起肺脓肿。肺脓肿主要表现有胸痛、发热、咳嗽和咳"巧克力酱"样痰。此外，滋养体可随血流入脑，引起脑脓肿。

（四）实验诊断

从粪便中检出滋养体和包囊，或从痰液、肝穿刺液、肠壁溃疡组织中查出滋养体均可确诊。稀便或脓血便中的滋养体用生理盐水涂片法检查；成形便中的包囊则用碘液染色法检查。采取粪便标本查滋养体时应及时送检，若室温低时应给标本保温，并注意容器清洁，避免尿液等污染标本。

粪便中溶组织内阿米巴必须与其他肠道原虫相区别，目前可用的方法有 ELISA 技术检测特异性抗体、PCR 技术检测特异性核酸片段等方法。

（五）流行情况和防治原则

1. 分布　溶组织内阿米巴呈世界性分布，但热带和亚热带地区感染率较高。调查研究显示，我国人群感染率低于 2%，但在局部地区或特殊人群，血清阳性率高达 11.05%，因此，阿米巴痢疾仍属我国法定的丙类传染病。溶组织内阿米巴的感染与人们的卫生状况、生活环境及生产生活习惯等社会因素有密切关系。患阿米巴病的高危人群主要有旅游者、流动人群、智力障碍儿童、同性恋者，严重感染多见于新生儿、孕妇、哺乳期妇女和免疫力低下人群，如艾滋病患者、重度营养不良和恶性肿瘤患者。

2. 防治原则　①查治病人和带虫者。甲硝唑为目前治疗阿米巴病的首选药物，替硝唑、奥硝唑和塞克硝唑也有较好的治疗效果。对无症状带虫者，应选用肠道不易吸收的药物，如喹碘方、巴龙霉素和二氯尼特等。由于溶组织内阿米巴原虫可刺激 HIV 复制，对于 HIV 合并感染致病或不致病的阿米巴时，均应给予治疗。②加强粪便管理及水源保护。无害化处理粪便，杀灭其中包囊，防止粪便污染水源。③卫生防护。注意饮食卫生、个人卫生和环境卫生，防止病从口入。

二、其他消化道阿米巴

寄生人体消化道的阿米巴除溶组织内阿米巴外均为腔道共栖原虫，一般不侵入组织，无致病作用，但在重度感染或宿主防御功能低下时，可能引起不同程度的消化道症状。常见的种类有结肠内阿米巴、哈氏内阿米巴、微小内蜒阿米巴、布氏嗜碘阿米巴和齿龈内阿米巴。各种阿米巴的形态特点，见表 15-1。

表 15-1　各种人体消化道内阿米巴的形态特征

发育时期	处理方法	区别点	溶组织内阿米巴	结肠内阿米巴	哈氏内阿米巴	微小内蜒阿米巴	布氏嗜碘阿米巴	齿龈内阿米巴
滋养体	生理盐水涂片	大小/μm	15~60	20~50	3~12	6~12	6~20	10~30
		活动力	活泼	缓慢	缓慢	缓慢	缓慢	活泼
		细胞质	内、外质分明	内、外质不分明	内、外质分明	内、外质不分明	内、外质不分明	内、外质不分明
		细胞核	1 个不易见到	1 个易见到	1 个不易见到	1 个可见	1 个偶见	1 个易见到
		吞噬物	细菌红细胞	细菌碎屑物	细菌	细菌	细菌	细菌白细胞
	铁苏木素染色	细胞核	居中	偏位	居中	居中	居中	居中
		核周染色质粒	细小，均匀	粗，不均匀	细小，不均匀	无	无	细小

续表

发育时期	处理方法	区别点	溶组织内阿米巴	结肠内阿米巴	哈氏内阿米巴	微小内蜒阿米巴	布氏嗜碘阿米巴	齿龈内阿米巴
包囊	铁苏木素染色	大小/μm	5～20	10～30	4～10	5～9	8～10	无包囊
		形态	圆形	圆形	圆形	圆形	圆形或不规则	
		细胞核	1～4 个	1～8 个，偶见16 个	1～4 个	1～4 个	1 个	
		糖原泡（幼期）	可见	可见	可见	可见	可见	
		拟染色体（幼期）	棒状	似碎片状	细小	球杆状	无	

第三节　鞭　毛　虫

　　鞭毛虫是以鞭毛作为运动细胞器的一类原虫，有一至数根鞭毛，以二分裂法繁殖。营寄生生活的鞭毛虫主要寄生于人体消化道、泌尿生殖道、血液和组织，常见的有杜氏利什曼原虫、蓝氏贾第鞭毛虫和阴道毛滴虫等。

一、杜氏利什曼原虫

　　杜氏利什曼原虫（*Leishmania donovani* Laveran & Mesnil）又称黑热病原虫，寄生于人和哺乳动物的肝、脾、骨髓、淋巴结等器官的巨噬细胞内，引起内脏利什曼病，又称黑热病，曾是我国五大寄生虫病之一。其生活史分为无鞭毛体和前鞭毛体两个时期。

　　（一）形态与结构

　　1. 无鞭毛体　又称利杜体，寄生于人和其他哺乳动物的巨噬细胞内。卵圆形，大小为（2.9～5.7）μm×（1.8～4.0）μm。经吉姆萨染色或瑞氏染色后，虫体的胞质呈蓝色，核 1 个，较大，团块状，核呈红色，位于虫体的一侧。另一侧有一细小杆状紫红色的动基体，动基体前方可见一红色粒状的基体和丝状的根丝体。

　　2. 前鞭毛体　又称鞭毛体，梭形，大小为（14.3～20）μm×（1.5～8）μm。经吉姆萨染色或瑞氏染色后，胞质呈淡蓝色，核呈红色，居于虫体的中部。位于体前部的动基体则呈紫蓝色，基体在动基体之前并由此发出一鞭毛伸出体外。活的前鞭毛体运动活泼，鞭毛不停摆动，在培养基内鞭毛体常以虫体前端聚集成团，排列成菊花状。

　　（二）生活史

　　杜氏利什曼原虫的发育过程中需要白蛉和人或哺乳动物两个宿主。

　　1. 在白蛉体内的发育　雌性白蛉叮咬黑热病患者或被感染动物时，宿主血液或组织液中含无鞭毛体的巨噬细胞可随血流一道被吸入白蛉胃内，巨噬细胞被消化，无鞭毛体散出，发育成前鞭毛体。前鞭毛体以二分裂法大量繁殖，活动力增强，逐渐移向白蛉的前胃、食管和咽。约 7 d 后发育成熟的具有感染力的前鞭毛体大量聚集在口腔和喙部。

　　2. 在人或哺乳动物体内的发育　当携带有成熟前鞭毛体的雌性白蛉叮刺健康的人或哺乳动物时，前鞭毛体随白蛉分泌的唾液被注入宿主的皮下。一部分前鞭毛体可被多核白细胞吞噬消灭，一部分被巨噬细胞吞噬。在巨噬细胞内，前鞭毛逐渐变圆，失去鞭毛的体外部分转变成无鞭毛体。无鞭毛体以二分裂法繁殖，导致巨噬细胞破裂，散出的无鞭毛体又可被其他巨噬细胞吞噬，继续繁殖，见图 15-2。

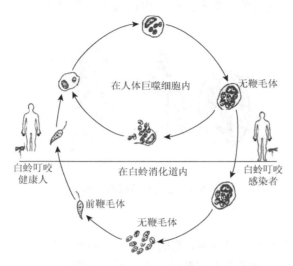

图 15-2 杜氏利什曼原虫生活史

（三）致病作用

人体感染后，一方面是虫体的大量繁殖使巨噬细胞被破坏，另一方面是其代谢产物的刺激引起巨噬细胞、浆细胞大量增生，从而使人体发生一系列的病理改变，出现反复发热、肝脾和淋巴结肿大、贫血、出血、皮肤病变及免疫缺陷等临床表现。

（四）实验诊断

骨髓穿刺涂片法是最常用的病原学检查，简便安全，原虫检出率高达 80%～90%，也可从皮肤病变明显处刮取或抽取少量组织液做检查。免疫学诊断常用 IFA、IHA 和 ELISA 等方法。

（五）流行情况和防治原则

杜氏利什曼原虫分布广泛，亚、欧、非、拉丁美洲均有本病流行。在我国，黑热病曾广泛流行于长江以北地区，目前以甘肃、新疆、四川、山西、陕西、内蒙古等省（自治区）为主要流行区。病人和病犬是重要传染源，主要通过白蛉叮刺传播，偶可经口腔黏膜、破损皮肤、胎盘或输血传播，人群普遍易感，但易感性随年龄增长而下降。

查治病人、杀灭病犬和消灭白蛉是预防黑热病的有效措施。治疗首选药物为葡萄糖酸锑钠。

二、蓝氏贾第鞭毛虫

蓝氏贾第鞭毛虫（*Giardia lamblia*）简称贾第虫。寄生于人体小肠、胆囊，导致贾第虫病，出现腹痛、腹泻和消化不良等症状。本病由于在旅游者中发病率较高，故又称"旅游者腹泻"。目前，贾第虫病已被列为全世界危害人类健康的十种主要寄生虫病之一。

（一）形态与结构

1. 滋养体 形似纵切、倒置的半个梨，大小为（9～21）μm×（5～15）μm×（2～4）μm，两侧对称，前端钝圆，后端尖细，腹面扁平，背部隆起。一对细胞核位于虫体前端 1/2 的吸盘部位，有前侧、后侧、腹侧和尾鞭毛 4 对。

2. 包囊　呈椭圆形，大小为（8～14）μm×（7～10）μm。囊壁较厚，与虫体间有明显的间隙。包囊未成熟时含 2 个胞核，成熟后含 4 个胞核。在碘液染色的标本内，囊壁不着色，虫体呈棕色或黄色。铁苏木素染色后囊壁透明，虫体蓝色，见图 15-3。

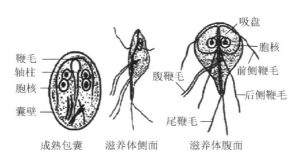

图 15-3　蓝氏贾第鞭毛虫形态

（二）生活史

滋养体主要寄生在人的十二指肠内，有时也寄生于胆囊和胆道。四核包囊随食物和饮水进入人体，在十二指肠内脱囊形成两个滋养体，虫体借吸盘吸附于肠壁，并以纵二分裂法繁殖。如滋养体落入肠腔而随食物到达回肠下段或结肠，则可形成包囊，随粪便排出体外。包囊为贾第虫的传播和感染阶段。一般在腹泻患者粪便中可见滋养体，在正常成形粪便中则查见包囊。贾第虫除了感染人体外，还可感染猪、牛、羊、猫、狗等动物。

（三）致病作用

贾第虫致病作用与虫株毒力、机体反应和共生内环境等多种因素有关。虫群覆盖于小肠黏膜，阻隔营养物质的吸收，吸盘机械性损伤肠黏膜，以及肠内细菌的协同作用等，在不同程度上可使肠功能紊乱，尤其是免疫功能低下或艾滋病患者，易发生严重的感染。本病主要表现为以腹泻为主的吸收不良综合征，腹泻呈水样粪便，量大、恶臭、无脓血。当虫体寄生在胆道系统时，可能引起胆囊炎或胆管炎，也有相当部分感染者仅排出包囊而无症状，成为带虫者。

（四）实验诊断

可检查感染者粪便和十二指肠液。通常在成形粪便中，经碘液染色涂片检查包囊；而在水样稀薄的粪便中，用生理盐水涂片法检查滋养体。由于包囊形成有间歇的特点，故检查时以隔天粪检并连续 3 次以上为宜，也可以 ELISA 等方法进行免疫学诊断。

（五）流行情况和防治原则

贾第虫呈世界性分布。在我国儿童感染率高于成人，夏秋季节发病率较高。传染源主要为粪便内排出包囊的感染者。传播途径是人摄入被包囊污染的食物或水而感染，蝇、蟑螂等昆虫可能成为传播媒介。彻底治愈病人、带虫者，注意饮食卫生，加强水源保护是预防本病的重要措施。治疗常用药物有甲硝唑、阿苯达唑、氯硝唑等，吡喹酮也有较好的治疗效果。

三、阴道毛滴虫

阴道毛滴虫（*Trichomoniasis vaginalis*）是寄生在人体阴道及泌尿道的鞭毛虫，由其引起的滴虫性阴道炎和尿道炎，是一种以性传播为主的传染病。

（一）形态与结构

阴道毛滴虫生活史仅有滋养体期。滋养体呈梨形或椭圆形，大小为（10～30）μm×（5～15）μm，无色透明，具有 4 根前鞭毛和 1 根后鞭毛，后鞭毛向后伸展并与波动膜外缘相连，胞核位于前端 1/3 处，为椭圆形泡状核。

（二）生活史

主要寄生于女性阴道，以阴道后穹隆多见，也可在尿道内发现；男性感染者一般寄生于尿道、前列腺，也可在睾丸、附睾或包皮下寄生。虫体以纵二分裂法繁殖，以吞噬和吞饮摄取食物。虫体在外界环境中生命力较强，有一定抵御不良环境的能力。滋养体为本虫的感染期，通过直接或间接接触方式而传染。

（三）致病作用

阴道毛滴虫的致病力与虫株的毒力及宿主的生理状态有关。正常情况下，健康妇女阴道内的乳酸杆菌把糖原酵解为乳酸，使阴道中的 pH 值维持在 3.8～4.4，可抑制滴虫和细菌的生长繁殖，称为阴道的自净作用。当妊娠期或月经期后，阴道内 pH 值接近中性，利于滴虫的迅速繁殖，大量虫体消耗阴道内的糖原，妨碍乳酸杆菌的酵解作用，破坏阴道的自净作用，使之更有利于滴虫与细菌的生长繁殖，加重炎症发生。

滴虫性阴道炎常见症状为外阴瘙痒、灼热、刺痛，分泌物增多，呈灰黄色，带泡状，伴有臭味，当伴有细菌感染时，白带常呈脓液状或粉红状。如滴虫侵入尿道，可出现尿痛，尿频，甚至血尿。男性一般无症状而呈带虫状态，但可导致配偶重复感染。此外，有人认为阴道毛滴虫能吞噬精子，分泌物阻碍精子存活，因此有可能引起不孕症，也有人认为子宫颈癌与阴道滴虫感染有关。

（四）实验诊断

以在阴道后穹隆分泌物、尿液沉淀物或前列腺液中查见滋养体为确诊依据。可采用生理盐水直接涂片法或涂片染色法（瑞氏染色或吉姆萨染色）检查，培养法可提高检出率。免疫学诊断如酶联免疫吸附试验、直接荧光抗体试验也可用于本虫诊断。

（五）流行情况和防治原则

阴道毛滴虫呈世界性分布，以 20～40 岁年龄段女性感染率最高。传染源为滴虫性阴道炎患者和无症状带虫者或男性感染者。主要通过性传播，其次为通过公共浴池、浴具、公用游泳衣裤等而感染。治疗常用的口服药为甲硝唑，局部常用药为洁尔阴、甲硝唑栓剂等，用 1%乳酸或 0.5%醋酸冲洗阴道可提高疗效。夫妇双方同时进行治疗方可根治。

第四节 纤 毛 虫

大多数纤毛虫在生活史的所有阶段都有纤毛，因此而得名。多数纤毛虫营自生生活，与医学有关的仅结肠小袋纤毛虫一种。

结肠小袋纤毛虫（*balantidium coli*）生活史中有滋养体和包囊两个时期。滋养体呈椭圆形，大小为(30～200) μm×(25～120) μm，无色透明或淡灰略带绿色，全身密布纤毛。前端有凹陷的胞口，与漏斗形的胞咽相连。虫体中、后部各有一伸缩泡，用以调节渗透压。苏木精染色

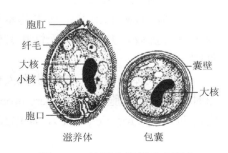

图 15-4　结肠小袋纤毛虫形态

后可见一个肾形的大核和一个圆形的小核，小核位于大核的凹陷处。包囊圆形，直径为 40～60 μm，淡黄或淡绿色，囊壁厚而透明，染色后可见大核，见图 15-4。

包囊随食物、饮水经口感染宿主，进入小肠内脱囊逸出滋养体。滋养体在结肠内以淀粉颗粒、细菌和细胞为食，主要以横二分裂法增殖。部分滋养体随肠道蠕动而下行，因环境改变，逐渐变圆，并分泌囊壁形成包囊，随粪便排出体外。

滋养体可分泌透明质酸酶并借助机械运动侵犯结肠黏膜甚至黏膜下层，引起溃疡。严重者可出现大面积结肠黏膜的破坏和脱落，病变颇似阿米巴痢疾。常见症状为腹痛、腹泻和黏液血便，并伴有脱水及营养不良等。慢性病人表现为长期的周期性腹泻、粪便带黏液而无脓血，也可腹泻与便秘交替出现。偶可经淋巴管侵袭肠以外的组织，如肝、肺或泌尿生殖器官等处。

从病人粪便中查出滋养体或包囊即可确诊。必要时行乙状结肠镜检，切取活组织检查或进行体外培养。

结肠小袋纤毛虫是猪体内的常见寄生虫，猪是本病的重要传染源。本病流行于热带和亚热带地区，我国云南、广西、广东、福建、四川、湖北、河南、山东、山西、吉林、辽宁、台湾等地区都有病例报道。一般认为人体的大肠环境对结肠小袋纤毛虫不太适合，因此人体的感染较少见。防治本虫的原则与溶组织内阿米巴相同。

第五节　孢　子　虫

孢子虫均为营寄生生活，其细胞内寄生阶段一般无运动细胞器。生殖方式包括无性和有性两类：无性生殖有裂体增殖和孢子增殖，有的还可行内二芽殖；有性生殖主要为配子生殖。两种生殖方式可在一个或分别在两个宿主体内完成。

一、疟原虫

疟原虫（*plasmodium*）是疟疾（malaria）的病原体，寄生于人体红细胞和肝细胞内。疟疾是世界性的严重寄生虫病，也是新中国建国初期所提出重点防治的五大寄生虫病之一。寄生于人体的疟原虫有间日疟原虫（*P. vivax*）、恶性疟原虫（*P.falciparum*）、三日疟原虫（*P.malariae*）和卵形疟原虫（*P. ovale*），可分别引起间日疟、恶性疟、三日疟和卵形疟。我国主要以间日疟原虫为主，但海南及云南部分地区以恶性疟原虫为主，三日疟原虫少见，卵形疟原虫仅发现少数病例。

（一）形态与生活史

人体四种疟原虫的生活史基本相同，包括在人体内和雌性按蚊（anopheles female）体内两个发育阶段，并经历了无性和有性生殖两个世代交替。本节以间日疟原虫为例叙述如下，见图 15-5。

1. 在人体内发育　疟原虫在人体内先后在肝细胞和红细胞内发育增殖。在肝细胞内的增殖时期称为红细胞外期（exoerythrocytic stage），简称红外期；在红细胞内的增殖时期称为红细胞内期（erythrocytic phase），简称红内期。

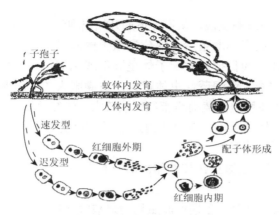

图 15-5 间日疟原虫生活史

1）红细胞外期 当唾液腺中带有成熟子孢子的雌性按蚊叮刺吸食人血时，子孢子（sporozoite）随唾液进入人体，约 30 min 后子孢子陆续进入肝细胞，在肝细胞内虫体变圆，逐渐增大并进行无性裂体增殖，形成红外期裂殖体。成熟的红外期裂殖体内含有数以万计的裂殖子（merozoite），裂殖子胀破肝细胞释出到肝血窦，一部分裂殖子被巨噬细胞吞噬消灭，其余则侵入红细胞内发育。疟原虫在红外期发育所需要的时间，间日疟原虫为 8 d，恶性疟原虫为 5.5～6 d，三日疟原虫为 11～12 d，卵形疟原虫为 9 d。

目前认为，间日疟原虫子孢子具有遗传学上不同的两种类型，即速发型子孢子（tachysporozoite）和迟发型子孢子（bradysporozoite）。当子孢子进入肝脏后，速发型子孢子在肝内迅速发育增殖；而迟发型子孢子进入肝脏后，根据疟原虫种、株不同，要经过长、短不同的休眠后，才进行红细胞外期的裂体增殖。休眠期的子孢子称之为休眠子（dormozoite），与复发有关。恶性疟原虫和三日疟原虫无休眠子，也无复发现象。

2）红细胞内期 红外期裂殖子侵入红细胞后可进行裂体增殖和配子体（gametophyte）形成两个过程，前者在红细胞内进行破坏红细胞，裂殖子释放后可再侵入新的红细胞，成周期性进行。后者发生在红细胞内期后期，侵入红细胞的裂殖子直接发育为雌、雄配子体，为进入按蚊体内的发育奠定基础。

裂体增殖过程包括滋养体和裂殖体两个阶段。疟原虫经过瑞氏染色或吉姆萨染色后，虫体的胞核呈紫红色，胞质为蓝色，疟色素为棕黄色。裂殖子侵入红细胞后，首先发育成环状体（ring form），也称小滋养体，疟原虫的细胞质呈纤细环状，圆形红色的核位于虫体一侧，颇似镶嵌宝石的戒指。环状体继续长大，经 8～10 h，核略增大，细胞质增多，有时伸出伪足，胞质内出现少量黄棕色烟丝状的疟色素。疟色素是疟原虫利用血红蛋白产生的代谢产物，为含铁血红素。被寄生的红细胞体积增大并出现淡红色的薛氏小点，此时的疟原虫称为滋养体（trophozoite）。大约 40 h 后，滋养体成熟，核开始分裂为两个，成为早期裂殖体。核再继续分裂，每个核被细胞质包裹起来，成为许多椭圆形裂殖子，疟色素多聚集成团，位于虫体中央，成为成熟裂殖体。间日疟原虫成熟裂殖体内含裂殖子为 12～24 个。约在 48 h 后，红细胞破裂，裂殖子散出，部分裂殖子被吞噬细胞消灭，其余裂殖子再侵入其他正常红细胞，进入下一周期的裂体增殖。红细胞内期发育所需要的时间，间日疟原虫约需 48 h，三日疟原虫约需 72 h，恶性疟原虫需 36～48 h。自裂殖子侵入到成熟裂殖体胀破红细胞之前，被疟原虫寄生的红细胞也经历了体积不断胀大，颜色逐渐变浅，从滋养体期开始出现红色的小点等变化。

疟原虫经过几次红内期裂体增殖后，部分裂殖子侵入红细胞后，不再进行裂体增殖，而分别发育为雌、雄配子体。间日疟原虫配子体呈圆形或椭圆形，疟色素均匀分布于虫体内，核1个。雌配子体胞质致密，色深蓝，虫体较大，占满胀大的红细胞；核深红色，稍小，多位于虫体的一侧。雄配子体胞质浅蓝而略带红；核较大，淡红色，多位于虫体的中央。成熟的配子体如有机会被适宜的按蚊吸入，在蚊体内进行下一阶段的发育，否则，在人体内经 1～2个月即变性而被吞噬细胞所消灭。

2. 在按蚊体内的发育　疟原虫在按蚊体内的发育包括在按蚊胃内的配子生殖和在按蚊胃壁内的孢子增殖两个阶段。

当雌性按蚊叮咬疟疾患者时，各期疟原虫均随血被吸入按蚊胃，但只有雌、雄配子体不被消化且继续发育，分别形成雌配子和雄配子。雄配子钻进雌配子体内，受精形成球形合子（zygote）。数小时后合子变长，能活动，称动合子（ookinete）。动合子穿过胃壁，在胃壁弹性纤维膜下形成球形的囊合子（cystozygote）或称卵囊。卵囊逐渐长大，虫体在其内迅速反复分裂进行孢子增殖，至卵囊成熟时，其中包含数千乃至上万的子孢子。子孢子呈梭形，大小约为 $8\ \mu m \times 1\ \mu m$。成熟的卵囊破裂，子孢子进入按蚊体腔，随按蚊的血淋巴进入到按蚊的唾液腺内。当受感染的按蚊再叮人吸血时，子孢子随唾液侵入人体，又开始在人体内的发育。在最适宜条件下，疟原虫在按蚊体内发育成熟所需时间，间日疟原虫为 9～10 d，恶性疟原虫为 10～12 d，三日疟原虫为 25～28 d，见表 15-2。

表 15-2　薄血膜中三种疟原虫红细胞内形态的鉴别

项目	间日疟原虫	恶性疟原虫	三日疟原虫
环状体	环较大，约为红细胞直径的 1/3；核1个，胞质淡蓝色；红细胞内通常只寄生1个疟原虫	环纤细，约为被寄生红细胞直径的 1/5；核 1～2 个，在1个红细胞内常有数个疟原虫寄生	环较粗，约为被寄生红细胞的 1/3；核1个，胞质深蓝色
大滋养体	核1个；胞质增多，形状不规则，胞质中有空泡；疟色素棕黄色，分散在胞质内	外周血不易见到，多集中在内脏毛细血管	体小、圆形或带状，胞质致密；疟色素深褐色，分布于虫体边缘
成熟裂殖体	裂殖子 12～24 个，排列不规则，虫体充满红细胞；疟色素集中成堆	外周血不易见到，多集中在内脏毛细血管	裂殖子 6～12 个，花瓣状排列；虫体小于正常红细胞；疟色素集中于中央
雌配子体	虫体圆形，占满胀大的红细胞，胞质蓝色；核小致密，深红色，偏于一侧；疟色素分散	新月形，两端较尖，胞质蓝色；核致密，深红色，位于中央；疟色素褐色，在核周围较多	圆形，如正常红细胞大小，胞质蓝色；核致密偏于一侧；疟色素分散
雄配子体	虫体圆形，占满胀大的红细胞，胞质蓝而略带红色；核大疏松，淡红色，位于中央；疟色素分散	腊肠形，两端钝圆，胞质蓝色而略带红色；核疏松，淡红色，位于中央；疟色素分布核周	圆形，略小于正常红细胞，胞质蓝色；核疏松，淡红色，位于中央；疟色素多而分散
被寄生的红细胞变化	除环状体外，其余各期均胀大并有鲜红色的薛氏小点	正常或略小，常见稀疏粗大的紫红色的茂氏小点	大小正常，偶见少量、淡紫色的西门氏点

（二）致病与免疫

疟疾以周期性寒战、高热、出汗和退热发作为主要临床表现，多次发作后出现贫血及肝脾肿大为特征。疟原虫在红细胞内的裂体增殖是对人致病的主要阶段。

1. 潜伏期　由疟原虫侵入人体到出现疟疾周期发作的这段时间称为潜伏期。包括红外期原虫的发育和数代红内期裂体增殖达到一定数量所需的时间。潜伏期的长短与进入人体疟原虫种、株的特性，感染子孢子的数量和人体免疫力强弱有关。一般间日疟短潜伏期为 13~25 d，长潜伏期为 6~12 个月，个别长达 625 d，恶性疟潜伏期为 7~27 d，三日疟为 18~35 d。

2. 疟疾发作　经过数次裂体增殖周期的增殖，血中疟原虫数量达到引起发作的最低值称为发热阈值，如间日疟原虫为 10~500 个/mm³，恶性疟原虫为 500~1 300 个/mm³，三日疟原虫约为 140 个/mm³，可引起疟疾的发作。

典型的疟疾发作包括寒战、高热和出汗热退三个连续过程。疟疾发作主要与红细胞内期疟原虫裂体增殖有关。当红内期疟原虫裂殖子胀破红细胞时，裂殖子、疟原虫的代谢产物、残余和变性的血红蛋白以及红细胞碎片等一并进入血流，其中一部分可被单核巨噬细胞和中性粒细胞吞噬，刺激这些细胞产生内源性热源质，与疟原虫的代谢产物一起作用于下丘脑的体温调节中枢引起发热。裂殖子进入新的红细胞内增殖后，机体进入发作间歇阶段。

疟疾发作的周期与红内期的裂体增殖周期一致。不同种类的疟原虫，其红内期裂体增殖所需要时间不同，所以患者发作间隔的时间也不一样，间日疟原虫裂体增殖周期为 48 h，故隔日发作，三日疟隔 2 d（72 h）发作，恶性疟 1~2 d（36~48 h）发作一次。由于重复感染或混合感染等因素的影响，可使发作不典型。

3. 再燃与复发　初发病人在发作数次后，用药物治疗或机体产生免疫力可停止发作，但在数周或数月后，在无新感染的情况下，再次出现疟疾发作的临床表现，称为再燃（recrudescence），与宿主的免疫力下降和疟原虫的抗原变异导致血中有残存疟原虫有关。疟疾复发（relapse）是指子孢子感染的疟疾患者，经人体的免疫作用和药物治疗后，红细胞内期疟原虫被完全消灭，没有新的蚊媒传播感染，又出现疟疾发作的现象。关于复发的机制，至今尚有争论，其中子孢子休眠学说虽能较好地解释，但什么原因引起休眠子的复苏尚不清楚。再燃和复发与疟原虫的遗传特性有关，例如，恶性疟原虫和三日疟原虫只有再燃，不引起复发；间日疟和卵形疟既有再燃，又有复发。

4. 脾肿大　脾肿大是疟疾患者的主要体征。由于疟原虫及代谢产物的刺激使脾充血与单核巨噬细胞增生，增生的细胞压迫微血管，引起血回流障碍，发生充血性脾肿大。早期经积极抗疟治疗，可恢复正常。长期未得到根治或反复感染的患者，脾脏出现明显纤维化，即使进行抗疟治疗，也不能恢复正常。

5. 贫血　贫血是疟疾患者常见的症状。数次发作后可出现贫血，尤以恶性疟为甚。疟性贫血与以下各种因素有关：①疟原虫直接破坏红细胞。寄生于红细胞内疟原虫的裂体增殖，引起红细胞周期性破坏。各种疟原虫对所寄生的红细胞有所选择，间日疟原虫侵犯网织红细胞，三日疟原虫多侵犯较老红细胞，因而原虫数量增长就受到一定限制，而恶性疟原虫侵犯各龄期的红细胞，故贫血更为严重。②脾功能亢进。吞噬细胞增多，使大量红细胞被吞噬。③骨髓中红细胞的生成受障碍。恶性疟患者表现红细胞成熟功能的严重缺陷；疟疾患者体内存在过量的肿瘤坏死因子（TNF）可抑制骨髓红细胞的生成。④免疫性溶血。免疫病理因素。特异性抗体产生后，易形成抗原抗体复合物，附着于正常红细胞上，激活补体，引起红细胞溶解或被巨噬细胞吞噬；此外疟原虫寄生红细胞后，使隐蔽的红细胞抗原暴露，刺激机体产生抗红细胞的自身抗体——血凝素，可破坏红细胞。

6. 凶险型疟疾　无免疫力或各种原因延误治疗的疟疾患者，可因血流中疟原虫数量剧增，而出现凶险型疟疾。其特点是来势凶猛、病情险恶、病死率高，患者出现意识障碍、昏迷、肾功能衰竭、严重贫血、剧烈腹泻等凶险症状。大多数由恶性疟原虫引起，少数由间日疟原虫引起。凶险型疟疾发作的原因尚未明了，多数学者认为脑型疟与疟原虫寄生的红细胞的毛细血管内凝集，可引起脑部微血管阻塞；也有报道肿瘤坏死因子（TNF）的过量产生与脑型疟的发病有密切关系。

7. 免疫　有非特异性免疫和特异性免疫。非特异性免疫是宿主先天具有的抗疟能力，与宿主的疟疾感染史无关，而与种族遗传有关。例如西非黑人多数为 Duffy 血型阴性，他们对间日疟原虫具有先天抵抗力，可避免感染。疟原虫引起的特异性免疫不仅有种、株的特异性，还具有相同株在不同发育阶段的特异性，这是由于疟原虫生活史各期虫体均具明显的抗原性，既有共同抗原，又有其特异性抗原。例如同种疟原虫的子孢子和裂殖子诱导的免疫不具有交叉保护作用。

疟原虫感染后，虽血清中 IgM、IgG、IgA 的含量快速上升，但保护力较低。细胞免疫发挥主要抗感染作用，效应细胞主要是激活的巨噬细胞、T 细胞、中性粒细胞和自然杀伤细胞（NK cell），以及由这些细胞分泌的多种细胞因子，如 γ-干扰素、TNF 等。效应机理为：①在有免疫力宿主体内，巨噬细胞对于受感染红细胞及血中裂殖子的吞噬能力明显增强。②巨噬细胞产生 TNF、白细胞介素和活性氧等，通过破坏红细胞使其中的疟原虫变性死亡。疟原虫感染引起的特异性免疫常表现为带虫免疫，部分疟原虫具有逃避宿主的免疫效应的能力。

（三）实验诊断

来自疟疾流行区或到过疟疾流行区者出现发热，或脾肿大伴有周期性发热；输血后 1～2 周发热者应考虑到本病。患者周期性发冷、发热、出汗是临床诊断疟疾的有力佐证，需进一步确诊。

1. 病原检查　从患者外周血液中检出疟原虫为疟疾确诊的依据。取患者外周血制作厚、薄血膜，用吉姆萨染色或瑞氏染色，镜检发现疟原虫即可。采血时间，恶性疟在发作开始时，间日疟和三日疟在发作后数小时至 10 h 采血较好。

2. 免疫学检查　可作为辅助诊断。一般用于疟疾流行病学的调查、防治效果的评估及输血对象的筛选。常用的方法有 IFA、IHA 和 ELISA 等。

3. 基因诊断　核酸探针和 PCR 技术已应用于疟疾的诊断。核酸探针用于恶性疟原虫的检测，敏感性很高。国内已建立的间日疟和恶性疟套式 PCR 系统，可以在 1 次扩增中同时检测间日疟和恶性疟，显示良好的敏感性和特异性。

（四）流行情况与防治原则

1. 分布　在世界上分布广泛，最严重的流行区在非洲，其次为亚洲和南美洲。据估计全球约有 1.2 亿疟疾患者，带虫者约 3 亿。

2. 流行环节　传染源为末梢血内含有配子体的现症病人或带虫者，血中带有红内期疟原虫的献血者可通过输血途径传播疟疾。按蚊为疟疾的传播媒介，在我国传播疟疾的按蚊有 8 种，其中分布广泛的有中华按蚊、嗜人按蚊、微小按蚊和大劣按蚊等。在流行区，易感者主要是儿童和无免疫力的外来人员。成人由于反复感染可使机体产生一定免疫力，因此发病率低于儿童。

3. 流行因素　①温度、湿度、雨量和地形等自然因素对疟疾的传播有一定的作用。②社会经济水平、居民文化素质、生活习惯、卫生条件、人口流动，以及医疗机构等对疟疾流行和控制均可影响疟疾的传播和流行。

4. 防治　采取综合性防治措施。①对现症病人、复发者和带虫者应进行药物治疗，减少传染源。不同种类的抗疟药对虫期的选择是不同的。例如氯喹、咯萘啶和青蒿素、青蒿琥酯主要杀灭红内期原虫，伯氨喹可杀灭红外期裂殖子，乙胺嘧啶可杀灭红外期子孢子。应根据目的选择抗疟药，如对现症患者，可用氯喹加伯氨喹，抗间日疟复发，可用伯氨喹加乙胺嘧啶。②采取多种防蚊灭蚊措施，切断传播途径。③对易感者预防服药，可选择乙胺嘧啶加哌喹或伯氨喹。

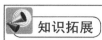 知识拓展

诺贝尔奖获得者——屠呦呦

屠呦呦是中国中医科学院终身研究员，青蒿素研究开发中心主任，2015 年获诺贝尔生理学或医学奖，2019 年获中华人民共和国最高荣誉勋章——"共和国勋章"。

20 世纪 60 年代，抗性疟疾蔓延，抗疟新药研发在国内外都处于困境。1969 年，屠呦呦接受了国家"523"抗疟药物研究的艰巨任务，开始了抗疟药的研制。

屠呦呦和她的团队博采医药之源，在挖掘上狠下功夫。凭借熟悉中西医两门知识和扎实的基本功，广泛收集整理历代医籍，遍访老名医，查阅中医药典籍，筛选了 2 000 余个中草药方，整理出 640 种抗疟药方集。在中医古籍《肘后备急方》中"青蒿一握，以水二升渍，绞取汁，尽服之"治疗寒热诸疟的启迪下，屠呦呦和她的团队创造性的创建了低沸点溶剂提取的方法，获得了对鼠疟原虫抑制率达 100%的青蒿乙醚提取物，这是青蒿素发现最为关键的一步。至今基于青蒿素类的复方药物，仍是世界卫生组织推荐的抗疟一线用药。

屠呦呦与青蒿素之间充满了精彩传奇故事，体现了中国科学家的科学态度、品质和精神。在大众创业、万众创新的时代，我们要学习老一辈科学家"攻城不怕坚，攻书莫畏难"的精神。

二、刚地弓形虫

刚地弓形虫（*Toxoplasma gondii*）是猫科动物肠道内的寄生原虫。1908 年由法国学者 Nicolle 和 Manceaux 在刚地梳趾鼠单核细胞内发现，虫体呈弓形，命名为刚地弓形虫，简称弓形虫。本虫呈世界性分布，是一种重要的机会性致病原虫（opportunistic protozoan）。早孕期妇女感染后，本虫可经胎盘传播至胎儿体内，造成死胎、流产及畸形，是影响优生优育的病原生物之一。

（一）形态与结构

1. 速殖子（tachyzoite） 也称滋养体（trophozoite）。虫体呈香蕉形或新月形，一端较尖，另一端钝圆；一边扁平，另一边较膨隆，大小为（4～7）μm×（2～4）μm。经瑞氏染色或吉姆萨染色，可见虫体胞浆呈蓝色，胞核呈紫红色，核位于虫体中央。在急性期，速殖子常散在于腹腔渗出液或血液中，单个或成对排列，细胞内寄生的虫体以内二芽殖、二分裂及裂体增殖三种方式繁殖。一般被宿主细胞膜包绕内含数个至十多个虫体集合体称伪包囊（pseudocyst），伪包囊中的虫体称速殖子。

2. 包囊（cyst） 圆形或椭圆形，直径为 5～100 μm，囊壁坚韧，内含数个至数百个虫体。囊内虫体称慢殖子（bradyzoite），其形态与速殖子相似，但虫体较小，核稍偏后。在一定条件下包囊可破裂，释出的缓殖子进入新的细胞。包囊可长期在组织内生存，多见于疾病的慢性期或称隐性感染期。

3. 卵囊（oocyst）　为圆形或椭圆形，大小为 10～12 μm，具有两层光滑透明的囊壁。成熟卵囊含有 2 个孢子囊，每个孢子囊内含有新月形子孢子。

（二）生活史

弓形虫生活史包括有性生殖和无性生殖阶段。在猫科动物小肠上皮细胞内进行有性生殖，在肠外组织进行无性生殖，故猫是弓形虫的终宿主兼中间宿主。在人体及其他动物体内只能进行无性增殖，为中间宿主，见图 15-6。

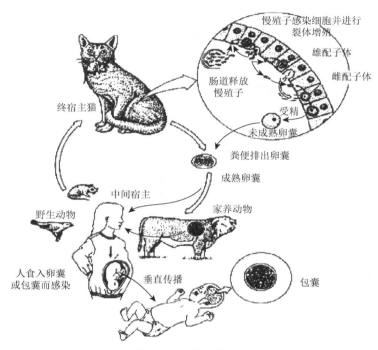

图 15-6　弓形虫生活史

当猫粪内的卵囊、动物肉类中的包囊或伪包囊，被中间宿主如人、羊、猪、牛等吞食后，在肠内逸出的子孢子、缓殖子或速殖子，随即侵入肠壁经血或淋巴进入单核巨噬细胞系统内寄生，并扩散至全身各器官组织，如脑、淋巴结、肝、心、肺、肌肉等除红细胞以外的几乎所有有核细胞内发育繁殖形成伪包囊。伪包囊破裂后，逸出的速殖子侵入新的组织细胞，如此反复繁殖。在免疫功能正常的机体，部分速殖子侵入宿主细胞后，特别是在脑、眼、骨骼肌的虫体繁殖速度减慢，形成包囊。包囊在宿主体内可存活数月、数年，甚至终身。当机体免疫功能低下或长期应用免疫抑制剂时，组织内包囊可破裂，释出缓殖子，进入血流和其他新的细胞继续发育繁殖。

猫或猫科动物捕食动物内脏或肉类组织时，将带有包囊或伪包囊食物吞入消化道，也可食入被成熟卵囊污染的食物或饮水而获得感染。弓形虫的缓殖子、速殖子或子孢子在小肠内逸出，进入肠上皮细胞发育繁殖，经 3～7 d 上皮细胞内的虫体形成裂殖体，成熟后释放裂殖子侵入新的上皮细胞内。经数代裂体增殖后，部分裂殖子发育为雌、雄配子体，继续发育为雌、雄配子，雌、雄配子受精成为合子，最后形成卵囊，卵囊破上皮细胞进入肠腔，随粪便排出体外。在外界适宜的环境中，经 2～4 d 发育为具有感染性的成熟卵囊。

（三）致病作用

1. 致病机制 弓形虫的致病作用与虫株毒力、宿主的免疫状态有关。弓形虫有强毒株和弱毒株，目前国际上公认的强毒株代表为 RH 株，弱毒株代表为 Beverley 株。

速殖子是弓形虫的主要致病阶段。弓形虫从入侵部位进入血液后扩散全身并迅速进入单核巨噬细胞以及宿主的各脏器或组织细胞内繁殖，导致细胞破裂，逸出的速殖子又侵入邻近的细胞，如此反复，造成局部组织的灶性坏死和周围组织的炎性反应，此为急性期的基本病变。如患者免疫功能正常，可迅速产生特异性免疫而清除虫体形成隐性感染。速殖子也可在体内形成包囊、长期潜伏，在机体免疫功能降低时，包囊内慢殖子破囊逸出，引起组织损害。如患者免疫功能缺损，虫体可大量繁殖，引起全身播散性损害。

2. 临床分类 感染弓形虫后最常见的感染类型是隐性感染。发病者按照感染来源可分为先天性弓形虫病和获得性弓形虫病两类。

（1）先天性弓形虫病是指母亲在妊娠期间感染弓形虫后经胎盘传染给胎儿。母亲在孕前感染弓形虫，一般不会传染给胎儿。在妊娠期的前三个月内感染，可造成流产、早产、畸胎或死胎；若孕妇在妊娠晚期受染，有的受染胎儿表现为隐性感染，有的在出生后数月甚至数年才出现症状。在先天性弓形虫病中，中枢神经系统是最常受累的部位，其次为眼。表现为脑积水、无脑儿、小头畸形、脊柱裂、精神障碍、智力低下、脉络膜视网膜炎、视神经炎、视力障碍等。

（2）获得性弓形虫病是指弓形虫包囊、卵囊经口进入消化道感染而引起的弓形虫病。弓形虫可侵犯人体内任何器官造成损害，但淋巴结肿大是获得性弓形虫病最常见的临床表现。此外还可出现脑炎、脑膜炎、癫痫和精神异常及视网膜脉络膜炎等。

患有恶性肿瘤、长期应用免疫抑制剂或放射治疗或免疫缺陷者（如艾滋病患者），可使隐性感染状态转为急性或亚急性，出现严重的弓形虫病。在艾滋病患者中，弓形虫感染占各种机会性感染的 10%，是致死的主要原因之一。

（四）实验诊断

对经常与动物（尤其是猫）接触者，或有生食、半生食猪肉、羊肉、牛肉、奶、蛋饮食习惯者，以及使用免疫抑制剂患者，出现不明原因的发热、淋巴结肿大、癫痫、视力下降、经常性流产等症状，需进行病原学和免疫学检查。

1. 病原学检查 查到滋养体或包囊即可确诊。可取急性患者的体液、脑脊液、血液、骨髓、羊水经离心，取沉淀物涂片、染色、镜检。也可将上述的沉淀物接种于小白鼠腹腔内，一周后剖杀取腹腔液镜检。或将样本接种于离体培养的单层有核细胞。

2. 血清学检查 因病原学检查成功率低，现多采用血清学方法，作为辅助性诊断。常用的方法有染色试验（dye test，DT）、IFA、IHA、ELISA 等。近年来，PCR 及 DNA 探针技术应用于检测弓形虫感染，具有灵敏、特异、早期诊断的意义，并开始试用于临床。

（五）流行情况与防治原则

1. 分布 本虫为世界性分布，人群感染相当普遍。据血清学调查，人群抗体阳性率为 25%~50%，我国为 5%~20%，多数为隐性感染。我国自 1962 年报告先天性弓形虫病以来，现已有众多病例报告。

2. 流行因素 ①包囊、卵囊、伪包囊 3 种生活史期都具感染性。②弓形虫的中间宿主广泛，包括各种哺乳类、鸟类和人等均易感。③可在终宿主与中间宿主之间、中间宿主与中间宿主之间多向交叉传播。④包囊可长期生存在中间宿主组织内。⑤卵囊排放量大，被感染的猫，一般每天可排出 1 000 万个卵囊，排囊可持续 10～20 d。

3. 流行环节　①传染源。猫及猫科动物是重要传染源。人通过胎盘的垂直传播具有传染源的意义。②传播途径。食用未煮熟的含有弓形虫包囊/伪包囊的肉类、蛋品、奶类；接触被卵囊污染的食物、水可致感染；输血、器官移植也可感染；经胎盘传染给胎儿；肉类加工人员、实验室工作人员有可能经损伤的皮肤、黏膜感染。③易感人群。人类对弓形虫普遍易感，尤其是胎儿、婴幼儿、肿瘤和艾滋病患者。

4. 防治　加强对家畜、家禽和可疑动物的监测和隔离；加强饮食卫生管理，强化肉类食品卫生检疫制度；教育群众不食生或半生的肉制品，接触生肉后要注意洗手；孕妇不养猫，不接触猫，定期对孕妇做弓形虫常规检查，以防止先天性弓形虫病的发生。治疗使用的药物有乙胺嘧啶、磺胺嘧啶等，孕妇可用螺旋霉素治疗。

【复习思考题】

（1）根据溶组织内阿米巴的生活史，阐明其对人体的致病性。

（2）阐述阴道毛滴虫对宿主的致病机理及病原学诊断方法。

（3）疟疾贫血的原因有哪些？

（4）刚地弓形虫对人体的危害有哪些？

第十六章 医 学 蠕 虫

【导学】

1. 掌握 蛔虫、钩虫、血吸虫、带绦虫的形态特征、生活史过程、致病作用、诊断方法、流行情况及防治原则。

2. 熟悉 蛲虫、丝虫、肝吸虫的形态特征、生活史过程、致病作用、诊断方法、流行情况及防治原则。

3. 了解 鞭虫、布氏姜片吸虫、肺吸虫的形态特征、生活史过程、致病作用、诊断方法、流行情况及防治原则。

第一节 医学蠕虫概述

蠕虫是软体的多细胞动物，借肌肉的伸缩而蠕动，虫体两侧对称，缺附肢，体壁由上皮层和肌肉层组成，内部器官在实质组织内或体腔内，体腔内有体腔液。蠕虫在自然界营自生生活或在动物体内、体表营寄生生活。寄生在人体的蠕虫称为医学蠕虫，包括线虫纲（如蛔虫、钩虫、蛲虫、丝虫、鞭虫、旋毛虫），吸虫纲（如肝吸虫、肺吸虫、姜片虫、日本血吸虫）和绦虫纲（如猪带绦虫、牛带绦虫、包生绦虫、短膜壳绦虫）的蠕虫。医学蠕虫的成虫大多寄生在人和动物的消化系统中，包括消化道和消化腺（如肝脏），有的寄生于血管、肺、脑、肌肉或结缔组织内。

蠕虫有的是成虫期寄生，如蛔虫；有的是幼虫期寄生如包生绦虫；有的是成虫和幼虫期同时寄生，如猪带绦虫。在人体内，可以是一种蠕虫寄生，也可以是几种蠕虫同时寄生。

蠕虫从虫卵、幼虫到成虫的发育过程中，包括许多发育阶段，不同的发育阶段，需要不同的外界条件。有的不需要更换宿主（如蛔虫、钩虫），它们的虫卵或幼虫直接在外界发育成感染阶段，人通过食入被其污染的食物或接触被其污染的土壤而感染，称为土源性蠕虫。绝大多数线虫都属于土源性蠕虫。有的需要更换宿主（如丝虫、猪带绦虫和日本血吸虫），这类蠕虫在发育的过程中，必须经过中间宿主体内的发育才能感染人，称为生物源性蠕虫。所有吸虫，大部分绦虫和个别线虫都属于生物源性蠕虫。

寄生于人体的重要蠕虫有 20～30 种，按动物学的分类法则，主要分属线形动物门和扁形动物门。前者主要有线虫纲，后者主要有吸虫纲和绦虫纲。

第二节 线   虫

线虫不分节，无吸盘，大多数是雌、雄异体。线虫的外形一般为长圆柱状，两端尖细，雌雄大小差别显著，雄虫通常较雌虫小，尾端弯曲或膨大呈伞状。各种线虫体形差异很大，细的呈丝状，粗的呈蚯蚓状。消化道为管型，包括口孔、口腔（口囊）、咽管（食道）、中肠和直肠。雄性生殖系统为单管型，由睾丸、输精管、贮精囊及射精管组成，射精管通入泄殖腔。雌性生殖系统多为双管型，每一管道分别由卵巢、输卵管、受精囊及子宫组成。两子宫汇入阴道，阴道位于虫体腹面，见图16-1。

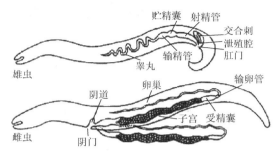

图16-1　线虫一般形态

线虫的基本发育阶段分虫卵、幼虫及成虫。虫卵一般为椭圆形，幼虫发育最显著的特征是"蜕皮"，通常经第四次蜕皮后进入成虫期。线虫的生活史分为两大类型：一类不需要中间宿主，肠道内寄生线虫的生活史多属于这一类型，如蛔虫、钩虫、蛲虫和鞭虫等；另一类需要中间宿主，组织内寄生线虫的生活史多属于这一类型，如丝虫和旋毛虫等。

一、似蚓蛔线虫

蛔虫（*Ascaris lumbricoides*）是一种大型线虫，也是最常见的寄生虫之一，寄生于人体小肠中，引起蛔虫病。蛔虫病呈世界性分布，国内遍布全国。人类历史上，蛔虫很早被人认识，如《灵枢·厥病》中载有"肠中有虫瘕及蛟蛕，皆不可取以小针。心肠痛，懊作痛，肿聚往来上下行，痛有休止，腹热喜渴，涎出者，是蛟蛕也。"在蛔虫病的治疗方面，中国医学有许多宝贵经验。

（一）形态与结构

1. 成虫　虫体圆柱形，状似蚯蚓，体形向头尾两端逐渐变细，体表光滑有纤细的横纹，两侧各有一条侧线，乳白色或淡红色，见图16-2。头端钝圆，有唇瓣三片，呈"品"字形排列，见图16-3。雌雄异体，雄虫长15～30 cm，尾端向腹面弯曲，有两根可伸缩的交合刺，见图16-4。雌虫长20～40 cm，生殖器官为双管型，尾端平直。

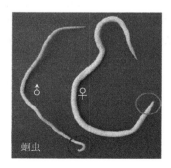　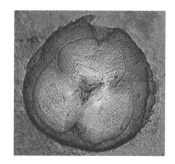　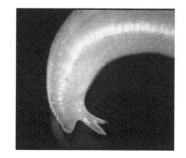

图16-2　蛔虫成虫　　　　　图16-3　蛔虫唇瓣　　　　　图16-4　蛔虫交合刺

2. 虫卵　有受精蛔虫卵和未受精蛔虫卵两种。

（1）受精蛔虫卵。椭圆形，淡黄色，大小（45～75）μm×（30～50）μm，壳厚、壳外有一层较厚的凹凸不平的蛋白膜，内含一个大而圆的卵细胞，卵细胞与卵壳间有新月形的空隙。卵壳由外向内分为三层，即受精膜、壳质层和蛔甙层，见图 16-5。

（2）未受精蛔虫卵。长椭圆形，淡黄色，大小（88～94）μm×（39～44）μm，卵壳与蛋白膜均较薄，卵内含有大小不等的卵黄细胞，见图 16-6。

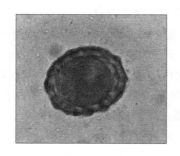

图 16-5　受精蛔虫卵

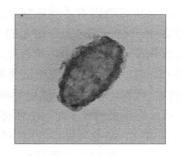

图 16-6　未受精蛔虫卵

（二）生活史

成虫寄生于人体小肠内，多见于空肠，以肠中消化、半消化的食糜为食，雌、雄成虫成熟交配后，雌虫产出虫卵，虫卵随粪便排出体外。受精蛔虫卵在荫蔽、潮湿、氧气充足和适宜温度（21～30℃）下，约经 2 周，卵细胞发育成第一期幼虫，再经 1 周，在卵内第 1 次蜕皮后发育为感染期虫卵。感染期虫卵被人吞入，在小肠内孵出幼虫。幼虫能分泌透明质酸酶和蛋白酶，侵入小肠黏膜和黏膜下层，钻入肠壁小静脉或淋巴管，经静脉入肝，再经右心到肺，穿破肺毛细血管进入肺泡，在此进行第 2 次和第 3 次蜕皮，然后，再沿支气管、气管移行至咽，被宿主吞咽，经食管、胃到小肠，在小肠内进行第 4 次蜕皮后经数周发育为成虫。从感染性虫卵被人食入，到雌虫发育成熟开始产卵需 60～75 d（2～2.5 个月），成虫寿命约 1 年。一条雌虫每天排卵约 24 万个，宿主体内的成虫数目一般为一至数十条，个别可达上千条，见图 16-7。

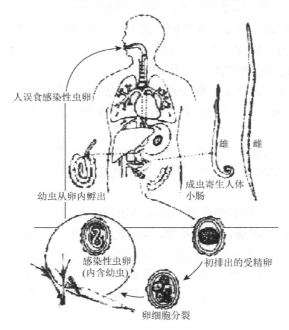

图 16-7　蛔虫生活史

（三）致病作用

由于幼虫在体内移行时，需要穿破肺部的微血管进入肺泡，可造成肺局部出血、炎性渗出和嗜酸性粒细胞浸润，大量感染可导致蛔蚴性支气管肺炎，有体温升高、咳嗽、哮喘、吐黏液痰或血痰，甚至呼吸困难等临床症状。多数病例在发病后 4～14 d 自愈。

成虫寄生于小肠直接掠夺宿主的营养，损伤肠黏膜，影响小肠的消化吸收功能并可导致肠黏膜的炎性病变，引起消化功能紊乱，表现为腹部不适、阵发性脐周疼痛、纳差、腹胀、消化不良、恶心、呕吐、腹泻与便秘交替等。重度感染的儿童可出现营养不良，甚至发育障碍。虫体的分泌物、代谢物常使患者出现荨麻疹、血管神经性水肿、皮肤瘙痒等过敏反应及磨牙、惊厥等神经症状。感染虫数较多时，虫体可扭结成团堵塞肠管而产生肠梗阻。

成虫有窜扰、钻孔习性。当宿主体温升高或食入刺激性食物以及不适当的驱虫治疗时，常使虫体乱窜钻孔，从而进入胆总管、胰管、阑尾等处引起胆道蛔虫病、蛔虫性胰腺炎、蛔虫性阑尾炎等并发症，也可因肠道病变致肠穿孔。

（四）实验诊断

蛔虫的产卵量大，用粪便直接涂片法查虫卵可取得很好的效果，厚涂片透明法、自然沉淀法、饱和盐水浮聚法检出率更高。另外，中医临床诊断蛔虫病也有独到之处，如面部蛔虫斑、指甲白斑、唇泡和巩膜"虫影"等。

（五）流行情况和防治原则

1. 分布　蛔虫呈世界性分布，广泛地流行于世界各地，尤以温暖、潮湿、卫生条件较差的国家和地区更为严重。在中国，感染较为严重。农村感染率高于城市，儿童感染率高于成人。

2. 流行因素　蛔虫广泛流行的原因除生活史比较简单外，主要是蛔虫的生殖器官发达，繁殖能力强，雌虫产卵量大；虫卵对外界环境的抵抗力强，蛔虫卵在荫蔽、潮湿的土壤中可存活 5～6 年，−10℃条件下可存活 2 年，粪坑中可存活半年到 1 年，5%石炭酸或 10%来苏溶液中可存活 5～10 h，食用醋、酱油、腌菜和泡菜中的高渗透压均不能杀死虫卵；此外，人们不良的生活习惯和生产行为，饭前不洗手，生吃瓜果、蔬菜，饮生水，随地大便以及粪便管理不当，用未经无害化处理的粪便施肥等均可造成人体感染及蛔虫卵对外界环境的广泛污染，但蛔虫卵对热的抵抗力差，70℃条件下，数分钟死亡。蛔虫卵的抵抗力如此之强，与蛔贰层能防止外界水溶性化合物渗入卵内，以及防止卵内的水分外漏有密切关系。

3. 防治原则

（1）加强卫生宣传，注意个人卫生，改正不良生活习惯和行为以防止食入蛔虫卵。

（2）加强粪便管理，改善环境卫生，用无害化处理的粪便施肥，消灭苍蝇，是阻断传播途径的重要措施。

（3）治疗患者及带虫者，对学龄儿童采用集体服药驱虫。驱虫时间宜在感染高峰之后的秋、冬季节。常用驱虫药西药有哌嗪、左旋咪唑、阿苯达唑、甲苯达唑等。中药有乌梅、使君子、山道年、苦楝皮等。另外、中医认为蛔虫"得酸则静，得辛则伏，得苦则下。"以此理论为依据，组方乌梅汤（乌梅 5 枚，细辛 4.5g，干姜 6g，当归 6g，制附子 9g，蜀椒 4.5g，桂枝 6g，黄柏 6g，黄连 6g，党参 9g）。此方中，乌梅、蜀椒、黄连为主药，即酸、辛、苦并用，治疗蛔虫病疗效好。

二、十二指肠钩口线虫及美洲板口线虫

寄生于人体的钩虫主要有两种，分别是：十二指肠钩口线虫（*Ancylostomia duodenale*）（十二指肠钩虫）和美洲板口线虫（*Necator americanus*）（美洲钩虫）。钩虫寄生于人体的小肠，以血液为食，严重危害人类的健康，曾经是我国的五大寄生虫之一。祖国医学对钩虫病认识也是比较早的，许多医书中记载的"农民黄疸病""桑叶黄""懒黄病"，均是指钩虫病。

（一）形态与结构

1. 成虫 虫体细小，略弯曲，乳白色，半透明，长约 10 mm，前端微向背面仰屈，上有一发达的椭圆形角质口囊，见图 16-8。口囊腹侧有钩齿或板齿，见图 16-9、图 16-10。雌雄异体，雌虫较大，雄虫略小。雌虫尾端呈圆锥形，生殖系统为双管型。雄虫尾端角质层膨大形成交合伞，由肌性指状辐肋支撑，其背辐肋的形状和末端分支在虫体鉴别上有重要意义。两根交合刺从泄殖腔孔伸出。钩虫咽管较长，肌肉发达，肌细胞交替收缩与松弛，使咽管具有唧筒样作用，将食物吸进并挤入肠道。前端两侧有 1 对头腺，能分泌一种抗凝素来阻止血液凝固。十二指肠钩虫与美洲钩虫主要鉴别点，见表 16-1。

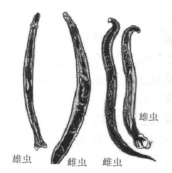

图 16-8 钩虫成虫

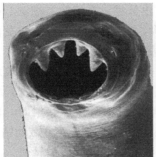

图 16-9 口囊腹侧钩齿

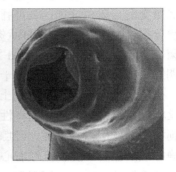

图 16-10 口囊腹侧板齿

表 16-1 十二指肠钩虫与美洲钩虫主要鉴别点

鉴别点	十二指肠钩口线虫	美洲板口线虫
大小 /(mm×mm)	雌虫：（10～13）×0.6 雄虫：（8～11）×（0.4～0.5）	雌虫：（9～11）×0.4 雄虫：（7～9）×0.3
体形	头端与尾端均向背侧弯曲，呈"C"形	头端向背侧弯曲，尾端向腹面弯曲，呈"S"形
口囊	腹侧前缘有两对钩齿	腹侧前缘有一对半月形板齿
交合伞	略圆	略扁，似扇形
背辐肋	由远端分两支，每支又分三小支	由近端分两支，每支又分两小支
交合刺	两刺长鬃状，末端分开	一刺末端形成倒钩，与另一刺相并包于膜内
尾刺	雌虫有	雌虫无

2. 虫卵 椭圆形，无色透明，大小（56～76）μm×（36～40）μm，壳薄，内含不同发育时期的卵细胞，卵细胞与卵壳间有明显的透明间隙，见图 16-11。

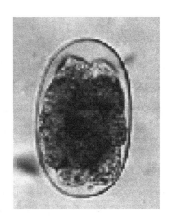

图 16-11　钩虫虫卵

（二）生活史

寄生于人体的两种钩虫生活史基本相同。成虫寄生于小肠上端，用钩齿或板齿咬附于肠黏膜上，以人体血液为食，虫卵且分泌抗凝素阻止血液凝固，偶以淋巴液、肠黏膜为食。

成虫交配后雌虫产卵随粪便排出体外。在温暖、潮湿、荫蔽、氧气充足的土壤中，卵内细胞很快分裂，2 h 孵出第一期杆状蚴，2 d 内第 1 次蜕皮，发育为第二期杆状蚴，杆状蚴以土壤中细菌、有机物为食。经 5～6 d 发育，咽管变长，进行第 2 次蜕皮，停止摄食成为丝状蚴即感染期蚴虫。丝状蚴在土壤表层十分活跃，可借助覆盖体表水膜的表面张力，沿地面植物向上移行，呈聚集性活动。在适宜的土壤中，丝状蚴可存活 15 周左右。

丝状蚴具有趋温、向湿的特性，当与人体皮肤接触时，表现出活跃的穿刺运动，借助机械性穿刺和酶的作用，从毛囊、汗腺口或破损皮肤等薄嫩处钻入人体。在局部停留 24 h 后，进入小静脉或淋巴管，随血流经右心到肺，穿过肺微血管进入肺泡，借助细支气管、支气管上皮细胞的纤毛摆动，向上移行至咽，随吞咽活动被咽下，经食管、胃到达小肠。幼虫在小肠内迅速发育，经 2 次蜕皮，发育为成虫。

自丝状蚴经皮肤侵入到成虫产卵，一般需 5～7 周。雌雄交配后，雌虫产卵，十二指肠钩虫平均每条雌虫每日产卵 1～3 万个，美洲钩虫每条雌虫每日产卵 0.5～1 万个。成虫寿命，十二指肠钩虫可活 7 年，美洲钩虫可活 15 年，见图 16-12。

（三）致病作用

两种钩虫的致病机制相似，幼虫和成虫均可致病，危害最严重的是成虫。十二指肠钩虫较美洲钩虫对人体的危害更大。

1. 幼虫的致病　丝状蚴侵入皮肤可致钩蚴性皮炎，表现为局部皮肤奇痒、灼痛、丘疹、斑疹、水泡等，继发细菌感染形成脓疱，多见于手、足背，指、趾间，民间俗称"粪毒""着土痒"等。钩虫幼虫移行至肺部，穿破肺部微血管进入肺泡时，引起局部肺出血及炎症病变，患者出现发热、咳嗽、咳血、胸痛等。重者可咯血、持续干咳和哮喘。血中嗜酸性粒细胞增多。症状一般持续 1～2 周。

2. 成虫的致病

（1）消化道症状。成虫以其钩齿或板齿咬附于肠黏膜，并经常更换咬啮部位，造成肠黏膜散在出血点及小溃疡，有时可形成片状出血性瘀斑，病变可深达黏膜下层，甚至肌层。患

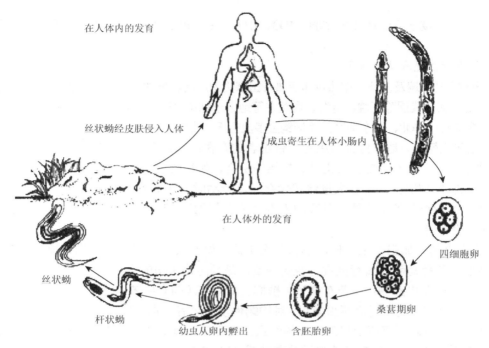

在人体内的发育

丝状蚴经皮肤侵入人体

成虫寄生在人体小肠内

在人体外的发育

四细胞卵

桑葚期卵

丝状蚴

杆状蚴

幼虫从卵内孵出

含胚胎卵

图 16-12　钩虫生活史

者常有上腹部不适及隐痛、恶心、呕吐、腹泻等症状，食欲增加，体重却减轻。少数患者出现喜食生米、生豆、纸片、泥土、甚至瓦块等异常症状，称为"异嗜症"，补充铁剂后，大多数患者此现象消失。钩虫寄生可引起消化道出血，病人排柏油状大便。

（2）贫血。钩虫成虫以血液为食，吸入的血液很快从消化道排出，造成人体血液丢失。应用放射性核素 ^{51}Cr 标记红细胞测知，每条美洲钩虫每日吸血量约为 0.02～0.10 mL，十二指肠钩虫每日吸血量为其 6～7 倍。钩虫吸血的同时分泌抗凝素，阻止血液的凝固，且有不断更换吸血部位的习性，由于抗凝素的作用，致肠黏膜多处持续性渗血，使宿主丢失大量的蛋白质和铁，由于铁的缺乏，使血红蛋白的合成发生障碍，血红蛋白的合成速度慢于红细胞的生成速度，致红细胞小而色素浅。因此，临床上患者出现的贫血为缺铁性贫血。表现为皮肤蜡黄、黏膜苍白、头晕、乏力、劳动力减弱或丧失，严重者可有心慌、气促、面部及下肢浮肿等贫血性心脏病的症状。

（3）婴幼儿钩虫病。婴幼儿钩虫病多为使用了被钩蚴污染的尿布或因穿"土裤子"或睡沙袋等方式感染，发病最早为出生后 10 d，常以柏油样黑便、腹泻、食欲减退等症状为主，贫血严重，并发症多，预后差，严重影响生长发育。流行区 10 岁以下幼儿感染率高，儿童患钩虫病易引起营养不良，生长发育障碍，从而引起侏儒症。

（四）实验诊断

从粪便中检出钩虫卵或孵出钩蚴作为诊断的依据。①直接涂片法：简便易行，但对于轻度感染者易漏诊。②饱和盐水浮聚法：操作简单，是诊断钩虫感染最常用的方法，检出率较直接涂片法提高 5～6 倍。③改良加藤法：采用定量板-甘油孔雀绿玻璃纸透明计数虫卵的方法，简单易行，能定量检测感染度，也可用于疗效考核及用于实验室诊断和流行病学调查。④可用钩蚴培养法，其检出率高于饱和盐水浮聚法，且可鉴别两种钩虫的虫种，但培养需 3～5 d 才能出实验结果。免疫学方法如皮内试验（ID）、IHA、IFA 和 ELISA 等可用于协助诊断或流行病学调查。

（五）流行情况和防治原则

1. 分布 几乎遍及全球，在热带和亚热带国家更为广泛。据估计全球有钩虫感染者 7 亿多人，我国有 2 亿多人。我国除新疆、青海、内蒙古等地区未见钩虫病流行外，其他地区均有流行。十二指肠钩虫多流行于华北、华东地区，美洲钩虫多流行于华南各省，其他地区为两种钩虫混合存在。

2. 流行因素 一是有传染源患者、带虫者的存在；二是有适合于钩虫卵及幼虫生长、发育的自然条件；三是人体皮肤与钩蚴有接触的机会，如种植蔬菜、玉米、红薯、高粱、桑树及烟草等旱地农作物地区，常有大量丝状蚴存在，劳动时，手、脚有较多的机会接触丝状蚴而感染钩虫。感染季节各地不同，温暖的南方几乎全年均可感染。其他地区以 5～8 月份为感染高峰，9 月份下降。

3. 防治原则 加强卫生宣传，注意个人防护，做好粪便管理和无害化处理，可有效预防钩虫病传播。治疗患者在流行区进行普查普治，是预防钩虫病的重要环节。驱虫宜在每年春、冬季进行。常用驱虫药物：中药有榧子、槟榔、贯众；西药有甲苯达唑、左旋咪唑、阿苯达唑和噻嘧啶等。合并用药可提高驱虫效果。对钩蚴性皮炎患者早期可用透热疗法即局部浸于 53℃ 水中，20 min，以杀死停留于局部皮下的幼虫，也可口服噻苯达唑杀灭移行期幼虫，减少手足与泥土的接触或涂敷 1.5% 左旋咪唑硼酸酒精或 15% 噻苯达唑软膏以防感染。皮炎处涂抹氧化锌油膏、3% 水杨酸酒精和无极膏等。

三、蠕形住肠线虫

蛲虫（*Enterobius vermicularis*）主要寄生于人体小肠末端、盲肠和结肠，引起蛲虫病（enterobiasis）。蛲虫病分布广泛，各种年龄的人均可感染，但以 9 岁以下的儿童最为常见。祖国医学对蛲虫早有认识，如隋代巢元方《诸病源候论》中载有："蛲虫至细微，形如菜虫也，居胴肠间，多则为痔。"王焘的《外台秘要》中说："蛲虫多是小儿患之，大人亦有其病。"在治疗方面，祖国医学积累了丰富的经验。

（一）形态与结构

1. 成虫 虫体细小，乳白色，似线头，虫体前端的两侧角皮膨大成头翼，口孔后为食道，食道末端呈球形为食道球，雌雄异体。雌虫大小为（8～13）mm×（0.3～0.5）mm，体直较粗，尾端细长。雄虫大小为（2～5）mm×（0.1～0.2）mm，尾端向腹面卷曲，见图 16-13。

2. 虫卵 略呈椭圆形，无色透明，大小为（50～60）μm×（20～30）μm，壳厚、虫卵的两侧不对称，一侧扁平，一侧凸起，内含一个幼虫，见图 16-14。

（二）生活史

蛲虫的生活史简单，人是唯一的宿主。成虫主要寄生在回盲部，用口孔吸附于肠黏膜上，以肠内容物为食，偶尔吸血。雌雄虫交配后，雄虫很快死亡。雌虫子宫内充满虫卵时，即不能吸附在肠黏膜上，而脱落入肠腔，随肠内容物而到直肠，当晚间宿主睡眠后，肛门括约肌较松弛时，移行到肛门外。受温度、氧压和内外环境变化的刺激，开始在肛门周围大量的排卵。排卵后的雌虫多数干枯死亡，少数也可返回肠腔或进入阴道、尿道内。雌虫产出的虫卵，黏附在肛门周围皮肤上，在温度 34～36℃、湿度 90%～100% 及氧气充足的条件下，虫卵内的蝌蚪期胚胎蜕皮 1 次，约经 6 h 发育为幼虫，成为感染期虫卵。虫卵被人吞食后，在小肠内孵出幼虫，

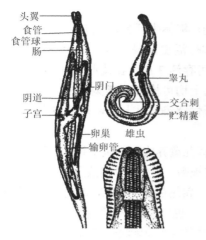

图 16-13　蛲虫成虫

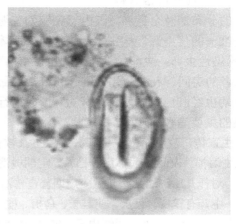

图 16-14　蛲虫虫卵

并沿小肠下行，途中蜕皮 2 次，行至回盲部，再蜕皮 1 次发育为成虫。人食入感染期虫卵至发育为成虫产卵需 2～6 周。雌虫寿命一般为 2～4 周，见图 16-15。

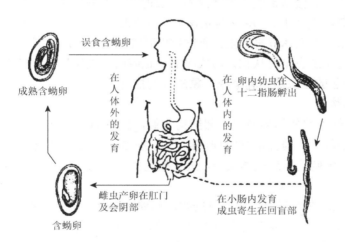

图 16-15　蛲虫生活史

（三）致病作用

蛲虫雌虫在肛周的爬行、产卵刺激肛门及会阴部皮肤，引起肛周及会阴部瘙痒，是蛲虫病的主要症状。婴幼儿患者常表现为烦躁不安、失眠、食欲减退、消瘦、夜惊、夜间磨牙等症状。长期反复感染，会影响儿童的身心健康。也可致肠黏膜轻度损伤，出现慢性炎症及消化功能紊乱。蛲虫还可钻入阑尾，引起阑尾炎。也可因侵入阴道，引起阴道炎，继而导致子宫内膜炎、输卵管炎。侵入尿道，可出现尿道炎、膀胱炎和前列腺等处异位寄生。

（四）实验诊断

采用透明胶纸法和棉拭子法在肛周取材查虫卵是最好的实验诊断方法，应在清晨排便前进行。透明胶纸法简单、有效，适合于集体儿童的普查。此外，在患儿睡后查看肛门周围有无爬出的雌虫也可确诊，一般在宿主睡后 2 h 左右在肛周产卵的虫数最多。

（五）流行情况和防治原则

蛲虫病的分布遍及全世界，国内感染较为普遍，集体生活的幼儿园，小学的儿童感染更为多见。人是唯一的传染源，蛲虫生活史简单，基本生活史可描述为肛→手→口。虫卵发育快，6 h 发育为感染性虫卵；虫卵的抵抗力强，在室内可存活 3 周，在皮肤表面、甲缝可存活 10 d。因此，在患者的房间、衣被、儿童玩具和日常用品上均可检查到感染性虫卵。此外，虫卵也可在肛周孵出幼虫经肛门入肠发育为成虫，形成逆行性感染。以上因素是造成人体自身反复感染和相互感染的主要途径和原因。

加强卫生宣传，注意个人卫生和公共卫生。教育儿童养成不吸吮手指，勤剪指甲，饭前、便后洗手的卫生习惯。夜间睡眠不穿开裆裤，定期烫洗被褥。用 0.05%碘液清洗玩具及其他用具 1 h，可杀死虫卵。对托儿所、幼儿园儿童应定期普查普治。常用的治疗药物，西药有甲苯达唑、噻嘧啶、阿苯达唑等。中药有槟榔、百部、使君子、乌梅、榧子，也可用百部煎剂灌肠，1 次可清除肠中 86%虫体，3～4 次可治愈。另外，用蛲虫膏、2%白降汞软膏或龙胆紫涂于肛周有止痒与杀虫作用。

四、班氏吴策线虫及马来布鲁线虫

从全世界范围看，能寄生于人体的丝虫虫种共有 8 种，分别寄生于人体的淋巴系统、皮下组织和体腔等不同部位，根据寄生于人体的不同部位，可以分为 3 类。而在中国，只有寄生于淋巴系统的班氏吴策丝虫（*Wuchereria bancrofti*）和马来布鲁丝虫（*Brugia malayi*），分别简称班氏丝虫和马来丝虫，对人体危害严重，通过蚊虫叮咬传播，曾是我国重点防治的五大寄生虫病之一。祖国医学对丝虫也早有认识，历代医书中记载的"热淋""膏淋""癫疝重坠，囊大如斗"，就是对丝虫引起的丝虫热、乳糜尿、象皮肿的描述。

（一）形态与结构

1. 成虫　两种丝虫的外部形态和内部结构相似，虫体细长如丝线，乳白色，体表光滑，雌雄异体，班氏丝虫较大。雄虫的尾端向腹面卷曲 2～3 圈，生殖器官为单管型。雌虫尾端钝圆，略向腹面弯曲，生殖孔靠近虫体头端，近生殖孔的子宫内虫卵已发育为卷曲的幼虫，产出后即为微丝蚴。

2. 微丝蚴　细长，在新鲜血液中无色透明，作蠕形运动。染色后见头端钝圆，尾端尖细，体表包裹鞘膜，体内有体核，头部无体核处为头隙，尾部可有尾核，见图 16-16。两种微丝蚴的鉴别要点，见表 16-2。

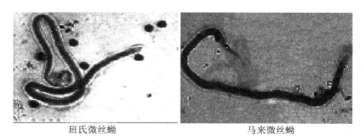

班氏微丝蚴　　　　　　　　　马来微丝蚴

图 16-16　班氏微丝蚴和马来微丝蚴

（二）生活史

班氏丝虫和马来丝虫均需要中间宿主，其生活史包括在中间宿主蚊体内的发育和在终宿主人体内的发育两个阶段。

表 16-2 两种微丝蚴的主要鉴别点

鉴别点	班氏微丝蚴	马来微丝蚴
大小（μm×μm）	（244～296）×（5.3～7.0）	（177～230）×（5～6）
体形	柔和、弯曲自然	僵硬、弯曲硬直
体核	大小均匀，排列疏松、相互分离	大小不等，排列紧密，相互重叠
头隙/(长：宽)	1：1	2：1
尾核	无	2 个前后排列

1. 在蚊体内的发育 当媒介蚊虫叮咬带有微丝蚴的丝虫感染者时，微丝蚴随血液进入蚊胃内，经 1～7 h，脱去鞘膜，穿过胃壁，经血腔侵入胸肌。幼虫在蚊胸肌处经 2～4 d 发育，虫体变粗短，活动减弱，形成腊肠期幼虫。腊肠期幼虫进一步发育，蜕皮 2 次，发育为感染期幼虫丝状蚴。丝状蚴细长，活动力强，离开胸肌，进入血腔，其中大多数到达蚊下唇。当蚊再次叮咬人吸血时，丝状蚴自蚊下唇逸出进入人体。幼虫在蚊体内只发育不增殖，微丝蚴在蚊体内发育到感染期丝状蚴所需的时间与温度和湿度有关。在 20～30℃、相对湿度 75%～90%的条件下，班氏微丝蚴的发育需 10～14 d，马来微丝蚴需 6～6.5 d。

2. 在人体内的发育 丝状蚴侵入人体后进入附近的小淋巴管，然后移行到大淋巴管或淋巴结内寄生，2 次蜕皮后即发育为成虫。成虫以淋巴液为食。雌、雄交配后，雌虫产出微丝蚴，微丝蚴可停留在淋巴液中，但多数随淋巴液进入血循环。从感染丝状蚴到外周血液中查见微丝蚴，班氏丝虫为 5～6 个月，马来丝虫为 2～3 个月。微丝蚴的寿命一般为 2～3 个月。成虫寿命一般为 17 年，少数可活 40 年以上，见图 16-17。

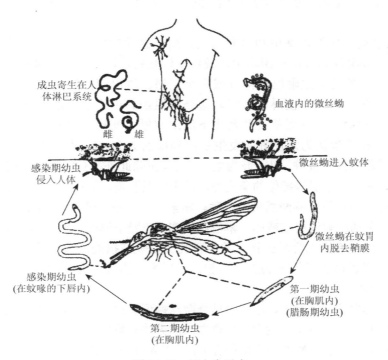

图 16-17 丝虫生活史

　　两种丝虫成虫寄生于人体的部位有所不同，马来丝虫多寄生在上、下肢浅部淋巴系统，以下肢为多。而班氏丝虫除寄生于浅部淋巴系统外，还寄生于深部淋巴系统中，主要见于下肢、阴囊、精索、腹腔、腹股沟、肾盂等部位。

　　微丝蚴随淋巴液从胸导管进入血循环，微丝蚴白天滞留于肺部的微血管中，夜晚出现于外周血液中，这种昼少夜多的现象称为夜现周期性。在我国寄生于人体的两种丝虫的微丝蚴都有夜现周期性。两种丝虫的微丝蚴出现于外周血液中的时间有所不同，班氏微丝蚴为晚上 10 点至凌晨 2 点，马来微丝蚴为晚上 8 点至凌晨 4 点。夜现周期性的机制，目前尚未全部阐明，可能的原因有氧的吸入量、中枢神经的兴奋与抑制、内脏微血管的舒张与收缩、微丝蚴自身的生物学特性和蚊虫的活动等。

　　（三）致病作用

　　在丝虫病流行区居住的人群，都有受感染的可能。由于个体对丝虫免疫反应的差异，侵入的虫种、虫数，重复感染的程度，虫体寄生部位和继发感染的情况等多种条件的影响，在临床上可出现不同的表现：如有人虽然接触，但未受感染；有人受感染后仅出现微丝蚴血症，而无临床症状；有人感染后则出现急性临床症状，又可发展为慢性阻塞性丝虫病。丝虫病的发病过程中成虫起主要作用。

　　1. 急性炎症期　病变以炎症和过敏反应为主，幼虫的代谢产物、分泌物、排泄物、蜕落的外皮和蜕皮液以及死虫分解产物等均可刺激机体产生局部和全身反应，引起丝虫热、急性淋巴结炎和淋巴管炎。淋巴管炎有两种形式：一种为四肢浅表大淋巴管炎，症状为肢体表面出现一条或数条自上向下发展的，离心性的红肿线，俗称"流火""红线"；另一种为皮肤局部的微细淋巴管炎，症状为局部皮肤一片红肿、灼痛，俗称"丹毒样皮炎"。班氏丝虫病除有上述症状外，还可因成虫寄生在精索、附睾和睾丸附近的淋巴管引起精索炎、附睾炎和睾丸炎。

　　2. 慢性阻塞期　病变以增生和阻塞为主。由于急性期病变的持续发展和炎症的反复发作，淋巴管内肉芽组织和纤维组织增生，成虫变性死亡，以及大量的嗜酸性粒细胞、浆细胞和淋巴细胞浸润，最后导致淋巴管部分或完全阻塞。淋巴液回流受阻，发生淤积，淋巴管内压力增高而扩张、破裂，使淋巴液流入管外的组织。由于淋巴液含蛋白成分高，刺激组织内纤维组织大量增生，从而使皮肤及皮下组织增厚、变粗、变硬，并失去光泽和弹性，称象皮肿。近年有学者认为象皮肿的发生是由局部的 Athus 反应引起。

　　马来丝虫引起四肢象皮肿，以下肢为主。班氏丝虫除此外，还引起深部淋巴系统的象皮肿，如阴囊、阴茎、阴唇、乳房等部位的象皮肿，以下肢及阴囊、阴唇象皮肿为主。因此，临床上可根据象皮肿地发生部位来判断感染的虫种。精索、睾丸淋巴管阻塞，淋巴液渗入鞘膜腔内，引起鞘膜积液。主动脉前淋巴结或肠干淋巴结阻塞，致腰干淋巴压力增高，使从小肠吸收的乳糜液回流受阻，经侧支流入肾淋巴管，并经肾乳头黏膜破损处流入肾盂，混于尿中排出，从而引起乳糜尿。淋巴液也可流入肠腔、腹腔，出现乳糜腹泻，乳糜腹水等。

　　（四）实验诊断

　　从感染者外周血液、乳糜尿、体液中见查微丝蚴可确诊。由于微丝蚴具有夜现周期性，采血时间应以夜间 9 点至凌晨 2 点为宜。检查血液的方法有鲜血检查法、厚血片法、浓集法和乙胺嗪白天诱出法。免疫学诊断方法常用的有 IHA、IFA 和 ELISA 等，用于感染早期，轻度感染及晚期丝虫病患者的辅助诊断。

（五）流行情况和防治原则

1. 分布 班氏丝虫呈世界性分布，主要流行于热带和亚热带地区，马来丝虫仅限于亚洲，主要流行于东南亚。我国经过 40 多年的防治，到 1994 年已达到基本消灭丝虫病标准。

2. 流行因素 丝虫病的传染源是血中带有微丝蚴的患者和带虫者。传播媒介是蚊虫。我国传播班氏丝虫病的主要蚊虫是淡色库蚊和致倦库蚊，其次为中华按蚊。传播马来丝虫病的主要蚊虫是中华按蚊和嗜人按蚊。人群不分性别、年龄均易感染，与蚊虫接触机会多，如夏天夜晚乘凉，露宿，值勤等无防蚊设备时，受感染的可能性大，人群感染率高。

3. 防治原则 防蚊灭蚊和普查普治是防治丝虫病的两项重要措施，因此，要采取综合措施，清除蚊虫的滋生地，杀灭成蚊和幼虫。对流行区 1 岁以上居民每年血检 1 次，发现患者及带虫者及时治疗。治疗首选乙胺嗪，对两种丝虫成虫和微丝蚴都有很好的杀灭作用。大面积的防治，可全民食用含乙胺嗪的食盐。对于象皮肿患者，除用乙胺嗪杀虫外，可结合中医、中药及烘绑疗法进行治疗。重度阴囊象皮肿，可用阴囊大部切除整形术治疗。晚期疗效差，注意局部保护，防止湿疹。

五、广州管圆线虫

广州管圆线虫（*Angiostrongylus cantonensis*）是鼠类的肺线虫，寄生于鼠类的肺部血管。人体多因生食或半生食含有广州管圆线虫第三期幼虫的螺蛳而感染，其幼虫和童虫主要侵犯人的中枢神经系统引起嗜酸性粒细胞增多性脑膜炎或脑膜脑炎，是一种人畜共患的寄生虫病。该虫是在 1933 年由我国学者陈心陶在广东的家鼠及褐家鼠肺部发现并命名为广州肺线虫。1937 年 Matsumoto 在我国台湾报道了该虫，直到 1946 年才由 Doughertyz 正式命名。

（一）形态与结构

1. 成虫 虫体圆柱形线状，体表光滑有纤细的横纹，乳白色，头端钝圆，头顶中央有一小圆口，口周有环状唇和两圈感觉乳突，食管棒状，肛孔开口于虫体末端。雄虫大小为（11～26）mm×（0.21～0.53）mm，尾端略向腹面弯曲，肾形的交合伞对称，泄殖腔开口于交合伞内面中央，交合刺等长 2 根。雌虫大小为（17～45）mm×（0.3～0.66）mm，尾端呈斜锥形，阴门开口于肛孔之前，子宫为双管型。

2. 第三期幼虫 无色透明，大小为（400～480）μm×（25～31）μm，头部稍圆，尾部尖细，见图 16-18。

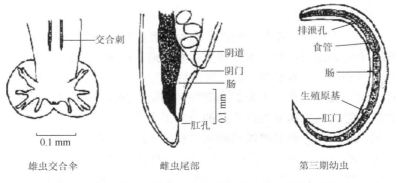

图 16-18 广州管圆线虫雄虫交合伞、雌虫尾部和第三期幼虫

（二）生活史

成虫寄生于家鼠及褐家鼠等鼠类的肺部血管内，雌虫在肺毛细血管内产出虫卵，虫卵发育成熟后孵出第一期幼虫，幼虫穿破肺毛细血管进入肺泡，沿支气管和气管移行到咽部，咽下后随宿主粪便排出体外。第一期幼虫在外界被中间宿主螺蛳或蛞蝓吞入或主动侵入其体内后，进入中间宿主肺、内脏和肌肉等处。1 周发育经第 1 次蜕皮后成为第二期幼虫，2 周后经第 2 次蜕皮，发育成第三期幼虫，为感染期。鼠类等终宿主食入含有第三期幼虫的中间宿主、转续宿主以及被幼虫污染的食物而感染。第三期幼虫在终宿主的消化道内，钻入肠壁的血管，经血液循环到达全身各处，多数幼虫沿颈总动脉到达脑部。经 2 次蜕皮发育为幼龄成虫，再经 24～30 d 的发育回到肺动脉，发育为成虫。雌虫在感染后 35 d 才能发育成熟交配产卵。一条雌虫平均每天可产卵约 15 000 个。

人体感染是因生食或半生食含有广州管圆线虫第三期幼虫的中间宿主，如福寿螺、褐云玛瑙螺等、蛞蝓或转续宿主蛙、蜗牛、鱼、虾、蟹，以及食入被第三期幼虫污染的瓜果、蔬菜或饮用被幼虫污染的水而感染。广州管圆线虫在人体内的移行、发育与鼠体内大致相同。由于人是本虫的非正常宿主，在人体内虫体停留在第四期幼虫或幼龄成虫阶段。幼虫也可以寄生在人的眼前房、后房、视网膜等处。

（三）致病作用

广州管圆线虫目前已被认为是引起内脏幼虫移行症的重要寄生虫。由于虫体移行以及死亡，可引起组织损伤和炎症反应，幼虫在人体内移行，侵犯中枢神经系统引起嗜酸性粒细胞增多性脑膜脑炎或脑膜炎，以脑脊液中嗜酸性粒细胞显著升高为特征。病变主要表现为脑组织充血、出血，脑脊液中嗜酸性粒细胞显著升高，以及巨噬细胞、淋巴细胞、浆细胞和嗜酸性粒细胞所引起的肉芽肿性炎症反应。临床症状主要为发热、剧烈头痛、恶心、呕吐及颈项强直。少数患者可出现面瘫及感觉异常。严重者可有瘫痪、嗜睡、昏迷，甚至死亡。

（四）实验诊断

①流行病学史：有无生食或半生食福寿螺或褐云玛瑙螺等经历；②症状与体征：神经系统受损的症状和体征，如急性脑膜脑炎或脊髓炎或神经根炎的表现；③实验室检查：脑脊液外观混浊或乳白色，其中嗜酸性粒细胞超过 10%；④病原学检查：脑脊液中找到幼虫或发育期的成虫是确诊的依据，但一般检出率不高；⑤免疫诊断：常用的有皮内试验、酶联免疫吸附试验、间接荧光抗体试验、成虫冰冻切片免疫酶染色试验、酶联免疫印迹试验等。另外，头颅 X 线、CT 检查也有助于本虫的诊断。

（五）流行情况与防治原则

广州管圆线虫分布于热带、亚热带地区，尤为东南亚地区和太平洋岛屿，是一种人畜共患寄生虫病。终宿主主要是鼠类，以褐家鼠和家鼠较普遍。中间宿主和转续宿主有 50 余种，中间宿主主要为褐云玛瑙螺和福寿螺等。福寿螺是鼠类喜爱吃的贝类，而福寿螺也喜爱吃鼠类的粪便，从而导致广州管圆线虫在鼠类和螺类间循环感染。2006 年 6 至 9 月在北京发生了因生食福寿螺而引发广州管圆线虫病暴发性流行的公共卫生事件，确诊 160 余人，患者发病前均有在餐馆食用凉拌螺肉史，在所就餐餐馆的螺肉中检出了广州管圆线虫第三期幼虫。

加强卫生宣传，注意饮食卫生，防止病从口入。教育人们不要生吃或半生吃螺类及转续宿主蛙类、鱼、河虾、蟹等；不吃生菜，不喝生水。大力灭鼠以控制传染源。实验证明幼虫可经皮肤侵入机体，因此在加工螺类过程中应防止受到感染。目前尚无特效治疗药物，一般采用对症和支持疗法。阿苯达唑和甲苯达唑常用于治疗，疗效显著，副作用少。

第三节 吸 虫

吸虫（trematode）属扁形动物门吸虫纲（Class Trematoda），寄生于人体的吸虫属于复殖目（Order Digenea），皆营寄生生活。其成虫多呈叶状或长舌状，背腹扁平。在虫体的前端和腹面中部分别有口吸盘和腹吸盘，为附着器官。消化道不完整，有口、咽、食管和肠管。除血吸虫外，复殖目吸虫均为雌雄同体。成虫雄性生殖器官有睾丸、输出管、输精管、贮精囊、射精管和阴茎及阴茎囊；雌性生殖器官有卵巢、输卵管、卵模、梅氏腺、卵黄腺、劳氏管和子宫。吸虫的生活史较复杂，须经有性世代与无性世代的交替。成虫期寄生在人体或哺乳动物体内，人是终宿主，哺乳动物是保虫宿主。幼虫期寄生在作为中间宿主的多种水生动物体内。有些吸虫需要一种中间宿主，有些需要两种中间宿主。第一中间宿主多数是淡水螺。大多数吸虫的发育阶段有虫卵、毛蚴、胞蚴、雷蚴、尾蚴、童虫和成虫等。在我国，寄生于人体的吸虫主要有华支睾吸虫、布氏姜片吸虫、卫氏并殖吸虫和日本血吸虫等。

一、华支睾吸虫

华支睾吸虫（Clonorchiasis sinensis）学名中华分支睾吸虫，因成虫多寄生于终宿主的肝内胆管中，引起人体肝、胆系统的疾病，故俗称为"肝吸虫"。

（一）形态与结构

1. 成虫 虫体狭长，扁平，半透明，前端尖细，后端钝圆，外形呈葵花籽状，大小为（10～25）mm×（3～5）mm，活时略呈淡红色，死后呈灰白色。有口、腹两个吸盘，口吸盘位于腹吸盘前端略大，腹吸盘位于虫体的前 1/5 处。消化系统有口、咽、食道和沿虫体两侧伸至末端的两根肠管，末端为盲端，无肛门，雌雄同体。雄性生殖系统有 1 对分支状睾丸，前后排列于虫体后 1/3 处，另有输出管、输精管、贮精囊、射精管，射精管开口于腹吸盘前缘的生殖腔。雌性生殖系统有 1 个分支状的卵巢，位于睾丸之前。受精囊椭圆形，位于卵巢的斜后方，旁边为细长弯曲的劳氏管。卵黄腺滤泡状分布于虫体中段的两侧。自卵模开始盘曲而上的子宫位于卵巢与腹吸盘之间，其内充满虫卵，开口于腹吸盘前缘的生殖腔，见图 16-19。

2. 虫卵 大小平均仅为 29 μm×17 μm，黄褐色，一端较窄，覆有卵盖，卵盖周围的卵壳增厚隆起，形成肩峰，另一端钝圆，其上有小疣状突起，卵内含有一成熟的毛蚴，是寄生人体蠕虫中最小的虫卵，见图 16-20。

（二）生活史

成虫常寄生于人或猫、狗等哺乳动物的肝内胆管中。虫卵随胆汁进入消化道混于粪便排出体外，入水后可被第一中间宿主豆螺、沼螺等淡水螺吞食，在螺体消化道内孵出毛蚴。毛蚴经胞蚴和雷蚴两个阶段发育繁殖，形成大量尾蚴，从螺体逸出。尾蚴遇到第二中间宿主淡水鱼、虾，则侵入其肌肉等组织并在其中发育为囊蚴。囊蚴椭圆形，有两层囊壁，大小约 138×115 μm，内含一个口、腹吸盘明显可见的幼虫，排泄囊肾形，内含黑褐色折光性颗粒，为华支睾吸虫感染人体阶段，人或猫、狗等哺乳动物食入含有囊蚴的淡水鱼虾后，囊蚴内的虫体在其十二指肠内脱囊逸出，逆胆道系统上行，经胆总管到达肝内胆管，发育为成虫。成虫在人体内的寿命可长达 20～30 年，见图 16-21。

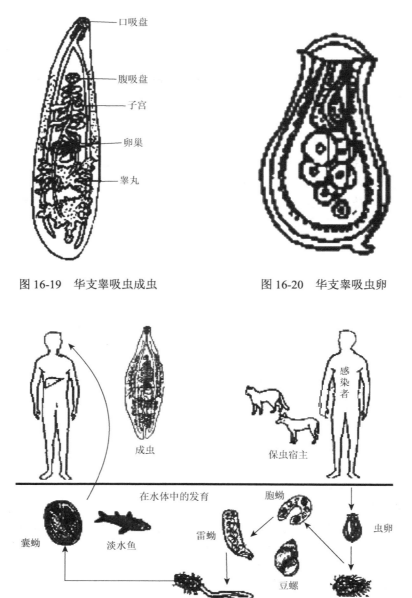

图 16-19　华支睾吸虫成虫　　　　　　　　　图 16-20　华支睾吸虫卵

图 16-21　华支睾吸虫生活史

（三）致病作用

虫体在肝胆管内以血细胞、胆管黏膜及其分泌物为养分，进行厌氧代谢。虫体对肝胆管的机械性刺激，排泄物和分泌物等代谢产物的化学毒性作用，引起胆管上皮细胞的局部病变。其病变程度主要与感染虫数多少有关。轻度感染仅为几条至几十条虫，重度感染可有千条以上。轻度感染者常无明显临床表现，感染程度较重或被感染时间长者，可出现胆囊炎、胆管炎、胆道结石及肝脏损害，严重者可能出现肝硬化。其致病机制是由其寄生所致的胆管内膜和胆管周围的炎症，致使胆管管壁增厚、管腔变窄。加上虫体的直接阻塞，导致胆管阻塞，胆汁淤滞于阻塞部位上方，出现肝胆系统损害。此外，有资料显示华支睾吸虫寄生与人体胆管上皮癌、肝细胞癌的发生有一定关系。

（四）实验诊断

在粪便或者十二指肠引流液中检获虫卵是确诊的主要依据，但因虫卵小，采用粪便直接涂片法易于漏检，因此多采用各种集卵法如粪便水洗沉淀法等进行检查。对临床表现典型，粪检阴性者，可引流十二指肠液进行检查，检出率高。免疫学方法如 ELISA 和 IFA 等可用于辅助诊断。医学影像技术（如 B 超和 CT）对华支睾吸虫病的诊断也有一定参考价值。

（五）流行情况与防治原则

1. 分布　主要分布于亚洲东部。在中国，除青海、宁夏、新疆、内蒙古、西藏等尚无报道外，其他各省、市、自治区均有不同程度流行，其中广东、福建、台湾和东北朝鲜族聚住区较严重。

2. 流行因素　传染源是本病的患者、带虫者和被感染的保虫宿主。在保虫宿主中，猫、狗和猪最为重要，野生动物（如鼠类）也可传播本病。华支睾吸虫虫卵、第一中间宿主淡水螺和第二中间宿主淡水鱼虾三者同水体是造成本病流行的重要因素。华支睾吸虫的第一中间宿主淡水螺常见的有纹沼螺、赤豆螺和长角涵螺；一般淡水鱼均可作为其第二中间宿主，常见的有草鱼、青鱼等人工养殖的鱼类和麦穗鱼等野生鱼类。华支睾吸虫病流行的关键因素是人群有生食或半生食鱼肉的习惯，如在东南亚一带、日本、朝鲜和中国广东、广西、香港及台湾等广大地区的居民有食"鱼生""鱼生粥""醉虾"的习惯而感染。

3. 防治原则　做好卫生宣传教育工作，提高群众对本病传播途径和危害的认识，不生食或半生食淡水鱼虾，是预防本病的最有效措施。管好人畜粪便，杜绝粪便污染水源，不用未经无害化处理的粪便喂鱼，是控制本病流行的重要措施。治疗病人和带虫者，消除传染源，对于预防本病流行有重要意义。目前治疗本病的药物首选吡喹酮（praziquantel），另外呋喃丙胺和六氯对二甲苯也有一定的疗效，阿苯达唑的治疗效果也相当显著。

二、布氏姜片吸虫

布氏姜片吸虫（*Fasciolopsis buski*）简称姜片虫，是寄生于人体小肠中的一种大型吸虫，也是人类认识最早的寄生虫之一。远在 1 600 多年以前我国东晋诗人范东阳就记述了该种寄生虫。中医学对姜片虫早有记载，如《诸病源候论》中载有："毒瓦斯侵食于脏腑，如病蛊注之家，痢血杂脓瘀黑，有片如鸡肝，与血杂下是也。"在治疗方面，中医很早就用槟榔治疗姜片虫病，贡献了非常宝贵的经验。

（一）形态与结构

1. 成虫　该成虫为寄生人体中最大的吸虫，虫体肌肉丰富而肥厚，背腹扁平，前端稍尖，尾端钝圆，活时肉红色，酷似猪肝片，死后呈灰白色，似生姜片状。虫体大小为（20～75）mm×（8～20）mm×（0.5～3）mm，长椭圆形、背腹扁平，似生姜片。口吸盘近虫体前端，腹吸盘较大，位于口吸盘后方，呈漏斗状。睾丸两个，高度分支，前后纵向排列于虫体的后半部。卵巢一个，位于睾丸前方。子宫盘曲在卵巢和腹吸盘之间，见图 16-22。

2. 虫卵　虫卵大小为（130～140）μm×（80～85）μm，椭圆形，淡黄色。一端有不明显的卵盖。卵内含卵细胞一个，其余空间为卵黄细胞充填，约有 20～40 个卵黄细胞，是寄生人体蠕虫中最大的虫卵，见图 16-23。

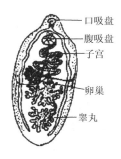

口吸盘
腹吸盘
子宫
卵巢
睾丸

图 16-22　布氏姜片吸虫成虫

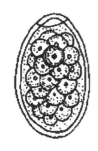

图 16-23　布氏姜片吸虫虫卵

（二）生活史

成虫寄生在人或猪的小肠内，人为姜片虫的终宿主，猪为保虫宿主，中间宿主为扁卷螺，水生植物（荸荠、菱角）为传播媒介。

成虫多寄生于终宿主小肠上段，虫卵随粪便排出体外，入水后在适宜温度 26～32℃下经 3～7 周发育为毛蚴孵出。毛蚴侵入中间宿主扁卷螺体内，经 1～2 个月完成胞蚴、母雷蚴、子雷蚴与尾蚴阶段的发育繁殖。成熟的尾蚴从螺体逸出，附着于菱角、荸荠、茭白等水生植物及其他物体的表面，脱去尾部形成囊蚴。囊蚴为姜片虫感染终宿主阶段，人或猪食入含有囊蚴的水生植物后，活的囊蚴进入其体内，在小肠中脱囊逸出，吸附于小肠黏膜表面，经 1～3 个月发育为成虫。成虫寿命为 4～5 年，见图 16-24。

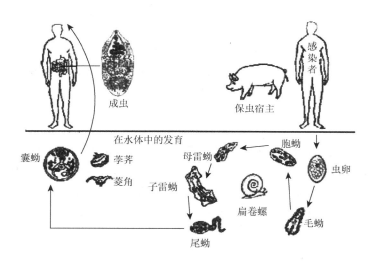

图 16-24　布氏姜片吸虫生活史

（三）致病作用

由于虫体较大，腹吸盘肌肉发达，吸附力强，可致肠黏膜局部机械性损伤，出现充血或点状出血、水肿、炎症甚至溃疡。虫体吸附在肠黏膜不仅摄取养料，还因大量虫体覆盖肠黏膜而影响消化、吸收功能。加之虫体代谢产物对人体的毒素作用及虫体直接掠夺人体营养等因素的综合作用，人体可出现消化道症状和营养障碍如腹痛、腹泻和营养不良等症状。严重感染的儿童可有消瘦、贫血、水肿、发育障碍等症状出现。

（四）实验诊断

粪便中检出虫卵或虫体是确诊的依据。姜片虫产卵量大，虫卵体积大，易于检出，因此采用粪便直接涂片法有较高检出率，也可根据粪便或呕吐物中排出的成虫加以鉴定确诊。

（五）流行情况与防治原则

1. 分布 姜片虫病主要分布于亚洲。国内除东北、内蒙古、新疆、西藏、青海、宁夏等省外，其他各省、市、自治区均有不同程度流行，其流行区多呈小面积点状分布。

2. 流行因素 姜片虫病的传染源是本病的患者、带虫者和被感染的保虫宿主猪。姜片虫虫卵、中间宿主扁卷螺和传播媒介水生植物三者同水体是造成本病流行的重要因素。人群有生食菱角、荸荠、茭白和藕等水生植物的不良习惯，以及农民常以生青饲料喂猪，是引起本病的传播、流行的关键因素。

3. 防治原则 不生食水生植物是预防本病的最有效措施。吡喹酮是治疗本病的首选药物。另外，中药槟榔、黑丑各半焙干后研末冲服，疗效显著，驱虫率可达 100%，也可采用槟榔单剂煎服，对姜片虫病有良好治疗作用。

三、卫氏并殖吸虫

卫氏并殖吸虫（*Paragonimiasis westermani*）是人们认识较早的一种并殖吸虫，其成虫主要寄生于人和哺乳动物的肺脏，引起肺脏的特殊病变，故俗称其为"肺吸虫"。

（一）形态与结构

1. 成虫 虫体肥厚，椭圆形，背凸腹平如半粒黄豆，活时暗红色，半透明，体形因伸缩而多变。死后灰褐色。虫体大小一般为（7.5～12）mm×（4～6）mm×（3.5～5）mm，全身布有体棘。口吸盘位于虫体前端，腹吸盘位于体中横线之前，两吸盘大小相近。雌雄同体，生殖系统的特点是：2 个睾丸左右并列于虫体的后 1/3 处；卵巢分 6 叶，与盘曲成团的子宫左右并列于腹吸盘之后的两侧，故称之为并殖吸虫，见图 16-25。

2. 虫卵 虫卵大小为（80～118）μm×（48～60）μm。金黄色，不规则椭圆形，卵壳厚薄不均。卵盖大，常略倾斜或缺如。卵内含 1 个卵细胞，周围有卵黄细胞充填，见图 16-26。

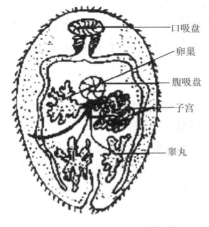

图 16-25 卫氏并殖吸虫成虫

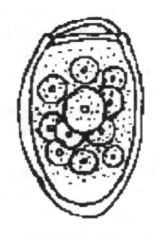

图 16-26 卫氏并殖吸虫虫卵

（二）生活史

成虫寄生于人体和多种哺乳类动物肺部，以组织液为食，发育成熟后产卵，虫卵随痰或粪便排出体外，必须进入水中才能继续发育，人为终宿主，多种哺乳类动物是保虫宿主，第一中间宿主为川卷螺，第二中间宿主为石蟹、蝲蛄。虫卵入水后，在适宜条件下约经3周左右发育为毛蚴并孵出。毛蚴遇第一中间宿主川卷螺，则侵入其体内，经胞蚴、母雷蚴、子雷蚴等阶段发育和增殖，形成尾蚴分批逸出螺体。如尾蚴遇第二中间宿主石蟹（或溪蟹）、蝲蛄，则侵入其体内，在其肌肉、内脏或腮上形成囊蚴。囊蚴是肺吸虫感染终宿主阶段，经口进入终宿主。在人或保虫宿主小肠内，囊蚴内幼虫受消化液作用脱囊而出成为童虫。童虫穿过肠壁进入腹腔，徘徊于各器官之间。1～3周后，童虫穿过膈肌经胸腔进入肺发育为成虫。童虫在移行过程中也可侵入其他器官，如腹腔、皮下和脑。自囊蚴进入终宿主到在肺成熟产卵，一般约需两个月。成虫寿命为5～6年，见图16-27。

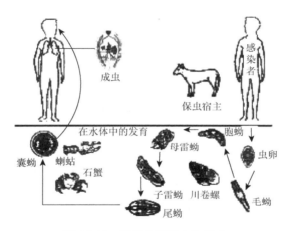

图16-27　卫氏并殖吸虫生活史

（三）致病作用

卫氏并殖吸虫的致病，主要是由其成虫或童虫在人体组织与器官内移行、寄居造成的机械性损伤及其代谢物等引起的免疫病理反应所致。病变特点为在器官或组织内形成互相沟通的多房性小囊肿，囊内可见虫体。患者可出现肺、肝、脑等多种组织和器官受到损害的症状体征，如咳嗽、胸痛、咳铁锈色痰、肝肿大、游走性皮下包块、癫痫、偏瘫、视力障碍、低热、嗜酸性粒细胞增多等。

临床分型主要根据童虫及成虫的游走和寄生部位而定，一般可分为：①胸肺型，虫体在肺部移行和寄生，主要临床症状表现为胸痛、咳嗽、咯血、咳铁锈色痰、气急、发热、甚至胸腔积液和心包积液等，胸部X线显示特征性表现；②皮下型，虫体在皮下组织游走和寄生，以出现皮下游走性包块或结节为主要临床表现；③腹型，虫体在腹腔内脏器官间移行，以腹痛、腹泻、肝肿大和肝区疼痛等为主要临床表现，此型诊断困难；④眼型，虫体寄生在眼部，以眼痛、眼球凸出、视力障碍、失明等为主要临床表现；⑤脑型，虫体沿纵隔大血管向上游走，经颈内动脉周围软组织上行至颅底部，再经颈动脉管外口或破裂孔进入颅腔和大脑，可出现头痛、头晕、偏瘫、视力障碍及癫痫等严重临床表现；⑥其他型，曾发现肺吸虫寄生于人体的心包、肾脏及膀胱等处。有的患者可同时出现多种临床表现类型。

（四）实验诊断

在患者痰或粪便中检获虫卵是确诊肺吸虫病的依据，常用的方法有直接涂片法或沉淀集卵法。在手术摘除的患者皮下包块或结节等组织中检获童虫也可确诊。免疫学方法可用于辅助诊断和流行病学调查。

（五）流行情况与防治原则

1. 分布　亚洲、非洲和南美洲的30多个国家和地区有卫氏并殖吸虫病的报道。在我国的各地区均有卫氏并殖吸虫的存在。本病主要流行于山区，疫区多呈点状分布，病人不多。

2. 流行因素　本病的传染源是卫氏并殖吸虫病的患者、带虫者和被感染的家畜（如犬、猫）和一些野生肉食类动物（如虎、豹、狼、狐）。卫氏并殖吸虫虫卵、第一中间宿主川卷螺和第二中间宿主淡水蟹类及蝲蛄同水体是引起本病流行的重要因素。川卷螺和淡水蟹如溪蟹、石蟹等常共同栖息于山区和丘陵的溪流中，含有虫卵的人畜粪便污染水体可能引起本病流行。生食或半生食淡水蟹或蝲蛄是本病流行的关键因素，如在我国东北，有居民喜生食蝲蛄酱或蝲蛄豆腐，其制作方法不能将囊蚴杀死，食后可能发生感染。生吃或半生吃转续宿主的肉，也是感染的原因之一。

3. 防治原则　不生食或半生食淡水蟹和蝲蛄，是预防本病的最有效措施。治疗本病首选的药物是吡喹酮。硫氯酚主要作用于虫体生殖器官，也可选用。

四、日本裂体吸虫

裂体吸虫（Schistosome）隶属裂体科裂体属的吸虫，与其他人体吸虫不同，它雌雄异体，称为裂体吸虫。成虫寄生于多种哺乳动物和鸟类的静脉血管中，故又称血吸虫。寄生于人体的血吸虫有6种，即日本血吸虫（Schistosoma japonicum Katsurada）、曼氏血吸虫（Schistosoma mansoni Sambon）、埃及血吸虫（Schistosoma haematobium Bilharz）、间插血吸虫（Schistosoma intercalatum Fisher）、湄公血吸虫（Schistosoma mekongi Voge）和马来血吸虫（Schistosoma malayensis Greer），分布于亚洲、非洲及拉丁美洲，我国仅有日本血吸虫一种。血吸虫病曾对我国人民健康造成长期严重的危害。我国学者曾在湖南长沙马王堆的西汉女尸和湖北江陵的西汉男尸体内检获血吸虫卵，证明血吸虫病在我国的存在至少已有2 100多年的历史。目前该病仍是我国重点防治的寄生虫病。

（一）形态与结构

1. 成虫　血吸虫为雌雄异体，有口吸盘、腹吸盘，位于虫体的前部。消化系统有口、食道，食道周围有食道腺，肠管在腹吸盘前分为两支向后延伸，于虫体的后1/3处又汇为单一的盲管。

雄虫一般呈乳白色，短粗，大小为（10～20）mm×（0.5～0.55）mm，常向腹面弯曲呈镰刀状。前端有发达的口吸盘和腹吸盘。腹吸盘以下，虫体扁平，两侧向外延展，并向腹面卷曲，形成抱雌沟，雌虫常居留于抱雌沟内。消化道开口于口吸盘，在腹吸盘后分成左右两肠支，沿虫体两侧向后延伸，至后端1/3处汇合形成一盲管。生殖系统由睾丸、输出管、输精管、贮精囊和生殖孔组成。睾丸一般为7个，前后单行排列于腹吸盘后的虫体背侧。

雌虫呈圆柱形，细长，大小为（12～28）mm×（0.1～0.3）mm。消化道构成与雄虫类似，因肠管内充满宿主红细胞被消化后残留的色素，故虫体后部常呈黑褐色。生殖系统由卵巢、输卵管、卵黄腺、卵黄管、卵模、梅氏腺、子宫等组成。卵巢一个，位于虫体中部，呈椭圆形。子宫呈管状，内含虫卵，开口于腹吸盘下方的生殖孔，见图16-28。

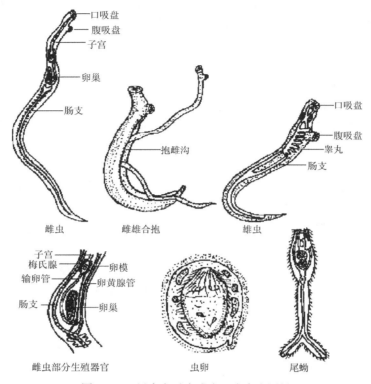

图 16-28　日本血吸虫成虫、虫卵和尾蚴

2. 虫卵　成熟虫卵大小一般为（74～106）μm×（55～80）μm，淡黄色，椭圆形。卵壳薄而均匀，一侧有一小棘，无卵盖，内含一毛蚴，毛蚴与卵壳之间常见有大小不等的油滴状分泌物。

3. 尾蚴　尾蚴分体部和尾部，尾部分叉，分为尾干和尾叉。大小为（280～360）μm×（60～95）μm，有口吸盘、腹吸盘，头器中央有一单细胞腺体，在体部的中、后部有单细胞穿刺腺5对。

（二）生活史

日本血吸虫生活史有成虫、虫卵、毛蚴、母胞蚴、子胞蚴、尾蚴、童虫等7个阶段，终宿主有人及牛、犬、猪等多种哺乳动物，中间宿主为钉螺。

成虫寄生于终宿主的门静脉系统，主要是肠系膜下静脉内，直接吞食宿主红细胞，每条雌虫摄取红细胞数为33万个/h，而雄虫仅为3.9万个/h。雌雄成虫在宿主肠黏膜下层的小静脉末梢内合抱，交配并产卵，每条雌虫每日产卵为300～3 000个。虫卵大部分沉积于结肠肠壁组织中，部分虫卵可随门静脉血流进入并沉积于肝脏，也有少量虫卵沉积于小肠肠壁、肺、脑等处。约经11 d，虫卵发育成熟，此时卵内的卵细胞发育成为毛蚴。毛蚴分泌的可溶性虫卵抗原透过卵壳，引起血管壁和周围组织发炎坏死，形成脓肿。在肠蠕动、腹内压增加等作用下，肠黏膜表面的脓肿可向肠腔溃破，虫卵即随溃破组织落入肠腔并排出于体外。成熟虫卵在组织中能存活10～11 d，如未排出则会逐渐死亡、钙化。

　　虫卵进入水中后，可在适宜条件下孵出毛蚴。日本血吸虫唯一的中间宿主是钉螺。毛蚴在水中遇到钉螺时经其头足部侵入螺体，并发育繁殖，经母胞蚴、子胞蚴两个阶段形成大量尾蚴。

　　尾蚴成熟后分批自钉螺体内逸出。尾蚴逸出的条件是必须有水，水温 20～25℃为宜；水的 pH 在 6.6～7.8 范围内，具有一定光照。尾蚴逸出后多集中在水面下，寿命一般为 1～3 d。当尾蚴遇到终宿主时，即吸附于其皮肤表面，依靠体内腺体分泌的蛋白酶类溶解宿主皮肤组织，通过尾蚴体部的肌肉伸缩运动和尾部摆动的协同作用而迅速穿过宿主皮肤，脱去尾部，钻入宿主体内，转为童虫。童虫在宿主皮下组织内短暂停留后即进入血管或淋巴管，随血流或淋巴液经右心到肺，再经左心入体循环，经肠系膜动脉、肠系膜毛细血管进入门静脉系统寄生、发育为成虫。从尾蚴侵入宿主至成虫开始产卵约需 24 d。日本血吸成虫在人体内寿命平均约为 4.5 年，最长可达 40 多年，见图 16-29。

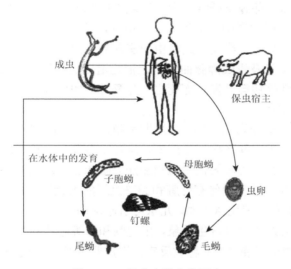

图 16-29　日本血吸虫生活史

（三）致病作用

　　血吸虫的尾蚴、童虫、成虫和虫卵均可对宿主造成不同程度的损害，其中以虫卵所致的损害最为严重。尾蚴穿过皮肤可引起皮肤局部炎症；童虫可引起肺脏等脏器的损害，患者可出现发热、咳嗽、痰中带血、嗜酸性粒细胞增多等症状体征；成虫寄生所致机械性损伤可引起宿主轻微的静脉内膜炎。

　　血吸虫病的病变主要由虫卵所致，虫卵沉积于宿主的肝及结肠肠壁等组织所引起的肉芽肿和纤维化是血吸虫病的主要病变，为 T 细胞介导的 IV 型超敏反应所引起。诱发 IV 型超敏反应的抗原是成熟虫卵中毛蚴所分泌的酶、蛋白质、多糖等物质，称可溶性虫卵抗原（soluble egg antigen，SEA）。SEA 透过卵壳微孔释放到周围的组织，经巨噬细胞吞噬、处理后传递给辅助性 T 细胞（Th），使其致敏。致敏的 Th 细胞再次受到相同抗原刺激后即产生各种淋巴因子，其中白细胞介素 2（IL-2）促进 T 细胞各亚群的增生；γ-干扰素增进巨噬细胞的吞噬功能；嗜酸性粒细胞刺激素（ESP）、成纤维细胞刺激因子（FSF）、巨噬细胞移动抑制因子（MIF）等则吸引巨噬细胞、嗜酸性粒细胞及成纤维细胞聚集于虫卵周围，形成肉芽肿，从而完成 IV 型超敏反应过程。

血吸虫虫卵常成簇沉积于组织中，导致虫卵肉芽肿的体积较大，其中含有大量嗜酸性粒细胞。肉芽肿中心易坏死、液化，形成脓肿。因脓液中含有大量嗜酸性颗粒，故称之为嗜酸性脓肿。在虫卵周围常可见到抗原抗体复合物反应，称何博礼现象（Splendore-Hoeppli phenomenon）。初次感染尾蚴1个月后，随着肉芽肿和嗜酸性脓肿的形成，患者可出现急性血吸虫病症状体征，表现为发热、荨麻疹，血中嗜酸性粒细胞及免疫球蛋白增高，肝、脾及全身淋巴结肿大，肝区触痛，腹泻等。在流行区，90%的血吸虫病人为慢性血吸虫病，患者多无明显症状，部分患者可出现间歇性腹泻、粪中带有黏液及脓血、肝脾肿大、贫血和消瘦等表现。

成熟虫卵在组织中仅能存活10～11 d，卵内毛蚴死亡后即不再产生SEA，坏死组织被逐渐吸收，类上皮细胞、淋巴细胞增生，形成肉芽肿。其后类上皮细胞转变成为成纤维细胞，并产生胶原纤维，肉芽肿及周围组织逐渐纤维化。血吸虫虫卵所致的纤维组织增生主要见于肝和结肠。在肝组织内，因虫卵肉芽肿及纤维组织多出现于门脉分支终端、窦前静脉，故对肝脏的结构和功能影响不明显，但门脉周围纤维组织广泛增生，纤维束随门静脉从不同角度伸入肝内，引起宿主肝硬肝，称干线型肝纤维化。此时由于窦前静脉阻塞严重，导致门静脉高压，患者可出现肝脾肿大，腹壁、食管及胃底静脉曲张，上消化道出血和腹水等晚期血吸虫病症状体征，可因上消化道出血、肝性脑病等并发症而死亡。儿童时期如反复感染，可致垂体前叶和性腺功能减退，严重者可致侏儒症。

临床上将日本血吸虫病分为急性期、慢性期和晚期。①急性期为无免疫力的初次严重感染者，临床上表现为肝脾肿大、肝区疼痛及压痛，伴有发热等；②慢性期为没有及时治疗或治疗不彻底或少量多次反复感染，可转为慢性血吸虫病。临床上表现为腹痛、腹泻、黏液血便、消瘦、乏力及劳动力减退等；③晚期伴有肝脏和肠壁组织的大量纤维化，临床上表现为肝硬化、门静脉高压、巨脾、腹水和上消化道出血，儿童可引起侏儒症，甚至结肠壁明显增厚发生癌变。

此外，严重感染者可发生异位寄生现象，出现脑和肺等脏器的病变。虫体的代谢产物在宿主体内可形成免疫复合物，引起Ⅲ型超敏反应，造成肾脏等脏器较严重的损害。

（四）实验诊断

1. 病原诊断　从粪便或组织中检获虫卵或毛蚴是确诊血吸虫病的依据。常用检查方法有：①粪便直接涂片法，操作简便，但检出率低，适用于重感染者和急性感染者；②沉淀孵化法，是诊断血吸虫病常用而有效的病原检查方法；③定量透明法，是利用甘油使粪便涂片透明，以便查找虫卵的方法，可测定人群感染程度并考核防治效果；④直肠镜活体组织检查，用于反复粪检未查见虫卵的疑似病人。用此方法查见虫卵仅反映受检者曾感染过血吸虫，须鉴别虫卵死活才能确定其体内是否有活虫存在。此方法可能引起受检者直肠出血，应慎用。

2. 免疫学诊断　免疫学诊断是目前诊断血吸虫病的重要方法，常用的有：①环卵沉淀试验（circum-oval precipitating test，COPT），是国内最常用的免疫学诊断方法，阳性符合率可达97.3%，环沉率大于或等于5%为阳性，但在血吸虫病基本消灭或已消灭的地区，环沉率大于或等于3%即可视为阳性，用于考核疗效、疫情监测和流行病学调查；②间接血凝试验，该方法敏感性和特异性均较高，操作简便，用血量少，判读结果快，有早期诊断价值；③酶联免疫吸附试验，具有高度敏感性和特异性的检查方法，可反应受检者体内的抗体水平，已应用于临床诊断和血吸虫病流行区的现场查病工作。

其他还有间接荧光抗体试验、胶乳凝集试验、酶标记抗原对流免疫电泳和酶联免疫印迹技术等免疫学检查方法。

（五）流行情况与防治原则

1. 分布　日本血吸虫病流行于中国、日本、菲律宾、印度尼西亚等国家。据卫生部发布的"2012 年中国卫生统计提要"数据，2011 年我国血吸虫病病人数为 29 万人，分布于长江流域及其以南的湖北、湖南、江西、安徽、江苏、云南、四川、浙江、广东、广西、上海、福建等 12 个省、市、区，454 个县，流行区村镇人口 6856 万人。

2. 流行因素　除人以外，多种哺乳动物可成为本病的传染源，常见的有家畜（如牛、犬、猪）和野生动物（如褐家鼠、野兔、野猪等），其中病人和病牛是最重要的传染源。

血吸虫病的传播方式与途径有以下 3 个重要的环节：①粪便污染水源与疫区的农业生产方式，居民生活习惯及家畜管理不善有密切关系。例如，用人畜粪便施肥，在河、塘内洗涤粪具等而污染水体，使虫卵有机会进入水中；②中间宿主钉螺分布广泛。钉螺是构成本病传播或流行的主要环节，虫卵孵化出毛蚴侵入钉螺体内，尾蚴逸出螺体侵入宿主是流行的必备条件。因此在春、夏、秋 3 季的感染率高，尤其在热天大雨之后，可造成大批的人群感染；③人群接触疫水。人或畜感染血吸虫病，是由于接触了含有尾蚴的水而感染，如生产劳动和生活下水等。因此，含有血吸虫虫卵的粪便污染水源、钉螺的存在以及人群接触疫水，是造成本病流行的重要因素。钉螺是日本血吸虫的唯一中间宿主，学名为湖北钉螺（Oncomelania hupensis Gredler），是小型两栖淡水螺。其长约 10 mm、宽为 3～4 mm，呈圆锥形，有 6～8 个螺层。平原地区的钉螺壳表面有纵肋，称肋壳钉螺；山丘地区的钉螺表面光滑无纵肋，称光壳钉螺。钉螺多滋生于水流缓慢、杂草丛生的洲滩、湖汊、河畔、水田、小溪、沟渠两岸，一般在土表活动，喜聚集在泥土裂缝、洞穴、草根四周。含有虫卵的人畜粪便污染水体，则钉螺可能受到感染，在其生存期间陆续释放尾蚴，使其所在水体对终宿主具有感染性。人类对日本血吸虫普遍易感，疫区人群可因捕鱼钓鱼、放牧、抢收抢种、推舟、抗洪排涝、游泳等生产、生活活动接触疫水而感染本病。

3. 防治原则　血吸虫病防治是一个系统工程，综合治理、科学防治是必须坚持的方针。目前采用以化学药物治疗为主导和有重点的消灭钉螺这一策略。

（1）控制传染源。普查普治、人畜同步化疗是控制血吸虫病流行的有效措施。吡喹酮具有高效、安全和使用方便的特点，是目前治疗血吸虫病的首选药物，常用的给药方法是 40 mg/kg，一次服用。

（2）切断传播途径。消灭钉螺是控制血吸虫病流行的重要措施。其原则是结合农田水利建设，改造生态环境，消除钉螺滋生的条件，可配合使用杀螺药如氯硝柳胺等。大力开展卫生宣传教育活动，提高疫区人群对本病传播途径和危害的认识，改厕改水，防止未经无害化处理的人畜粪便污染水体，对控制本病流行有重要作用。

（3）保护易感者。目前尚无可靠的保护性疫苗。流行区居民接触水时须加强个人防护。在不慎接触疫水后可服用蒿甲醚或青蒿琥酯，有防止感染或减轻感染程度的作用。

第四节　绦　　虫

绦虫（cestode）又称带虫（tapeworm），属于扁形动物门的绦虫纲（Class Cestoda）。寄生于人体内的绦虫有 30 余种，分属于多节绦虫亚纲的圆叶目（Cyclophyllidea）和假叶目（Pseudophyllidea）。绦虫成虫大多寄生在脊椎动物的消化道中，人可作为一些绦虫的终宿主或中间宿主。

一、链状带绦虫

链状带绦虫（taenia solium）又名猪带绦虫、猪肉绦虫、有钩绦虫。成虫寄生于人体小肠时引起猪带绦虫病（taeniasis suis）；幼虫即囊尾蚴寄生于人的肌肉、脑组织中引起囊虫病或称猪囊尾蚴病（cysticercosis），见图16-30。

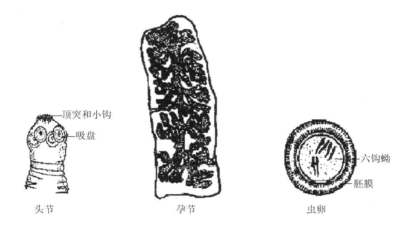

图 16-30　链状带绦虫头节、孕节、虫卵

（一）形态

1. 成虫　体扁长呈带状，前端较细，向后逐渐变宽，虫体长为 2~4 m，乳白色，略透明。虫体分节，整个虫体由 700~1 000 个节片组成，分头节、颈节和链体三部分。头节呈圆球形，直径约 1 mm，有四个吸盘和一个位于最前端能伸缩的顶突，顶突上有 25~50 个角质小钩，排列两圈，见图16-30；颈节连接于头节之后，与头节无界线（即与头节一体）是虫体最细的部分，长为（5~10）mm×0.5 mm，内无结构，但具有再生作用，可不断地生出新节片；除头节、颈节之外的虫体为链体，其又分为幼节、成节和孕节。靠近颈节部分，节片宽而短，内部结构不明显为幼节。中段近方形，为成节，每节内有发育成熟的雌、雄生殖器官一对。孕节位于虫体的后段，长方形，孕节内其他器官均萎缩，仅有充满虫卵的子宫向两侧分枝，每侧分枝约 7~13 支。每一孕节的子宫内约含虫卵 3~5 万个。

2. 幼虫　称囊尾蚴或囊虫。为卵圆形，乳白色，略透明，黄豆大小的囊状体，囊内充满液体，囊壁内面有一小米粒大小的白点，即为凹入蜷缩的头节，其结构与成虫头节相同。

3. 虫卵　圆球形，直径为 31~43 μm，卵壳薄，自孕节散出后多已脱落，镜下所见为具有放射状条纹的棕黄色胚膜，内含一发育成熟的六钩蚴。

（二）生活史

人是猪带绦虫的终宿主，也可作为其中间宿主；猪和野猪是主要的中间宿主。实验证明猪囊尾蚴也可以感染白掌长臂猿和大狒狒。

成虫寄生于人体的小肠内，借助头节上的吸盘及小钩固定于肠黏膜上，靠体表吸收肠内营养物质。末端孕节常多节连在一起，不断地脱落入肠腔，随粪便排出体外。孕节及散出的虫卵随粪便排出体外后，若被中间宿主猪食入，虫卵在其消化液作用下，经 1~2 d 孵出六钩蚴，六钩蚴钻入肠壁，随血流到达猪的全身各部位，经 60~70 d 发育成囊尾蚴，囊尾蚴多寄生于运动较多的肌肉内，其多分布于股、颈、肩、舌、心等处。被囊尾蚴寄生的猪肉俗称"米猪肉"、"米糁子肉"或"豆猪肉"。人生食或食入未熟的含有囊尾蚴的猪肉后，囊尾蚴在消化道内经胆汁的刺激，头节翻出，固定在肠黏膜上，从颈节不断长出节片，经 2～3 月，发育为成虫。人体内通常寄生一条成虫，少数也可寄生多条。成虫寿命可达 25 年或更久。

人也可以作为猪带绦虫的中间宿主。当人误食猪带绦虫的虫卵后，可在皮下肌肉、脑、眼等各部位内发育为囊尾蚴，囊尾蚴在人体内一般可存活多年，但不能继续发育为成虫。人误食链状带绦虫虫卵是引起囊虫病的原因。其感染方式有：①异体感染是指食入外界他人虫卵污染的食物所致的感染。②自体感染分为两种，一种为自体内感染，由于猪带绦虫患者肠道逆蠕动，出现恶心、呕吐，使肠内孕节返流入胃，经消化液作用，虫卵散出并孵出六钩蚴而致的感染。另一种为自体外感染，患者排出的虫卵污染手或环境，被自己食入而感染。

（三）致病作用

猪带绦虫的成虫寄生于人体的小肠引起猪带绦虫病，幼虫寄生于人体的多种组织器官引起猪囊尾蚴病，幼虫致病的危害比成虫大。猪带绦虫病和猪囊尾蚴病可单独发生，也可同时存在。据报道， 16%～25%的猪带绦虫感染者伴有囊尾蚴病，55.6%的囊尾蚴病患者伴有猪带绦虫病。

1. 成虫致病　成虫寄生于人体小肠所致疾病称为猪带绦虫病。绦虫病一般较轻，除夺取营养外，成虫的头节吸附在肠黏膜上，可引起机械性损伤。病人可有腹部不适、腹痛、腹泻、消化不良、恶心、乏力、体重减轻等症状。由于虫体代谢产物的毒素作用，病人还可出现头痛、头晕、失眠等症状。也有少数病人出现肠穿孔及继发性腹膜炎或肠梗阻等。猪带绦虫病的症状虽较轻或无明显症状，但这种病人常因自体感染而引起囊虫病。据统计约有 1/4 的猪带绦虫病患者伴有囊虫病。

2. 幼虫致病　猪带绦虫的幼虫即囊尾蚴寄生于人体时，引起囊虫病或囊尾蚴病。这种病对人体的危害远比成虫致病严重。

囊虫在人体内常见寄生部位依次为皮下组织、肌肉、脑、眼、心、肝、肺、腹膜等。其对人体的危害取决于囊尾蚴的寄生部位和寄生的数量。依寄生部位常分三型：①皮肌型。囊尾蚴寄生在皮下或肌肉内，形成皮下结节，约黄豆大小，触之中等硬度，不痛，活动度良好，数量不定，以头部及躯干较多，四肢较少。一般无明显症状，寄生虫数较多时，可出现肌肉酸痛、无力等症状。②脑囊虫病。由于囊虫在脑内寄生的部位、数量不同及病人反应情况的不同，临床表现复杂多样，轻者无症状，重者可突然死亡。以癫痫、头痛为最多见，有时可出现偏瘫、失语及精神症状等。由于颅内压增高还可出现恶心、呕吐，甚至视物模糊、神志不清、昏迷等症状。③眼囊虫病。囊尾蚴如寄生在眼部可致视力障碍，重者失明。眼内囊虫寿命一般为 1～2 年，虫体死亡后，可产生强烈刺激，导致视网膜炎、脉络膜炎、脓性全眼球炎甚至视网膜剥脱，也可并发白内障、青光眼，最终引起眼球萎缩而失明。

（四）实验诊断

询问病史，包括食肉习惯和排节片史对该病的诊断有意义。

1. 绦虫病诊断　查虫卵，可取粪便作直接涂片法、饱和盐水漂浮法或用透明胶纸法等肛门检卵方法。因几种绦虫卵的形态相似，故仅依据虫卵的形态不能区分出绦虫的种类。因此需取孕节压片，根据子宫侧支数确定诊断，必要时，可采取试验驱虫法。

2. 囊虫病诊断　皮下或浅部肌肉内的结节，采取手术摘除检查的方法确定诊断。脑或深部组织内的囊虫病可通过 CT 扫描进行诊断；X 线检查仅能发现囊尾蚴死后的钙化斑，对早期诊断无意义。眼囊虫病可通过检眼镜发现囊尾蚴进行诊断。此外，囊虫病还可通过免疫学诊断方法进行辅助诊断。

（五）流行情况与防治原则

1. 分布　本病为世界性分布的寄生虫病，但感染率不高。在世界上主要流行于欧洲、美洲的一些国家。我国分布较广，以东北、华北及西南地区较严重，青壮年男性为多见。

2. 流行因素　该病的流行主要由于居民食肉的习惯或方法不当、猪饲养不善、人粪的处理不当。在猪带绦虫病严重的流行区，当地居民有喜食生的或未煮熟的猪肉的习惯，对本病的传播起着决定的作用。如云南的"过桥米线"，少数民族地区节庆日菜肴中白族的"生皮"、傣族的"剁生"、哈尼族的"噢嚅"，均是用生猪肉制作。如西南地区的"生片火锅"、福建的"沙茶面"等吃法；或吃含囊尾蚴的猪肉包子或饺子，因蒸煮时间过短，未将囊尾蚴杀死；或吃熏肉或腌肉不再经火蒸煮等，均可能食入未煮熟的猪肉；使用同一菜刀和砧板切生、熟肉，可能造成交叉污染，而致人感染。

3. 防治原则　预防本病应严格肉类检查，禁售含囊尾蚴的猪肉；搞好个人卫生，不随地大便；提倡吃熟透的猪肉；生、熟刀具及菜板要分开；改善养猪方法。

对病人及早进行驱虫，不仅可避免自身感染囊虫病，而且可达到消灭传染源的目的。常用驱虫药为中药南瓜子和槟榔，驱虫效果好，副作用小。南瓜子 60～80 g 空腹嚼服，1 h 后将槟榔煎剂（槟榔 60～80 g 加水 500 mL，煎至 200 mL 左右）口服，0.5 h 后再口服 25～30 g 硫酸镁缓泻。一般在 5～6 h 后可将虫体驱出。此外，也可用米帕林加槟榔、仙鹤草根芽、氯硝柳胺等进行驱虫，也有一定的疗效。虫体驱出后，应检查头节及相连的颈节是否排出，如未能检获，要随访观察或再次驱虫。

治疗囊虫病，分为药物和手术两种方法，应根据临床类型加以选择。皮下和肌肉型囊尾蚴病一般首选药物治疗。眼囊尾蚴病唯一合理的治疗方法是早期手术摘取虫体，但在特殊部位或较深处的囊尾蚴往往不易手术，可使用吡喹酮、阿苯达唑、甲苯达唑等驱虫药使囊尾蚴变性或死亡，同时给予对症治疗。如脑囊尾蚴病使用药物治疗过程中，常因虫体死亡而致患者出现颅内压升高等症状，严重时可危及生命，一般建议在医生密切观察下进行治疗，并应同时给予抗癫痫药物和激素。

二、肥胖带绦虫

肥胖带绦虫（*Taenia saginata* Goeze）又称牛带绦虫、牛肉绦虫、无钩绦虫。在我国古籍中也被称作"白虫"或"寸白虫"。它与猪带绦虫同属于带科、带属。两者形态和发育过程相似。

（一）形态与结构

成虫形态与链状带绦虫相似，见图 16-31，主要区别见表 16-3。虫卵形态与链状带绦虫卵形态相似，不易区别。

（二）生活史

人是牛带绦虫的终宿主，成虫寄生于人体小肠上段。末端孕节从链体脱落，随粪便排出或脱落的孕节自动从肛门蠕出。由于节片蠕动或造成破裂，蠕出肛门时虫卵可播散至肛门周围或混于粪便中排出体外。孕节或虫卵通过污染的牧草或水源使牛受到感染，被牛食入的虫卵或孕节中的虫卵经其肠液的作用孵出六钩蚴，并钻入肠壁，随血流到牛全身各处，经 60～70 d 发育为牛囊尾蚴。

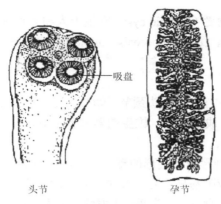

头节   孕节

图 16-31　肥胖带绦虫头节、孕节

表 16-3　人体两种带绦虫的形态区别

项目	猪带绦虫	牛带绦虫
体长/m	2～4	4～8
节片	700～1 000 节，较薄、略透明	1 000～2 000 节，较厚、不透明
头节	球形，具有顶突和小钩	略呈方形，无顶突及小钩
孕节	子宫分支不整齐，每侧约 7～13 支	子宫分支较整齐，每侧约 15～30 支
囊尾蚴	头节有顶突和小钩，可寄生人体	头节无顶突和小钩，不寄生于人体

人食入生的或未熟的含囊尾蚴的牛肉后，经消化液的作用下，囊尾蚴翻出头节吸附于肠壁上，从颈部不断生出新节片，经 8～10 周发育为成虫。成虫寿命为 20～30 年，长者可达 60 年以上。

（三）致病作用

人体感染肥胖带绦虫多为一条。虫体可吸取患者大量营养物质，其头节上吸盘及虫体本身对黏膜的机械刺激和虫体代谢产物的毒素作用，可引起患者腹部不适、消化不良、腹痛、腹泻、体重减轻、贫血及头痛、头晕、失眠等症状。因其孕节可自行从肛门爬出，故患者常有肛门瘙痒和不适。偶也可引起肠梗阻。由于肥胖带绦虫的囊尾蚴仅寄生于牛等动物体内，不寄生于人体，所以其对人体的危害性不及链状带绦虫病严重。

（四）实验诊断

肥胖带绦虫病的诊断方法同链状带绦虫病。

（五）流行情况与防治原则

牛带绦虫呈世界性分布，多流行于喜食牛肉的地区，但多为散在感染。中国大部分地区都有分布，在许多少数民族聚集地如新疆、内蒙古、西藏、云南、广西、贵州、甘肃、宁夏及四川等地区呈地方性流行，其中以西藏感染率最高，局部地区可高达 70%以上；造成牛带绦虫病流行的主要因素是病人和带虫者粪便污染牧草和水源，以及居民有生食或半生食牛肉的习惯。防治本病应积极地进行宣传教育，坚持严格的肉类检查制度，禁售含囊尾蚴的牛肉。注意牧场卫生及个人卫生，改正不良饮食习惯。治疗患者方法同链状带绦虫病。

三、细粒棘球绦虫

细粒棘球绦虫（*Echinococcus granulosus* Batsch）又名包生绦虫或犬绦虫。成虫寄生于犬、狼等动物体内，幼虫称棘球蚴囊（hydatid cyst）寄生于人和多种食草动物的内脏组织中，如牛、羊等动物体内，引起棘球蚴病（echinococcosis）或称包虫病，是一种严重危害人类健康和畜牧业生产的人畜共患病。

（一）形态与结构

1. 成虫　细小，体长 2～7 mm，有头颈节、幼节、成节和孕节各 1 节。头节上有 4 个吸盘，1 个顶突，其上有两圈小钩，成节有雌、雄生殖器官各 1 对，孕节子宫有不规则的侧突，内含虫卵 200～800 个。

2. 幼虫　也称棘球蚴，圆形或近圆形的囊状体，直径由不足 1 mm 至数百毫米。囊壁外层为较厚的角皮层，乳白色，较脆易破；内层极薄，为生发层或称胚层。囊内充满无色透明或微黄色的液体，内容物包括棘球蚴液、原头蚴，生发囊、子囊及孙囊；棘球蚴液无色透明或略黄，比重 1.01～1.02，pH 6.7～7.8，内含多种蛋白质、肌醇、卵磷脂、尿素，少量的糖和无机盐等，有保护原头节和供给营养的作用，具有免疫原性。棘球蚴的生发层可向囊内生长出许多原头节、生发囊、子囊、孙囊，并可脱落混悬于囊液中，称棘球蚴砂。有时棘球蚴有外生现象，危害性更大，见图 16-32。

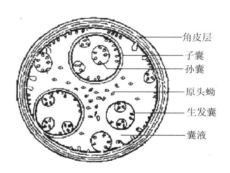

图 16-32　细粒棘球绦虫棘球蚴

3. 虫卵　与带绦虫卵相似无法区别。

（二）生活史

细粒棘球绦虫的成虫寄生在犬、狼等食肉动物的小肠上段，孕节或虫卵随宿主的粪便排出。当中间宿主人、牛、羊、骆驼吞食虫卵或孕节后，虫卵中的六钩蚴在十二指肠孵出，钻入肠壁，经血循环至肝及其他器官，约经 5 个月发育成棘球蚴。含棘球蚴的家畜内脏被犬、狼等食入后，大量的原头节吸附在其肠壁上，约经 8 周发育为成虫。棘球蚴在人体内可存活 40 年，甚至更长时间，一旦破裂，其内的原头蚴或生发囊散出，在人体内形成多个新的棘球蚴，引起继发性棘球蚴感染。

（三）致病作用

本虫仅其幼虫即棘球蚴对人体致病，棘球蚴病俗称包虫病，其致病严重程度取决于棘球蚴的数量、寄生时间、寄生部位和体积大小。其寄生部位以肝脏最多见，肺脏次之，也可寄生于胸腔、腹腔及其他器官。棘球蚴对人体的危害为虫体压迫邻近组织器官引起机械性损害及囊液溢出并进入血循环或其他组织中，引起的超敏反应如荨麻疹甚至休克死亡和棘球蚴破裂后造成原头节继发感染，形成多发性棘球蚴病或称继发性棘球蚴病。

（四）实验诊断

根据流行区居住史，有与犬等动物接触史，对于棘球蚴病的诊断有一定的参考价值。确诊则需手术摘除棘球蚴或从痰、胸腔积液、腹水、尿液中检出棘球蚴及其碎片。X线、超声波检查和放射性核素及CT扫描等有助于棘球蚴病的诊断和定位。严禁以穿刺法查找病因，以免引起严重后果。

（五）流行情况与防治原则

预防本病应加强宣传教育，注意饮食卫生，对家犬、牧犬采用吡喹酮定期驱虫。捕杀病犬，严格处理病畜内脏，达到预防本病的目的。

棘球蚴病的治疗仍以外科手术为首选。不适宜手术的病人，可用阿苯达唑、吡喹酮等药物治疗。

 知识拓展

寄生虫病流行的疾病谱变化

寄生虫感染状况也是衡量一个国家社会经济发展水平和文明程度的重要指标。中国是发展中大国，经济发展不平衡，因健康致贫困的现象还较多。寄生虫病新老问题同时存在，寄生虫感染居高不下，寄生虫病流行谱的变化，使得寄生虫病流行范围扩大。例如：饮食习惯的改变，致食源性寄生虫病的发病率逐年增加（如广州管圆线虫）；免疫功能低下和/或丧失所致的机会致病寄生虫病的感染（如刚地弓形虫）；旅游和人员的流动及国际交往所致的输入性寄生虫病的出现和增加（如疟疾）；宠物饲养所致相关的人畜共患寄生虫病感染的增加（如细粒棘球蚴）；人口老龄化使得老年病继发的寄生虫感染的增加（如老年糖尿病继发的疥疮）；科技进步带来的新发现寄生虫感染（如角膜镜佩戴致非致病性自由生活阿米巴的感染）。我们必须紧跟寄生虫病流行最新动态，适应医学发展，保障人民身体健康和生命安全。

【复习思考题】

（1）简述蛔虫的生活史。

（2）简述钩虫的生活史。

（3）阐述钩虫引起的缺铁性贫血的发病机制。

（4）蛲虫的生活史有何特点？

（5）简述蛲虫广泛流行，感染率高的原因？

（6）简述日本血吸虫的生活史。

（7）日本血吸虫成虫寄生于人体的门静脉系统，为什么在粪便中可查到虫卵？

（8）血吸虫寄生于人体为何可引起肝硬化？

（9）链状带绦虫与肥胖带绦虫哪个对人的危害大？为什么？

（10）试比较线虫、吸虫和绦虫生活史的异同点。

（11）链状带绦虫和肥胖带绦虫形态、生活史、致病作用有什么不同？

（12）试述何为囊虫病？引起囊虫病的原因及方式有哪些？

第十七章　医学节肢动物

【导学】

1. 掌握　节肢动物对人类健康的危害。
2. 熟悉　蚊的生活史
3. 了解　节肢动物的分类，蚊的形态特征。

第一节　医学节肢动物概述

自然界的节肢动物种类繁多，凡能通过刺螫、吸血、寄生或传播疾病等方式直接或间接危害人体健康的节肢动物，称为医学节肢动物（medical arthropod），又被称为医学昆虫（medical entomology）

一、形态特征与分类

节肢动物形态多样，其外形总的特征是：虫体左右对称，身体和对称分布的附肢均分节；体表骨骼化，由几丁质及醌单宁蛋白组成坚硬的外骨骼；体腔称为血腔，有无色或不同颜色的血淋巴运行其中，循环系统为开放式；发育过程中多有蜕皮和变态现象。与医学有关的节肢动物，分属于节肢动物门的昆虫纲（Insecta）、蛛形纲（Arachnida）、甲壳纲（Crustacea）、唇足纲（Chilopoda）、倍足纲（Myriapoda）5 个纲，其中以昆虫纲和蛛形纲尤为重要，其主要的形态区别，见表 17-1。

表 17-1　昆虫纲与蛛形纲的主要形态特征

分类	重要种类	虫体	触角	翅	足
昆虫纲	蚊、蝇、白蛉、蚤、虱、臭虫、蜚蠊和蠓等	成虫头、胸、腹三部分界限分明	1 对	1～2 对或退化	成虫 3 对
蛛形钢	硬蜱、软蜱、恙螨、人疥螨、尘螨和蠕型螨等	分头胸部和腹部或头胸腹界限不分，融合为颚体和躯体	无	无	成虫 4 对，幼虫 3 对

二、生长发育及生活习性

1. 变态　节肢动物从卵发育至成虫，要经过形态、生理和生活习性等一系列变化，称为变态，一般分为全变态（完全变态）和半变态（不完全变态）两种类型。全变态指生活史包括卵、幼虫、蛹、成虫四个时期，各期的形态与生活习性完全不同，如蚊、蝇等。半变态指生活史经过卵、若虫、成虫三个时期，或卵、幼虫、若虫、成虫四个时期，如虱、螨等。其中若虫的形态、习性与成虫相似，仅虫体较小，生殖器官尚未发育成熟。

节肢动物的生活史中：幼虫破卵而出的过程称为孵化；幼虫发育为蛹称为化蛹；成虫自蛹内脱出称为羽化。

2. 生活习性 节肢动物的生活习性，包括孳生习性、食性、活动与栖息、季节消长和越冬等，因种类不同各有差异。掌握各种医学节肢动物的发育特点、生活习性及其所需的生存条件，就可根据其薄弱环节，制定出有效的防治措施。

三、对人体的危害

医学节肢动物对人体的危害大致可分为直接危害和间接危害两类。

1. 直接危害 指医学节肢动物本身对人体的危害。

（1）骚扰和吸血。蚊、白蛉、蚤、臭虫、虱、蜱、螨等昆虫都能侵袭宿主，通过螫刺、吸血，造成骚扰，影响人们的工作和睡眠。被叮咬处通常有痒感，有时可引起皮炎，严重可出现丘疹样荨麻疹。

（2）螫刺和毒害。节肢动物的毒腺、毒毛或体液有毒，螫刺时将毒液注入人体使人受害，如蜂、蝎、蜱、蜈蚣等将毒素注入人体，致局部肿痛，如松毛虫的毒毛和隐翅虫的有毒体液接触人体皮肤引起皮炎。

（3）超敏反应。节肢动物的唾液、分泌物、排泄物和皮壳等都是异种蛋白，可引起人体超敏反应。如尘螨引起的过敏性哮喘、过敏性鼻炎等。

（4）寄生。很多医学节肢动物在不同时期可直接寄生于人体内或体表，可引发疾病，如疥螨寄生人体表皮内引起疥疮，蝇幼虫寄生人体组织或器官中引起蝇蛆病。

2. 间接危害 医学节肢动物体内或体表携带病原微生物或寄生虫，既是某些疾病的传播媒介，又是病原体的长期贮存宿主，在自然疫源性疾病的长期存在中起着重要作用。这类医学节肢动物称传播媒介，其传播的疾病称虫媒病。

根据病原体与医学节肢动物的关系，将节肢动物传播疾病的方式分为两类：机械性传播（mechanical transmission）和生物性传播（biological transmission）。

（1）机械性传播。病原体在媒介节肢动物体表或体内，仅通过机械性携带传递，而病原体的形态、数量和生物学特性不发生变化。如蝇传播痢疾杆菌、痢疾阿米巴包囊。

（2）生物性传播。病原体在节肢动物体内经历了发育和/或繁殖的阶段，具备了感染能力或增殖到一定数量后，才能传播至新的宿主。根据病原体在节肢动物体内发育与繁殖的情况，将病原体与节肢动物的关系分为发育式（如丝虫微丝蚴在蚊体内的发育过程）、繁殖式（如鼠疫杆菌在蚤胃内的无性繁殖）、发育繁殖式（如疟原虫在蚊体内的发育和繁殖）和经卵传递式（如乙型脑炎病毒和登革热病毒在蚊媒中可以经卵传递）4 种形式。

医学节肢动物对人类健康最大的危害是传播疾病。病原体经传播媒介可在人与人、动物与动物以及动物与人之间传播。因此，节肢动物既是某些疾病的传播媒介，又是病原体的长期保虫宿主，成为自然疫源性疾病长期存在的重要流行因素，见表 17-2。

四、病媒节肢动物的判定

确认病媒节肢动物，须有以下指标：

1. 生物性指标 必须是吸人血、数量多且寿命长的节肢动物。

2. 流行病学指标 病媒节肢动物与疾病消长的季节一致，两者地理分布吻合。

表 17-2　我国常见的医学节肢动物与疾病关系

媒介种类	传播或所致的疾病	病原体
蚊	疟疾、丝虫病、流行性乙型脑炎、登革热	疟原虫、丝虫、乙型脑炎病毒、登革热病毒
蝇	痢疾、伤寒、霍乱、脊髓灰质炎、阿米巴痢疾、蝇蛆病、蝇蛆病	痢疾杆菌、伤寒杆菌、霍乱弧菌、脊髓灰质炎病毒、溶组织内阿米巴、蝇蛆卵或幼虫、蝇幼虫
白蛉	黑热病	杜氏利什曼原虫
蚤	鼠疫、鼠型斑疹伤寒、微小膜壳绦虫病	鼠疫耶尔森菌、莫氏立克次体、微小膜壳绦虫
虱	虱传回归热、流行性斑疹伤寒	俄拜氏疏螺旋体、普氏立克次体
硬蜱	森林脑炎、克里木-刚果出血热	森林脑炎病毒、克里木-刚果出血热病毒
软蜱	蜱媒回归热	包柔螺旋体
恙螨	恙虫病	恙虫立克次体
疥螨	疥疮	人疥螨
蠕形螨	毛囊炎等	毛囊蠕形螨、皮脂蠕形螨
尘螨	尘螨性哮喘、过敏性鼻炎、过敏性皮炎	屋尘螨等

3. 自然感染指标　能在病媒节肢动物体内分离到自然感染的病原体。

4. 实验室感染指标　在实验室内，用人工感染可证实病媒节肢动物对病原体的易感性。

五、防制措施

医学节肢动物综合防制（integrated medical arthropods management）是预防和控制各种虫媒传染病的重要手段。综合防制是医学节肢动物防治的一种综合性策略，它从媒介与生态环境和社会条件的整体观点出发，兼顾安全、有效、经济和简便的原则，因地因时制宜地对防制对象采取各种合理手段和有效方法，把目标节肢动物的种群数量降低到不足以传播疾病的程度。医学节肢动物的综合防制方法有：

1. 环境防制　使医学节肢动物失去有利的生存条件。

2. 化学防制　用化学杀虫剂来毒杀节肢动物是当今最广泛而常用的方法

3. 生物防制　可利用捕食性生物和致病性生物来防制节肢动物。

4. 物理防制　利用热、电、光、声和机械等物理方法杀灭或驱走节肢动物

5. 遗传防制　通过改变或移换节肢动物的遗传物质，以降低其繁殖能力，从而达到减少或消灭节肢动物的目的。

第二节　常见医学节肢动物简介

一、昆虫纲

昆虫纲是节肢动物门中最大的纲，种类约有 70 多万种。昆虫纲的成虫分头、胸、腹 3 部分，头部有触角 1 对，胸部有足 3 对。

（一）蚊

蚊虫分布广，种类多，能传播多种疾病。目前已知全世界的蚊种有 3 350 多种。危害人类

健康的蚊种主要是按蚊属（*Anopheles*）、库蚊属（*Culex*）和伊蚊属（*Aedes*）。蚊属小型昆虫，体长为 1.6～12.6 mm，体呈黄褐色、灰褐色、黑褐色，体分头、胸、腹三部分。蚊的发育为全变态。生活史有卵、幼虫（分 4 龄）、蛹和成虫 4 个时期，前 3 期生活于水中，成虫生活于陆地上。在 30℃条件下，卵期 2 d、幼虫期 5～7 d、蛹期 2 d、成虫寿命雄性为 1～3 周，雌性为 1～2 月，完成一个世代需 9～15 d，一年可繁殖 7～8 代。一般 7～9 月为蚊虫密度高峰，也是蚊媒病的高峰期。

孳生场所因蚊种而异。按蚊多产卵于大型清洁水体中，如大面积的沼泽、稻田及河塘等；库蚊多产卵于污水型水体，如污水坑、污水沟和洼地积水等；伊蚊则喜产卵于小型清洁水体，如雨后积水的盆、罐、缸、桶和树洞中。

雌蚊在 10℃以上开始叮人吸血，按蚊和库蚊多在夜晚吸血，伊蚊主要在白天吸血。吸血对象因蚊种而异，有些蚊种如嗜人按蚊、大劣按蚊、白纹伊蚊、淡色库蚊和致倦库蚊嗜吸人血；中华按蚊和三带喙库蚊偏嗜吸畜血，也兼吸人血，嗜吸人血的蚊种与传播疾病有密切的关系。

温度、湿度和雨量对蚊的季节分布有很大影响。长江中下游，蚊虫每年 3 月开始出现，7～8 月达到高峰，以后逐渐下降。了解蚊虫的季节分布，对蚊传疾病的流行病学调查及开展灭蚊工作有重要的指导意义。

直接危害主要是通过骚扰、叮刺吸血，可致皮肤瘙痒红肿；间接危害主要是传播疟疾、丝虫病、流行性乙型脑炎、登革热、黄热病等重要疾病。目前采用综合防治措施，如填平洼坑、翻缸倒罐等措施防蚊虫孳生，安装纱门纱窗避蚊驱蚊，保护蚊虫天敌，使用杀虫剂双硫磷、倍硫磷、毒死蜱等。

（二）蝇

蝇的种类多，分布广，全世界已知有 10 000 多种，我国有 1 500 多种，与人类疾病有关的主要为蝇科（Muscidae）、丽蝇科（Calliphoridae）、麻蝇科（Sarcophagidae）和狂蝇科（Oestridae）的蝇种。

成蝇体长 6～14 mm，呈暗灰色、黄褐色甚至黑色，伴绿、青、蓝、紫色的金属光泽，全身覆有鬃毛。

蝇的发育为全变态，除少数种类（如麻蝇）直接产蛆外，绝大多数蝇的生活史分卵、幼虫、蛹和成虫 4 期。在适宜条件下，卵期 1 d，幼虫期 4～8 d，蛹期 3～6 d，完成一个世代需 8～10 d，一年中可有 10～12 代。羽化 1～2 d 后的成蝇即可交配，一般一生只交配一次。

蝇多喜食香甜食品和腐烂食品、动物的分泌物和排泄物等，有边食、边吐、边排泄的习性。有的喜食粪便，如丽蝇、舍蝇和腐蝇等；有的喜食垃圾，如舍蝇和绿蝇等；有的喜孳生于腐败的动植物体，如绿蝇、厕蝇和舍蝇等。由于蝇的食性特点、孳生习性和特有的形态结构以及体表具细毛、鬃毛，唇瓣和爪可分泌黏液等，使成蝇可黏附大量的病原体，而成为重要的传病媒介。

蝇类通过机械性传播（如细菌性痢疾、霍乱、伤寒、阿米巴病、肠道蠕虫病等）和生物性传播（如舌蝇通过吸血传播锥虫病）来传播疾病，蝇类幼虫寄生人体或动物组织和器官可引起蝇蛆病。根据幼虫寄生部位分为胃肠蝇蛆病，口腔、耳、鼻咽蝇蛆病，皮肤蝇蛆病。

主要采用综合防制，搞好环境卫生以防止蝇类孳生；物理化学方法杀灭蝇成虫、幼虫及蛹，常用敌百虫、马拉硫磷和倍硫磷等。

（三）蚤

蚤俗称跳蚤，极善跳跃，无翅，是哺乳动物和鸟类的体表寄生虫，可传播鼠疫等多种人畜共患病。

雌蚤体长约 3 mm，雄蚤稍短，两侧扁平，呈棕黄色或棕黑色，蚤生活史分卵、幼虫、蛹和成虫 4 期。卵多产于宿主体上，温湿度适宜时约 5 d 可孵出幼虫。幼虫呈蛆状、白色，有 3 个龄期。幼虫在适宜条件下经 2～3 周发育，蜕皮两次成为成熟幼虫，由唾液腺吐丝作茧成蛹。蛹期为 1～2 周，有时可长达 1 年。蚤羽化需要刺激，如受到骚扰、振荡或温度升高等刺激成虫可破茧而出。由卵发育为成虫约需 1 个月。

二、蛛形纲

蛛形纲的虫体特征是头、胸、腹融合成颚体，无触角，无翅。幼虫足 3 对，若虫和成虫足 4 对。蛛形纲可分 11 个亚纲，其中蜱螨亚纲与人类关系最为密切。

（一）蜱

蜱分硬蜱和软蜱，营寄生生活，是多种人畜共患病的传播媒介和贮存宿主。虫体多呈椭圆形，表皮革质呈黄色、淡灰色或褐色。体长 2～15 mm，吸饱血后虫体体长可达 30 mm。虫体分颚体和躯体两部分：颚体由颚基、螯肢、口下板及须肢组成；躯体呈袋状，成虫、若虫腹面有 4 对足，幼虫 3 对足。硬蜱颚体位于躯体前端，从背面可见。躯体背面有盾板，雄蜱体小盾板大，几乎覆盖整个虫体的背面，雌蜱体大盾板小，仅能遮盖背部的前面一部分。软蜱颚体小在躯体腹面，从背面看不见；躯体背面无盾板。体表有许多小疣、皱纹或凹陷，雌雄虫不易分清。

幼虫自卵孵出爬至宿主身上吸血蜕皮为若虫，若虫再吸血蜕皮为成虫。硬蜱具有 1 期若虫，软蜱有 1～6 期不等。蜱的宿主广泛，包括陆生哺乳类、鸟类、爬行类等，有些种类侵袭人。硬蜱多栖息于森林、牧场和草原，多在白天侵袭宿主，吸血时间可达数天，吸血量大。雌蜱吸饱血后，虫体可胀大 100 多倍，寿命几个月至 1 年，一生产卵 1 次。软蜱栖息于家畜的圈舍、洞穴和鸟巢等隐蔽的场所，常在夜间侵袭宿主，吸血时间短，数分钟至几十小时，吸完血即离开宿主，寿命为 5～6 年，一生产卵多次。蜱的活动范围不大，但宿主的活动与迁移，对蜱的散布起重要作用。

蜱的直接危害是叮咬吸血，宿主多无痛感，叮咬部位充血、水肿，引起继发性感染。某些蜱吸血时唾液分泌的神经毒素可致宿主运动性纤维的传导阻滞，引起上行性肌肉麻痹，导致呼吸衰竭而死亡，称蜱瘫痪（tick paralysis），多见于儿童；蜱的间接危害是传播疾病，如森林脑炎、克里木-刚果出血热、北亚蜱传立克次体病、Q 热、莱姆病等。

目前主要采用综合防制，包括环境防制、生物防制、化学防制、个人防护等。如草原牧场轮换和牧场隔离，清理禽畜圈舍，堵洞嵌缝以防蜱类孳生；白僵菌、绿僵菌及烟曲霉菌等对蜱有致死作用；越冬场所喷洒倍硫磷、毒死蜱、顺式氯氰菊酯等；入蜱疫区需穿防护服，外露部位涂驱避剂，以防蜱侵袭。

（二）疥螨

疥螨寄生于人和哺乳动物的皮肤表层内，是一种永久性寄生螨，寄生在人体的为人疥螨，可引起疥疮。成虫类圆形，背面隆起，虫体长 0.3～0.5 mm，乳白色或淡黄色。

疥螨的生态过程分为卵、幼虫、前若虫、后若虫和成虫 5 期。卵产在宿主皮肤隧道内，卵产出后一般 3~4 d 孵出幼虫，经 3~4 d 幼虫蜕皮为前若虫，再经 3~4 d 前若虫蜕皮为后若虫，最后发育为成虫，完成一代需 9~17 d。

疥螨寄生于人体皮肤薄嫩处，常见于手指间、胳膊屈侧、腹股沟和外生殖器等处。婴幼儿可波及全身皮肤。虫体在皮下开凿一条与体表平行的隧道，可达 10~15 mm，雌螨挖的隧道最长。虫体以角质组织和淋巴液为食。疥螨一般是雄虫与雌性后若虫于夜晚在人体皮肤表面交配，交配后雄螨不久死亡。雌性后若虫在体表爬行，非常活跃，最易感染新宿主。在宿主适宜部位，开掘隧道钻入皮内，蜕皮为雌虫，2~3 d 后，雌虫在隧道内产卵，每天产 2~4 个卵，一生产卵 40~50 个。产卵后雌螨死于隧道中，寿命 6~8 周。

【复习思考题】

（1）医学节肢动物对人体的直接危害包括哪几个方面？举例说明医学节肢动物生物性传播疾病的方式。

（2）如何理解医学节肢动物的综合防制原则，具体的防制手段有哪些？

（3）昆虫纲和蛛形纲节肢动物形态上有哪些主要特征？各主要包括哪些种类，并简述它们的危害。

（4）蚊虫可以传播哪些人类疾病？

参 考 文 献

范虹，卢芳国，2013. 免疫学基础与病原生物学. 北京：科学出版社.

李凡，徐志凯，2013. 医学微生物学. 北京：人民卫生出版社.

刘文泰，2017. 医学免疫学. 北京：中国中医药出版社.

卢芳国，2011. 微生物学. 长沙：湖南科技出版社.

卢芳国，2012. 免疫学基础与病原生物学. 北京：中南大学出版社.

罗晶，郝钰，2016. 免疫学基础与病原生物学. 北京：人民卫生出版社.

罗晶，刘文泰，2016. 病原生物学. 北京：中国中医药出版社.

司传平，2017. 医学免疫学. 北京：人民卫生出版社.

王易，袁嘉丽，2012. 免疫学基础与病原生物学. 北京：中国中医药出版社.

袁嘉丽，刘永琦，2016. 免疫学基础与病原生物学. 北京：中国中医药出版社.

袁嘉丽，刘永琦，2017. 微生物学与免疫学. 北京：中国中医药出版社.

诸欣平，苏川，2013. 人体寄生虫学. 北京：人民卫生出版社.